中医基础学科图表解丛书

针灸学图表解

第2版

编 著 赵吉平
王燕平

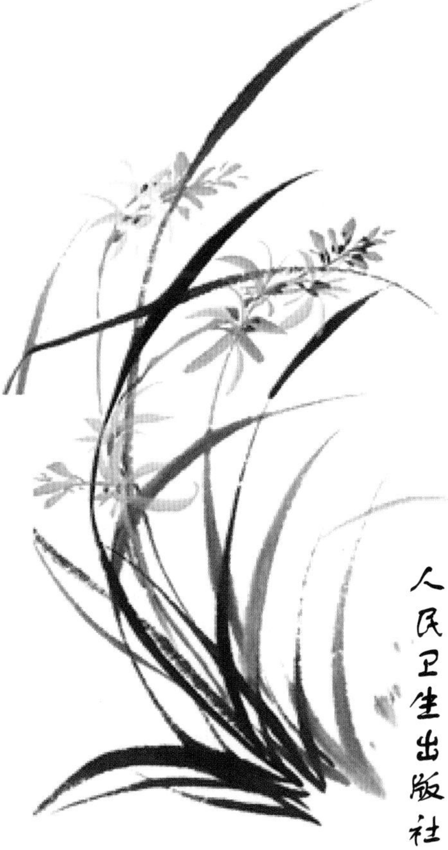

人民卫生出版社

图书在版编目（CIP）数据

针灸学图表解/赵吉平，王燕平编著．—2 版．—北京：人民卫生出版社，2011.12

（中医基础学科图表解丛书）

ISBN 978-7-117-15020-0

Ⅰ.①针…　Ⅱ.①赵…②王…　Ⅲ.①针灸学-图解
Ⅳ.①R245-64

中国版本图书馆 CIP 数据核字（2011）第 219900 号

针灸学图表解

第 2 版

编　　著：赵吉平　王燕平
出版发行：人民卫生出版社（中继线 010-59780011）
地　　址：北京市朝阳区潘家园南里 19 号
邮　　编：100021
E - mail：pmph @ pmph.com
购书热线：010-59787592　010-59787584　010-65264830
印　　刷：北京汇林印务有限公司
经　　销：新华书店
开　　本：710×1000　1/16　**印张：**20　**插页：**4
字　　数：359 千字
版　　次：2004 年 7 月第 1 版　2024 年 5 月第 2 版第10次印刷
标准书号：ISBN 978-7-117-15020-0/R・15021
定　　价：36.00 元

作 者 简 介

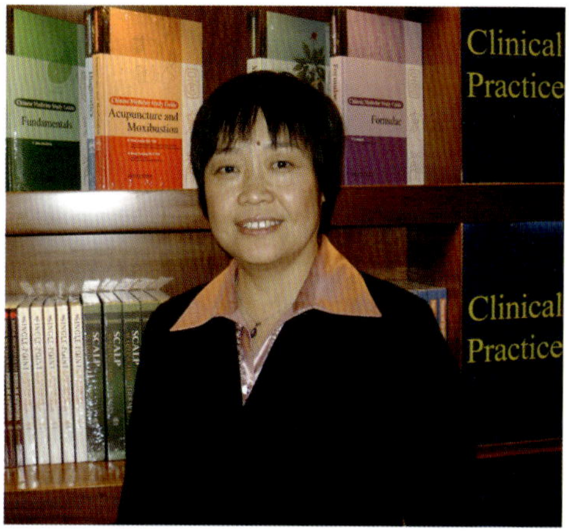

赵吉平，女，毕业于北京中医药大学，医学硕士。1983 年 7 月至今在北京中医药大学东直门医院针灸科工作。1993 年破格晋升为副主任医师，1999 年晋升为主任医师。1996 年被评为硕士研究生导师，2001 年被评为博士研究生导师。2004—2007 年入选全国首批“优秀中医临床人才研修项目”学习。

1997 年开始担任医院针灸科主任、针灸教研室主任。主要社会兼职：中国针灸学会常务理事、中国针灸学会针灸临床分会副主任委员、北京针灸学会常务理事、国家中医药管理局中医师资格认证中心命审题专家、中国针灸学会科学技术奖评审专家、北京医学会医疗事故技术鉴定专家、卫生部及北京市卫生技术系列高级专业技术资格考试评审专家、北京中医药大学学报(临床版)编委等。

作为主编、副主编出版的主要著作有《针灸学图表解》、《针灸特定穴详解》、《临床针灸学》、《灸法、拔罐与刮痧法入门》、《中医妇科常见病证治》、《针灸学临床研究》、《针灸治疗学》、《耳针疗法》、《2006 年全国临床中医学中西医结合医学中药学中医护理学专业技术资格考试大纲与指南》、《中医专业主治医师资格考试习题集》等，发表学术论文 50 余篇。

曾获 1993 年度北京市优秀教师、1994—1999 年度“北京市高等学校优秀青年骨干教师”、2007 年“优秀中医临床人才研修项目优秀学员”称号，数次获北京中医药大学讲课比赛奖。多次在中央电视台《健康之路》、《中华医药》及北京电视台《养生堂》、《身边》等栏目讲授中医药知识，传播中医药文化。已指导毕业博士研究生 9 人，硕士研究生 33 人。

主持国家、省部级科研课题 9 项，包括科技部“973”科研课题“基于表里经穴互治的肺与大肠络属关系”，国家中医药管理局科研课题“电针肺俞穴对支气管哮喘(急性发作期)平喘作用的疗效评价”、“针刺不同腧穴对冠心病心功能等心血管指标影响的临床研究”、WHO 项目“针灸治疗中风假性球麻痹临床实践指南”、教育部博士点课题“‘从肝论治’针刺治疗过敏性鼻炎模型豚鼠免疫机制研究”、北京市科委课题“‘调神针刺法’治疗过敏性鼻炎治疗方案的规范性研究”等。

临证时强调辨证论治，倡用针灸治神，精研针刺手法，擅长针药结合施治，运用传统针灸方法治疗过敏性疾病、疼痛性疾病、神经系统疾病收到满意效果。

作 者 简 介

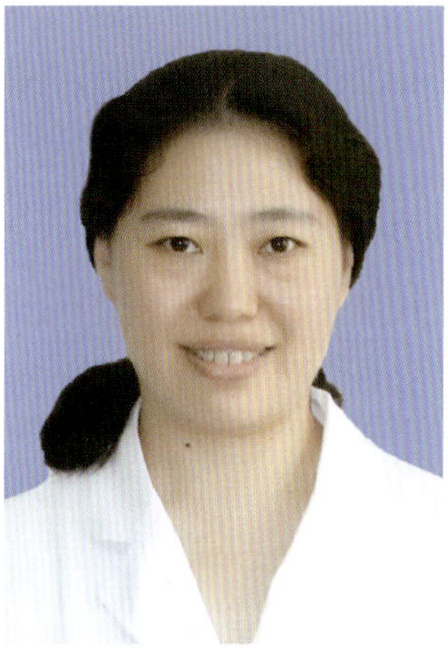

王燕平，女，医学博士，毕业于北京中医药大学。现任北京中医药大学针灸推拿学院副教授，硕士研究生导师。从事针灸教学、科研、临床工作近20年。能熟练应用英语讲授针灸专业课程，曾作为特聘教授到意大利、瑞士等教授针灸。发表学术论文12篇，参编专著10部，主持和参加国家和省部级等科研课题研究8项。兼任世界中医药学会联合会康复保健专业委员会常务理事。

修订说明

目前的针灸教材多以文字叙述为主，表述虽然详细，但不利于记忆。笔者喜爱教学工作，曾获得北京市优秀教师、北京市高等学校优秀青年骨干教师、讲课比赛奖等不同的教学奖项。在近 30 年的教学过程中，总结出一套适合学生学习复习的讲稿内容，优点在于以纲举目，文字量少，层次清楚，便于记忆，表述形式很受学生欢迎，故编为此书，欲抛砖引玉。

考虑到读者在学习针灸课程前，多已具有较好的中医基础理论知识和较强的中医术语使用能力，故对基本的病因、病机等无需过多的文字描述，只需明确其逻辑关系即可，重点应是对针灸理论的特点、术语以及针灸辨证论治思维几方面内容的阐述，因此编写时力求内容繁简相宜，在表述形式上采用大量的图表，欲通过形象化的示意、归纳，使重点突出，条理清楚，逻辑性强，便于记忆，在保证理论的科学性、系统性、完整性的基础上，突出了实用性强、应试性强的特点。

本书以现行的全国高等中医药院校中医专业本科生教材《针灸学》内容为蓝本进行编写，将《针灸学》中的基本知识进行了总结、提炼，适合针灸初学者的入门学习，也可作为参加各类针灸学专业考试者的复习参考资料。是大学生学习针灸学的参考书，尤其对于网院学生、自考生、应试执业医师者、考研者，是较理想的复习资料，同时也可作为教师授课的参考书。

本书自 2004 年 7 月第 1 版第 1 次印刷后，受到广大读者的欢迎，至今已经进行了 4 次印刷，2007 年出版了英文版，并在 2007 年 4 月由台湾大孚书局有限公司出版了繁体文版。

本次主要进行了以下几方面的修订：①在治疗各论中增加了漏肩

风、肘劳、郁证、阳痿、带下病、瘾疹、神经性皮炎、乳癖、痔疮、鼻渊10个病种。②对各病的病因病机、治法、操作内容进一步进行了归纳，使之更具有针灸学的辨治特点、内容更充实、更显规律性。③依据《灵枢》等经典对原版中的部分内容进行了修改完善，如对经别中所“出”部位的修改。④经络腧穴各论中，对腧穴主治部分进行了整理，使之更实用；对特定穴的名称使用进行了规范，如膈俞的特定穴属性由血会改为八会穴之血会穴。⑤刺灸法中，对辅助手法的操作与作用总结进行了修改，使之更利于读者理解和掌握。⑥纠正了一些文字、标点错误。

针灸学理论深奥，内容丰富，笔者水平所限，疏漏及不当之处，敬请批评指正。

赵吉平　王燕平
2011年8月
于北京中医药大学

目　录

绪　论

针灸学是以中医理论为指导，运用针刺和艾灸防治疾病的一门临床学科。包括经络、腧穴、刺灸方法及临床治疗 4 部分。针灸具有操作方便，经济安全，疗效明显，适应证广，无毒副作用等优点，已被 WHO 确定为世界医学的一部分。

针灸学术的发展经历了漫长的年代。其发展过程大致可以概括为以下几个阶段：①针灸学理论体系的肇始时期；②针灸学理论体系的建立时期；③针灸学术的发展时期；④针灸学术的衰退时期；⑤针灸学术的繁荣时期。以下用表绪-1 对其发展过程进行简单总结。

表绪-1　针灸学术的发展

发展时期		代表作	著者	主要特点
肇始时期	《内经》以前	《足臂十一脉灸经》 《阴阳十一脉灸经》		1. 对十一经脉的循行分布、病候表现、灸法的论述 2. 现存最早的针灸学文献
建立时期	战国	《内经》		1. 为中医学奠定了基础 2.《灵枢经》称为《针经》，标志着针灸学理论体系的基本形成（对针灸学的第一次大总结） 3. 论及穴名约 160 个
	汉	《难经》		1. 论述了奇经八脉、原气 2. 提出了八会穴 3. 用五行学说解释五输穴
		《明堂孔穴针灸治要》		是有关腧穴的专著，已佚失
			华佗	创立了华佗夹脊穴
		《伤寒杂病论》	张仲景	1. 记载了许多针灸处方 2. 主张针药并用，辨证论治

续表

发展时期		代表作	著者	主要特点
发展时期	晋	《针灸甲乙经》	皇甫谧	1. 收录了经穴 349 个 2. 继《内经》之后对针灸学的又一次大总结（第二次大总结），是现存最早的针灸专著
		《肘后备急方》	葛洪	提倡灸法
	唐	《千金方》	孙思邈	1. 提出了阿是穴（取法和应用） 2. 创造了“指寸法” 3. 绘制了彩色的经脉图“明堂三人图”
		《外台秘要》	王焘	有大量的灸治经验
		国家针灸教育体系形成		
	宋	《铜人腧穴针灸图经》	王惟一	1. 确立了 354 个经穴 2. 设计了两具铜人模型
		《针灸资生经》	王执中	1. 搜集了许多民间散在的临床经验 2. 重视灸术和压痛点的应用
	金	《子午流注针经》	何若愚	创立子午流注针法，建立针灸时间医学
			马丹阳	擅长用“天星十二穴”
			窦汉卿	擅长用“八脉交会穴”
	元	《十四经发挥》	滑寿	将任、督和十二经脉并称为十四经
	明	针灸学发展的鼎盛时期		
		《神应经》	陈会	记述选穴配穴处方及补泻手法
		《针灸大全》	徐凤	评述了针灸手法
		《针灸聚英》	高武	收集前人针灸精粹
		《针灸大成》	杨继洲	1. 对针灸学的第三次大总结 2. 记载经穴 359 个
		《针灸问对》	汪机	对针灸学术问题设立了 80 多条问答
		《奇经八脉考》	李时珍	说明奇经八脉循行与主病

续表

发展时期		代表作	著者	主要特点
衰退时期	清	《医宗金鉴·刺灸心法要诀》	吴谦	内容广泛，且较为实用
		《针灸集成》	廖润鸿	
		《针灸逢源》	李学川	确定经穴为361穴
繁荣时期	新中国成立后			建立了中医院校、中医医院、研究机构，针灸学作为必修课程、必设科室。形成了教学、医疗、科研的完整体系，取得丰硕成果
对外交流		1. 公元6世纪，针灸被传到朝鲜、日本 2. 公元16世纪，针灸被传到欧洲 3. 1979年12月，世界卫生组织向全世界推荐43种病应用针灸治疗，世界范围内兴起针灸热		

第一章　经络腧穴总论

第一节　经 络 总 论

经络学说是中医基础理论体系的主要组成部分，是研究人体经络系统的循行分布、生理功能、病理变化及其与脏腑相互关系的一种理论学说。经络学说对人体的生理、病理、诊断、治疗等方面有重要意义，广泛指导着中医各科的临床诊治，与针灸学科的关系最为密切，经络理论对辨证和组方选穴具有重要的指导作用。

经络的概念：经络是经脉与络脉的总称，《灵枢·脉度》曰："经脉为里，支而横者为络，络之别者为孙。"可知经脉位于深层，是经络系统的主干，贯通上下，沟通内外；络脉位于浅层，是经脉的分支，较细小，纵横交错，遍布全身。整个经络系统内属于脏腑，外络于肢节，沟通于脏腑与体表之间，将人体脏腑组织器官联系成为一个有机的整体，并借以行气血，营阴阳，使人体各部的功能活动得以保持协调和相对的平衡。

经络学说的形成：经络学说是在长期的医疗实践中，通过对人体生理病理现象的不断观察总结逐步形成的。其形成途径主要有：对针、灸以及按摩时身体出现的各种感觉传导现象的观察和总结；对腧穴疗效的总结；对体表病理现象的推理；受到解剖、生理知识的启发；对古人练气功、导引时体内气行现象的总结。

一、经络系统的组成

经络系统由经脉和络脉组成。经脉主要包括：十二经脉、奇经八脉以及附属于十二经脉的十二经别、十二经筋、十二皮部；络脉包括：十五络脉、孙络、浮络。其基本内容见图 1-1。

- 经络系统
  - 经脉
    - 十二经脉
      - 手三阴经经脉
        - 手太阴肺经
        - 手厥阴心包经
        - 手少阴心经
      - 手三阳经
        - 手阳明大肠经
        - 手少阳三焦经
        - 手太阳小肠经
      - 足三阳经
        - 足阳明胃经
        - 足少阳胆经
        - 足太阳膀胱经
      - 足三阴经
        - 足太阴脾经
        - 足厥阴肝经
        - 足少阴肾经
    - 奇经八脉
      - 任脉
      - 督脉
      - 冲脉
      - 带脉
      - 阴维脉
      - 阳维脉
      - 阴跷脉
      - 阳跷脉
    - 十二经别、十二经筋、十二皮部（十二经脉的附属部分）
      - 十二经别
      - 十二经筋
      - 十二皮部
  - 络脉
    - 十五络脉
    - 孙络
    - 浮络

图 1-1　经络系统组成

（一）十二经脉

十二经脉即手三阴经（肺经、心包经、心经）、手三阳经（大肠经、三焦经、小肠经）、足三阳经（胃经、胆经、膀胱经）、足三阴经（脾经、肝经、肾经）的总称，是经络系统的主体，故称之为“正经”。

1. 十二经脉的命名　每一条经脉的名称都含有三方面的内容，即手足、阴阳、脏腑：行于上肢的为手经，行于下肢的为足经；阴经行于肢体内侧、胸腹，内属于脏；阳经行于肢体外侧、头面、躯干，内属于腑（表 1-1）。

表 1-1　十二经脉命名简表

手足	阴阳	脏腑	手足	阴阳	脏腑
手	太阴	肺经	足	阳明	胃经
手	厥阴	心包经	足	少阳	胆经
手	少阴	心经	足	太阳	膀胱经
手	阳明	大肠经	足	太阴	脾经
手	少阳	三焦经	足	厥阴	肝经
手	太阳	小肠经	足	少阴	肾经

2. 十二经脉在体表的分布规律　十二经脉左右对称地分布于头面、躯干、四肢，纵贯全身。6 条阴经分布于四肢内侧和胸腹部，6 条阳经分布于四肢外侧、头面、躯干。具体分布规律见图 1-2。

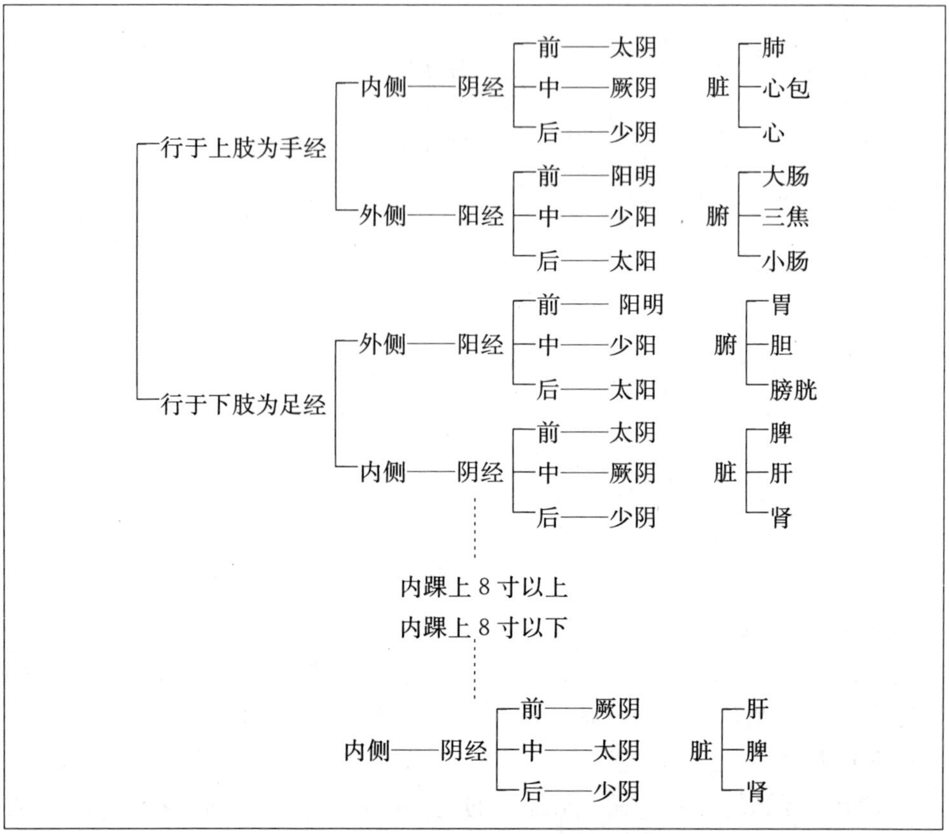

图 1-2　十二经脉体表分布规律示意图

肢体部：上肢内侧是手三阴经，其排列为：太阴在前，厥阴在中，少阴在后；下肢内侧是足三阴经，其排列为：内踝上 8 寸以下的部分，厥阴在前，太阴在中，少阴在后；内踝上 8 寸以上的部分，太阴在前，厥阴在中，少阴在后。手足三阳经在四肢的分布是：阳明在前，少阳在中，太阳在后。

在躯干部：足三阳经的足阳明胃经行于身体前面；足太阳膀胱经行于身体后面；足少阳胆经行于身体侧面，过胸胁部。

3. 十二经脉的表里属络关系　十二经脉之间存在表里属络关系。首先，十二经脉内属于脏腑，脏与腑有表里相合的关系；其次，在体内，互为表里的阴经与阳经有属络关系，即阴经属脏络腑，阳经属腑络脏；再者，在四肢部，通过络脉的衔接加强了表里经之间的联系。故在脏腑阴阳经脉之间就形成了 6 组表里络属关系（图 1-3）。

手太阴肺经——手阳明大肠经
手厥阴心包经——手少阳三焦经
手少阴心经——手太阳小肠经
足太阴脾经——足阳明胃经
足厥阴肝经——足少阳胆经
足少阴肾经——足太阳膀胱经

图 1-3　十二经脉表里关系图

4. 十二经脉与脏腑器官的联络　十二经脉除了与体内的五脏六腑相络属外，还与其经脉循行分布部位的组织器官有着密切的联络（表 1-2）。

表 1-2　十二经脉与脏腑器官联络表

经脉名称	属络的脏腑	联络的器官
手太阴肺经	属肺，络大肠，还循胃口	喉咙
手阳明大肠经	属大肠，络肺	入下齿中，挟口、鼻
足阳明胃经	属胃，络脾	起于鼻，入上齿，环口挟唇，循喉咙
足太阴脾经	属脾，络胃，流注心中	挟咽，连舌本，散舌下
手少阴心经	属心，络小肠，上肺	挟咽，系目系
手太阳小肠经	属小肠，络心，抵胃	循咽，至目内外眦，入耳中，抵鼻
足太阳膀胱经	属膀胱，络肾	起于目内眦，至耳上角，入络脑
足少阴肾经	属肾，络膀胱，上贯肝，入肺中，络心	循喉咙，挟舌本
手厥阴心包经	属心包，络三焦	
手少阳三焦经	属三焦，络心包	系耳后，出耳上角，入耳中，至目锐眦
足少阳胆经	属胆，络肝	起于目锐眦，下耳后，入耳中，出耳前
足厥阴肝经	属肝，络胆，挟胃，注肺	过阴器，连目系，环唇内

5. 十二经脉的循行走向、循环流注、交接规律　十二经脉的循行走向有一定的规律:《灵枢·逆顺肥瘦》篇有:“手之三阴从脏走手,手之三阳从手走头,足之三阳从头走足,足之三阴从足走腹”的记载(图1-4)。

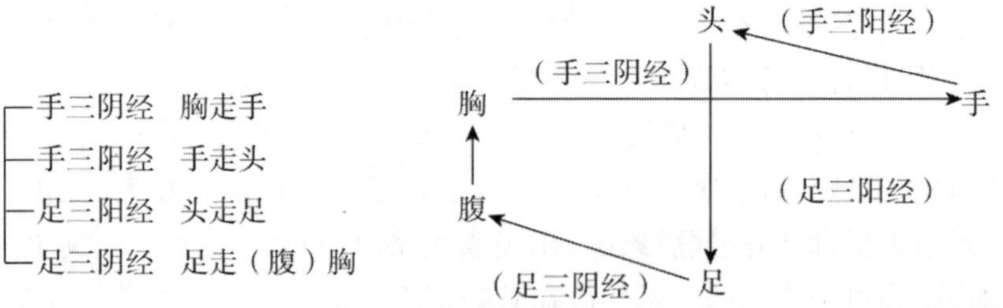

图1-4　十二经脉循行走向示意图

循环流注:经脉的主要生理功能是行气血,手太阴肺经起于中焦,承受中焦气血,使之流注于十二经脉进行循环。十二经脉的流注是从手太阴肺经开始到足厥阴肝经为止,再由肺经逐经相传,构成了周而复始,“阴阳相贯,如环无端”(《灵枢·营卫生会》)的传注系统(图1-5)。

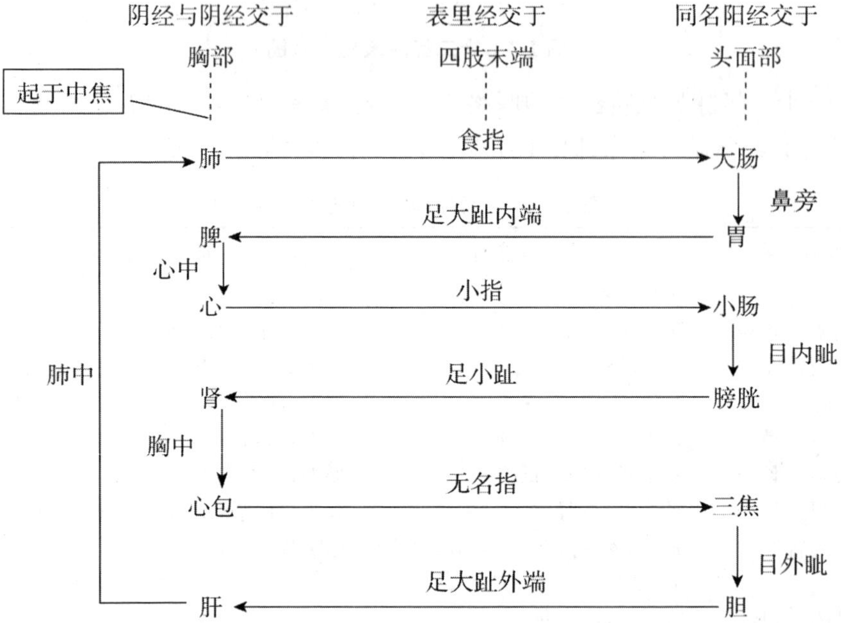

图1-5　十二经脉循环流注、交接规律示意图

“——›”示流注方向

流注顺序:肺大胃脾心小肠,膀肾包焦胆肝(详)。

十二经脉逐经相传,其交接规律是:相表里的阴阳经在四肢末端交接;同名阳经在头面部相接;阴经与阴经(即手足三阴经)在胸部交接(图 1-6)。

阴经与阳经(表里经)——四肢部交接
阳经与阳经(同名经)——头面部交接
阴经与阴经(相交接的)——胸部交接

图 1-6　经脉交接简图

(二)奇经八脉

1. 概念　奇经八脉即别道奇行的经脉,包括督脉、任脉、冲脉、带脉、阴维脉、阳维脉、阴跷脉、阳跷脉,共 8 条,故称奇经八脉。

奇经八脉与十二经脉不同,不直接隶属于十二脏腑,也无阴阳表里配合(属络)关系,"别道奇行",故称"奇经"。奇经八脉中的任脉、督脉,各有其所属的腧穴,故与十二经脉相提并论合称为"十四经"(图 1-7)。

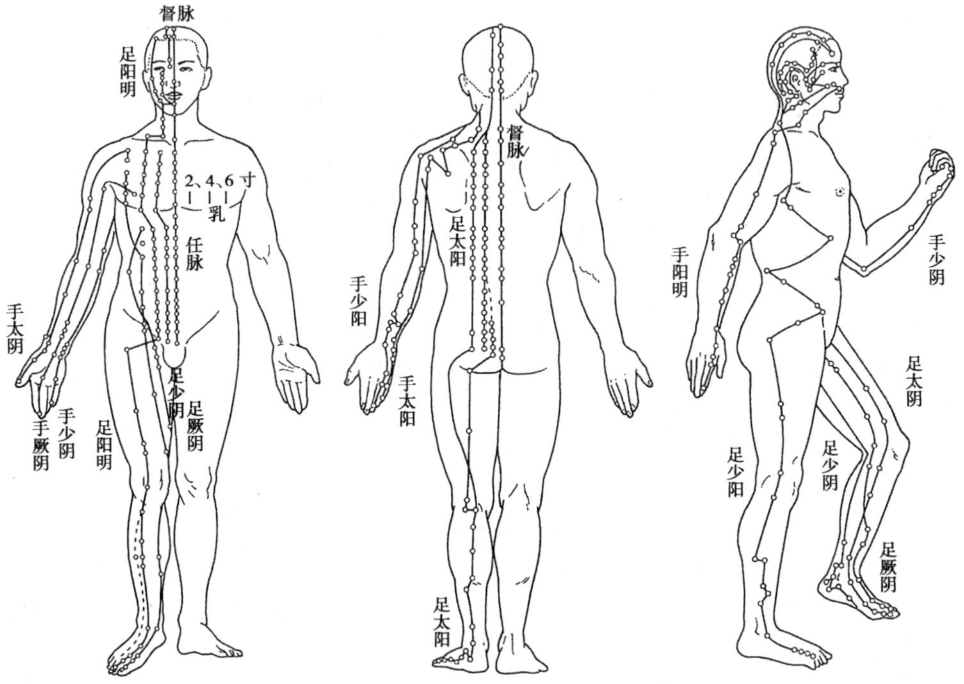

图 1-7　十四经分布概况

2. 奇经八脉的循行分布　奇经八脉纵横交错分布于十二经脉之间,分布见表 1-3。

3. 奇经八脉的作用　奇经八脉的作用主要体现在两个方面(表 1-3)。

一是沟通了十二经脉之间的联系，将部位相近、功能相似的经脉联系起来，起到统摄有关经脉气血、协调阴阳的作用。如督脉与六阳经有联系，称为“阳脉之海”，具有调节全身阳经经气的作用；任脉与六阴经有联系，称为“阴脉之海”，具有调节全身阴经经气的作用；冲脉与任脉、督脉、足阳明、足少阴等经有联系，称为“十二经脉之海”、“血海”；带脉约束联系了纵行躯干的诸条足经；阴阳维脉分别联系阴经与阳经，主管一身之表里；阴阳跷脉主持阳动阴静，共司下肢运动、寤寐，皆具统率的作用。

二是对十二经气血有蓄积和渗灌的调节作用。当十二经脉及脏腑气血旺盛时，奇经八脉能蓄积气血，当人体功能活动需要时，奇经八脉又能渗灌供应气血于组织当中。

表 1-3　奇经八脉循行分布、功能简表

<table>
<tr><th>经脉名称</th><th></th><th>循行分布</th><th>功能</th></tr>
<tr><td>督脉</td><td rowspan="3">“一源三歧”</td><td>腰、背、头面正中</td><td>调节全身阳经经气，称为“阳脉之海”</td></tr>
<tr><td>任脉</td><td>腹、胸、颏下正中</td><td>调节全身阴经经气，称为“阴脉之海”</td></tr>
<tr><td>冲脉</td><td>与足少阴经相并上行，环绕口唇，与任、督、足阳明经有联系</td><td>涵蓄十二经气血，称为“十二经之海”、“血海”</td></tr>
<tr><td>带　脉</td><td></td><td>起于胁下，环腰一周，状如束带</td><td>约束纵行躯干的诸条经脉</td></tr>
<tr><td>阴维脉</td><td></td><td>小腿内侧，并足太阴、足厥阴经上行，至咽喉合于任脉</td><td>调节六阴经经气</td></tr>
<tr><td>阳维脉</td><td></td><td>足跗外侧，并足少阳经上行，至项后合于督脉</td><td>调节六阳经经气</td></tr>
<tr><td>阴跷脉</td><td></td><td>足跟内侧，伴足少阴经上行，至目内眦与阳跷脉会合</td><td rowspan="2">调节肢体运动；司眼睑开合</td></tr>
<tr><td>阳跷脉</td><td></td><td>足跟外侧，伴足太阳经等上行，至目内眦与阴跷脉会合</td></tr>
</table>

(三)十五络脉

1. 概念　十二经脉和任督二脉各自别出一络，加上脾之大络(大包)，总计

15 条，称为十五络脉，或十五别络，分别以其发出处的腧穴命名。

2. 分布　十五络脉的循行分布特点是：

(1)十二经的络脉均从本经四肢肘膝关节以下的络穴分出，走向其相表里的经脉，即阴经别络走向阳经，阳经别络走向阴经，有“一络通两经”之说。

(2)任脉、督脉的别络以及脾之大络主要分布在头身部(图 1-8)。

任脉的别络名鸠尾，从鸠尾分出后散布于腹部
督脉的别络名曰长强，从长强分出，经背部向上散布于头部，左右别走足太阳经
脾之大络名曰大包，从大包分出后散布于胸胁部

图 1-8　任脉、督脉的别络及脾之大络分布图

3. 功能

(1)十二经别络加强了表里两经的外部联系，补充了十二经脉循行之不足。

(2)任脉的别络沟通了腹部经气；督脉的别络沟通了背部经气；脾之大络沟通了侧胸部经气。

此外，从络脉分出的浮行于浅表部位的浮络和细小的孙络，遍布全身，难以计数，其作用是渗灌气血到组织当中。

(四)十二经别

1. 概念　十二经别是十二正经离、入、出、合的别行部分，是正经别行深入体腔的支脉。

2. 分布　十二经别具有离、入、出、合的循行特点：十二经别从肘膝关节附近的正经别出(离)，经过躯干深入体腔，与相关的脏腑联系(入)；再浅出于体表上行头项部(出)；在头项部，阳经经别合入本经经脉，阴经经别合于其相表里的阳经经脉(合)。十二经别按阴阳表里关系汇合成 6 组，故有“六合”之称，根据《灵枢・经别》篇总结如表 1-4。

表 1-4　十二经别循行分布表

经别名称	离	入	出	合
足太阳经别 足少阴经别	腘部分出	入走肾与膀胱	上出于项	合于足太阳膀胱经
足少阳经别 足厥阴经别	下肢分出	入走肝胆	出颐颔中	合于足少阳胆经
足阳明经别 足太阴经别	髀部分出	入走脾胃	上出口	合于足阳明胃经

续表

经别名称	离	入	出	合
手太阳经别 手少阴经别	腋部分出	入走心、小肠	上出面	合于手太阳小肠经
手少阳经别 手厥阴经别	分别从所属正经分出	进入胸中入走三焦	上出耳后	合于手少阳三焦经
手阳明经别 手太阴经别	分别从所属正经分出	入走肺、大肠	上出缺盆	合于手阳明大肠经

3. 功能　十二经别通过离、入、出、合的循行分布，加强了十二经脉在体内外的联系，加强了脏腑之间的联系，从而使人体各部分的联系更趋周密；补充了十二经脉在体内外循行上的不足，从而扩大了经穴主治的范围。如十二经脉中的阴经循行不上头部，但通过“六合”关系，使其与头部发生了联系，扩大了阴经穴位的主治范围，因此可以治疗头面五官的疾病。

(五)十二经筋

1. 概念　十二经筋是十二经脉之气输布于筋肉关节的体系，是附属于十二经脉的筋肉系统。

2. 分布　十二经筋的分布与十二经脉的体表通路一致，其特点是：均起始于四肢指、趾末端，走向躯干头面；循行中结聚于关节、骨骼部，如在踝、腘、膝、股、髀、腕、肘、臂、腋、肩、颈面等关节处结聚；行于体表，不入内脏(图 1-9)。

- 足三阳经筋起于趾端，循股外上行，结于頄(面)
- 足三阴经筋起于趾端，循股内上行，结于阴器(腹)
- 手三阳经筋起于指端，循臑外上行，结于角(头)
- 手三阴经筋起于指端，循臑内上行，结于贲(胸)

图 1-9　十二经筋循行分布简图

经筋在体腔则成膜成片，如膈肌。

经筋有刚筋、柔筋之分，刚筋分布于项背和四肢外侧，以手足阳经经筋为主；柔筋分布于胸腹和四肢内侧，以手足阴经经筋为主。

3. 功能　主要是联缀约束骨骼，屈伸关节，维持人体正常运动功能。《素问·痿论》曰：“宗筋主束骨而利机关也。”其中足厥阴肝经经筋结于阴器，并能总络诸筋。

4. 病证与治疗　经筋为病，多表现在各条经筋分布部位的筋肉、关节的运动障碍和疼痛。如经脉的牵扯、拘挛、疼痛、转筋、强直和筋肉的松弛、口僻、肢体的瘫痪麻痹、痿弱不用及关节活动不利等。临床上常见的颈肩背腰腿疼痛或活动不利以及肌肉痉挛、麻痹、瘫痪等症，皆属于经筋病的范畴。疼痛是经筋病常见的临床表现，针灸治疗多以局部取穴为主，如《灵枢·经筋》曰："治在燔针劫刺，以知为数，以痛为输。"

(六)十二皮部

1. 概念　十二皮部是十二经脉功能活动反映于体表的部位，也是络脉之气散布之所在。

2. 分布　十二皮部是以十二经脉在体表的分布范围，即十二经脉在皮肤上的分属部分为依据而划分的。《素问·皮部论》曰："欲知皮部，以经脉为纪者，诸经皆然。"

3. 功能　十二皮部位于体表，是机体的卫外屏障，具有保卫机体、抗御外邪的作用。此外，皮部与经络气血相通，故又能反映脏腑、经络的病证；通过皮部的治疗亦可以调整脏腑功能。

4. 临床应用

用于诊断：通过望诊，审查皮肤和络脉的颜色变化可以诊断疾病。《素问·皮部论》曰："其色多青则痛，多黑则痹，黄赤则热，多白则寒。"近代又通过观察皮肤上的丘疹，检查皮下的硬结反应、皮肤的感觉差异和导电量变化等，作为诊断的一种方法。

用于治疗：各种浅刺法以及非针刺的多种外治法均基于皮部理论。

二、经络的标本、根结、气街、四海

经络的标本、根结、气街、四海都是有关经络分布关系的理论，在经络的分布和气血运行的基础上，进一步阐述了经络腧穴上下内外的对应关系，强调了人体四肢与头身的密切关系，指出四肢下端的特定穴与头、胸、腹、背腧穴的关系，对于指导针灸临床辨证选穴有着重要意义。十二经脉的"根"与"本"，"结"与"标"位置相近或相同，意义也相似。

(一)标本

标本主要强调经脉腧穴分布部位的上下对应关系。"标"原意是树梢，引申为上部，与人体头面胸背的位置相应。标部包括了背俞穴，具有很重要的意义，临床应用广泛；"本"是树根，引申为下部，与人体四肢下端相应。十二经脉均有"标"与"本"部，《灵枢·卫气》论述了十二经的"标"与"本"，大体上"本"在四肢，"标"在头面躯干，其范围较"根"、"结"为广。根据《灵枢·卫气》所载的标本位置，结合相应的腧穴，列为表 1-5。

表 1-5　十二经标、本表

十二经脉	本		标	
	部位	相应腧穴	部位	相应腧穴
足太阳	跟以上 5 寸中	跗阳	两络命门(目)	睛明
足少阳	窍阴之间	足窍阴	窗笼(耳)之前	听会
足阳明	厉兑	厉兑	颊下，夹颃颡	人迎
足少阴	内踝下上 3 寸中	交信、复溜	背俞与舌下两脉	肾俞、廉泉
足厥阴	行间上 5 寸所	中封	背俞	肝俞
足太阴	中封前上 4 寸中	三阴交	背俞与舌本	脾俞、廉泉
手太阳	外踝之后	养老	命门之上 1 寸	攒竹
手少阳	小指次指之间上 2 寸	中渚	耳后上角下外眦	丝竹空
手阳明	肘骨中上至别阳	曲池	颜下合钳上	迎香
手太阴	寸口之中	太渊	腋内动脉	中府
手少阴	锐骨之端	神门	背俞	心俞
手厥阴	掌后两筋之间 2 寸中	内关	腋下 3 寸	天池

(二)根结

根结指经气的所起与所归，反映经气上下两极间的关系。“根”指树木的根端，引申为经脉在四肢的部位，为经气之所出，即四肢末端的井穴；“结”指结聚、归结，指经气由下而上归结之所，即头、胸、腹部。

《灵枢·根结》指出，足六经的“根”在四肢末端井穴，“结”则在头、胸、腹的一定部位。《标幽赋》中则进一步指出十二经脉的“四根”、“三结”，即十二经脉以四肢为“根”，以头、胸、腹三部为“结”(表 1-6)。

表 1-6　足三阴三阳根结表

经脉	根	结	
太阳	至阴	命门(目)	头部
阳明	厉兑	颡大(钳耳)	头部
少阳	窍阴	窗笼(耳)	头部
太阴	隐白	太仓(胃)	腹
少阴	涌泉	廉泉	胸中
厥阴	大敦	玉英	胸中

标本根结理论补充说明了经气的流注运行状况以及经气循行的多样性和弥散作用，强调了人体四肢与头身的密切关系，强调四肢为经气的根与本。说明四肢肘膝关节以下的腧穴主治病证的范围较远较广，不仅能治局部病，而且能治远离腧穴部位的脏腑病、头面五官病，是远部取穴的基础。上病下取，下病上取，即是以此为根据。

(三)气街

气街是经气聚集运行的共同通路。《灵枢・卫气》记载有“胸气有街，腹气有街，头气有街，胫气有街”。说明头、胸、腹、胫部是经脉之气聚集循行的通路。篇中还详细记载了气街的具体位置：“气在头者，止之于脑。气在胸者，止之膺与背俞。气在腹者，止之背腧，与冲脉于脐左右之动脉者。气在胫者，止之于气街。”说明气街具有横向为主，上下分部，紧邻脏腑，前后相连的特点。气街横贯脏腑经络，纵分头、胸、腹、胫是其核心内容。

气街理论从另一角度阐述了经气的运行规律，说明内脏与胸腹之间内外、前后相应，是局部多经取穴、俞募配穴的理论依据。以俞穴和募穴为代表，既能治疗局部疾病，又能治疗相关内脏的疾病；分布于头身的腧穴，既可以治疗局部和内脏疾患，部分腧穴还可以治疗四肢病证。

(四)四海

1. 概念　四海即髓海、血海、气海、水谷之海的总称，为人体气血精髓等精微物质汇聚之所。《灵枢・海论》指出：“人有髓海，有血海，有气海，有水谷之海，凡此四者，以应四海也。”

2. 部位　四海的部位与气街类似，髓海位于头部；气海位于胸部；水谷之海位于上腹部；血海位于下腹部。

3. 功能　四海理论进一步明确了经气的组成和来源。四海相互联系，主持全身气血津液。其中，脑部髓海为元神之府，是神气的本源，脏腑经络活动的主宰；胸部为气海，宗气所聚之处，贯心脉而行呼吸；胃为水谷之海，是营气、卫气的化源之地，即气血生化之源；冲脉为十二经脉之海，起于胞中，伴足少阴经上行，为十二经之根本，三焦元气之所出，乃人体生命活动的原动力，又称血海。

标本、根结、气街、四海的分布部位与其功能、意义有密切关系。标、结、气街、四海的部位见表1-7。

标本、根结、气街、四海意义总结：

标本：主要强调经脉腧穴分布部位的上下对应关系，即经气的集中和扩散。

根结：主要强调经气上下两极间的联系，即人体四肢与头身的密切关系，四肢为经气的根与本。

气街：阐述了经气的运行规律。说明内脏与胸腹之间内外、前后相应。

四海：进一步明确了经气的组成和来源。

表 1-7　标、结、气街、四海部位总表

部位	标	结	气街	四海
头	命门(目) 窗笼(耳)之前 颊下,夹颃颡 命门之上 1 寸 耳后上角下外眦 颜下合钳上 舌本 舌下两脉	命门 颡大 窗笼	脑(头气之街)	脑(髓海)
胸	腋内动脉 腋下 3 寸 背俞(心)	廉泉 玉英	膺、背俞(心、肺) (胸气之街)	膻中(气海)
腹	背俞 (肝、脾、肾)	太仓	冲脉、背俞(肝、脾、肾) (腹气之街)	胃(水谷之海)
胫			气冲、承山、踝上下(胫气之街)	冲脉(血海)

三、经络的生理功能及经络学说的临床应用

(一)经络的生理功能

1. 联系脏腑，沟通内外　《灵枢·海论》曰：“夫十二经脉者，内属于腑脏，外络于肢节。”在经络系统中，十二经脉、奇经八脉、十五络脉、经别，纵横交错，入里出表，通上达下，联系人体各脏腑组织；经筋、皮部联系肢体筋肉皮肤；浮络、孙络联系人体的各细微部分，使人体五脏六腑、四肢百骸、五官九窍、皮肉筋骨等组织器官联系成了一个有机的整体，并能保持相对的协调与统一，完成正常的生理活动。

2. 运行气血，濡养周身　《灵枢·本脏》曰：“经脉者，所以行血气而营阴阳，濡筋骨，利关节者也。”经络是气血运行的通道，能将营养物质输布到全身各组织脏器，使脏腑组织得以营养，筋骨得以濡润，关节得以通利。

3. 抗御病邪，保卫机体　营气行于脉中，卫气行于脉外，随经脉和络脉密布于周身，加强了机体的防御能力，起到了抗御外邪、保卫机体的作用。故《灵枢·本脏》又曰：“卫气和则分肉解利，皮肤调柔，腠理致密矣。”

4. 接受刺激，调整虚实　在皮部或经脉线上施以针灸刺激，可通过经络的内外联系，调整脏腑经络的虚实，达到防治疾病的目的。

(二)经络学说的临床应用

1. 说明病理变化　在生理上经络能联系脏腑,沟通内外,在生理功能失调的情况下,经络又成为病邪传注的途径。当体表受到病邪侵袭时,可通过经络由表及里,由浅入深,可由皮部→络脉→经脉→脏腑传变;此外,经络也是脏腑之间、脏腑与体表组织器官之间病变相互影响的途径。

经络还具有反应病候的特点。有些疾病,常可在经络循行路线上出现明显的压痛、结节、条索状反应物等,相应部位的皮肤出现色泽、形态、温度等变化,借此可以推断疾病的病理状况。

2. 指导临床辨证归经　由于经络有一定的循行部位和脏腑络属,具有反应病候的特点,可以反映所属脏腑经络的病证,因此,可以根据疾病所出现的症状,结合经络循行的部位及所联系的脏腑,作为辨证的依据,多通过经穴诊断和症状分析进行辨证分经。

3. 指导针灸治疗　针灸治疗中,通常根据经脉循行和主治特点进行循经选穴;不同的经络脏腑疾病,要选用不同的针具,采用不同的针灸方法,如补泻的不同等,也依靠经络学说的指导。

第二节　腧穴总论

腧穴是人体脏腑经络之气输注于体表的特殊部位,又是疾病的反应点和治疗的刺激点。"腧"通"输",或从简作"俞",有转输、输注的含义,言经气转输之意;"穴"是空隙的意思,言经气所居之处。

腧穴在《内经》中又称作"节"、"会"、"气穴"、"气府"、"骨空"等,后世医家还将其称之为"孔穴"、"穴道"、"穴位"。《灵枢·九针十二原》曰:"所言节者,神气之所游行出入也,非皮肉筋骨也。"

"腧"、"输"、"俞"均指腧穴,在古代3个字通用,现代应用时有专指:"腧穴"是对穴位的统称;"输穴"是对五输穴中其中一类的专称;"俞穴"专指背俞穴。

一、腧穴的分类

人体腧穴大体可分为十四经穴、奇穴、阿是穴三大类。在此分别从含义、特点、分布、数目4个方面进行总结,见表1-8。

表 1-8　腧穴分类表

	十四经穴	经外奇穴	阿是穴
含义	具有固定的名称和位置，归属于十二经脉和任、督脉的腧穴	具有固定名称，又有明确的位置，尚未归入十四经系统的腧穴。简称“奇穴”	既无固定名称，也无固定位置，而是以压痛点或其他反应点作为针灸施术部位的一类腧穴。别名：不定穴、天应穴
特点	有固定的穴位名称； 有固定位置； 归属于某经； 具有主治本经病证的共同作用	有穴名； 有固定位置； 尚未归属于某经； 主治范围比较单纯，对某些病有奇效	无穴名； 无固定位置； 尚未归属于某经； 多治疗局部病证
分布	均分布在十四经脉循行线路上	无规律	无规律
数目	361 个	历代记载不一，数目不定	无一定数目

二、腧穴的命名

腧穴的命名均有一定的含义，《千金翼方》指出：“凡诸孔穴，名不徒设，皆有深意。”古人对腧穴的命名，取义十分广泛，上察天文，下观地理，中通人事，远取诸物，近取诸身。结合腧穴分布特点、作用、主治等，归纳起来腧穴命名依据及方法大致有如下几种：

1. 根据所在部位命名　如腕骨、大椎、曲骨、耳门等。
2. 根据治疗作用命名　如光明、水分、通天、迎香、归来。
3. 利用天体地貌命名　如日月、上星、承山、大陵、后溪、合谷、水沟、少海、尺泽、曲池、曲泉、经渠。
4. 参照动植物命名　如鱼际、鸠尾、伏兔、攒竹、禾髎。
5. 借助建筑物命名　如天井、玉堂、内关、曲垣、天窗、气户、紫宫。
6. 结合中西医理论命名　如承浆、承泣、听会、廉泉、关元等。

三、腧穴的作用

腧穴的作用归纳起来包括协助诊断及防治疾病两大方面。

（一）反映病证，协助诊断

腧穴能够诊断疾病的作用，是以腧穴能反映相关经络、相应脏腑、器官病变的特殊功能为基础，根据腧穴、经络、脏腑内外相通相关进行逆向推断而建立起来的。腧穴反映病证，主要指腧穴处出现的压痛、酸楚、结节、肿胀、瘀血、丘疹、虚陷、变色、脱屑等病理现象。

腧穴反映病证有一定的规律性，如：

1. 常反映脏腑病的腧穴

- 脏病：多反映于背俞穴、原穴。如肝病在肝俞、太冲有反应
- 腑病：多反映于募穴、下合穴。如胃病在中脘、足三里有反应

2. 反映经络、经筋病的腧穴

- 经络有病：多反映于本经穴位上
- 经筋、皮肤病：多反映于局部穴位上，如阿是穴

3. 用俞、募穴诊断脏腑疾病

- 背俞穴压痛：诊断五脏病
- 募穴压痛：诊断六腑病

4. 用四肢穴诊断躯体疾病

- 原穴有反应：用于诊断脏腑病，“五脏有疾，应出十二原”
- 井穴有反应：诊断十二经脉病及脏腑病
- 奇穴有反应：诊断所特殊联系的部位的病证。如肠痈在阑尾穴有压痛；胆囊病在胆囊穴有压痛

（二）防治疾病

1. 预防疾病　腧穴预防疾病的作用，主要是某些腧穴刺灸后能提高机体的免疫抗病能力。古书有很多记载，《扁鹊心书》曰：“人于无病时，常灸关元、气海、命门、中脘，虽未得长生，亦可保百年寿矣。”俗话说：“若要安，三里常不干。”《备急千金要方》记载：“凡宦游吴蜀，体上常须三两处灸之，勿令疮暂差，则瘴疠温疟毒气不能着人也。”

2. 治疗作用　腧穴的治疗作用归纳起来主要有以下三个方面：近治作用、远治作用、特殊治疗作用。

（1）近治作用：指腧穴均具有治疗其所在部位局部及邻近组织、器官病证的作用。这是一切腧穴主治作用所具有的共同特点，是“腧穴所在，主治所在”规律的体现。如：位于眼部的睛明、承泣，可以治疗目疾；位于胃脘部的中脘、梁门，可以治疗胃病；位于肘关节附近的曲池、曲泽，可以治疗肘部疼痛；阿是穴均可以治疗所在部位局部的病证。头面、躯干部的腧穴以主治头面、五官、脏腑等近部疾病为主，但某些腧穴亦可治疗全身疾病。

由于腧穴具有近治作用，在组穴配伍形成处方时，也就产生了“近部取穴”的取穴规律。

(2)远治作用：指腧穴具有治疗其远隔部位的脏腑、组织器官病证的作用，有些腧穴甚至具有影响全身的作用。十四经穴，尤其是位于肘膝关节以下的经穴，远治作用尤其突出，而且越是远端穴，治疗范围越广。这是“经脉所过，主治所及”的体现，即经穴的远治作用与经络的循行分布是密切相关的。

由于腧穴具有远治作用，在组穴配伍形成处方时，也就产生了“远部取穴”的取穴规律。

以足三里为例：

足三里治疗
- 下肢痿痹（穴位局部病证）—— 近治作用
- 胃脘疼痛（远隔部位病证）—— 远治作用
- 身体羸瘦（全身疾病）—— 远治作用

(3)特殊作用：指某些腧穴具有双向的良性调整作用和相对特异的治疗作用。

良性调整作用：指同一腧穴对机体不同的病理状态，可以起到两种相反而有效的治疗作用，使亢进的或低下的功能状态恢复正常。如天枢既能止泻，又能通便，故既可治疗腹泻，又可治疗便秘；再如合谷既能止汗，又能发汗，故既可治疗多汗，又可治疗少汗。当然，腧穴的双相调整作用也常因手法补泻及腧穴配伍的影响而改变。如补合谷，泻复溜，治疗少汗；泻合谷，补复溜，治疗多汗。

相对特异的治疗作用：指某些腧穴的治疗作用具有相对特异性。这种相对特异性或是针对症状的，如大椎可以退热；或是针对病因的，如风池可以祛风，丰隆可以化痰；也有的是针对病机的，如百会具有升阳举陷的作用，常用于治疗多种阳气不足或脏器下陷的病证。

特定穴、奇穴的作用很多是属于特殊作用。如背俞穴、原穴以主治五脏病为主；募穴、下合穴以主治六腑病为主；郄穴以主治急性病证、痛证为主；八会穴以主治慢性病、虚弱病为主；络穴、交会穴以主治表里两经病及交会经脉病为主；八脉交会穴以主治奇经八脉病为主；五输穴中的井穴主急救，荥穴主热病；胆囊穴治疗胆腑疾患；四缝穴治疗小儿疳积等。由于腧穴具有的特殊作用，在组穴配伍形成处方时，也就产生了“随证取穴”、“对症取穴”的取穴规律。

将腧穴的治疗作用进行归纳，见表 1-9。

表 1-9　腧穴治疗作用简表

	近治作用	远治作用	特殊作用
概念要点	1. 所在部位局部病证 2. 邻近组织、器官病证 是“腧穴所在，主治所在”的体现	1. 远隔部位的脏腑、组织器官病证 2. 有的甚至具有影响全身的作用 是“经脉所过，主治所及”的体现	1. 双向的良性调整作用 2. 相对的特异治疗作用
腧穴范围	一切腧穴主治作用的共同特点	十四经穴较为突出	某些腧穴的主治特点
说明	近治作用→“近部取穴”	远治作用→“远部取穴”	特殊作用→“随证取穴”、“对症取穴”
举例	睛明穴治疗目疾；中脘穴治疗胃病	合谷治疗头面部疾病；足三里治疗虚劳羸瘦	天枢治疗便秘、泄泻；至阴转胎；大椎退热

十四经腧穴是腧穴中的主体部分，其主治作用归纳起来是：

- 本经腧穴能治疗本经病
- 表里经穴能治疗互为表里的经脉、脏腑病，还能治疗局部病证
- 各经腧穴的主治既有其特殊性，又有共同性

各经腧穴的主治异同见表 1-10，主治分部见图 1-10～图 1-16。

表 1-10　十四经腧穴主治异同表

手三阴经

经名＼主治	本经特点	二经相同	三经相同
手太阴经	肺、喉病		胸部病
手厥阴经	心、胃病	神志病	
手少阴经	心病		

手三阳经

主治 经名	本经特点	二经相同	三经相同
手阳明经	前头、鼻、口、齿病		咽喉病，热病
手少阳经	侧头、胁肋病	目病、耳病	
手太阳经	后头、肩胛病，神志病		

足三阳经

主治 经名	本经特点	三经相同
足阳明经	前头、口齿、咽喉病，胃肠病	眼病，神志病，热病
足少阳经	侧头、耳病，胁肋病	
足太阳经	后头、背腰病（背俞并治脏腑病）	

足三阴经

主治 经名	本经特点	三经相同
足太阴经	脾胃病	前阴病，妇科病
足厥阴经	肝病	
足少阴经	肾病，肺病，咽喉病	

任督二脉

主治 经名	本经特点	二经相同
任脉	回阳，固脱，有强壮作用	神志病，脏腑病，妇科病
督脉	中风，昏迷，热病，头面病	

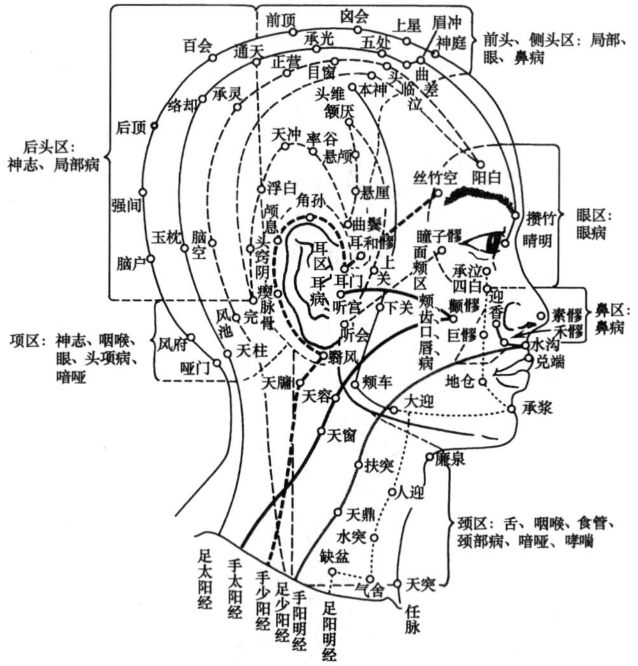

图 1-10　十四经腧穴主治分部图——头面颈部

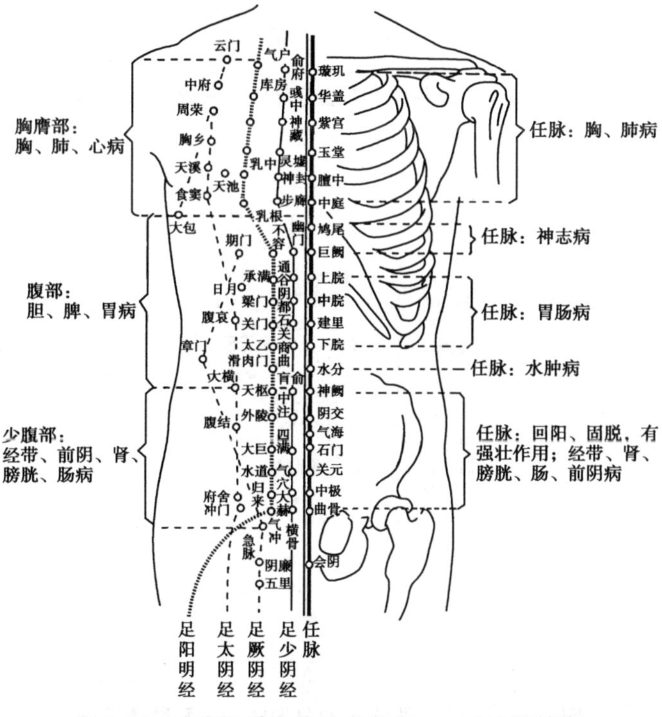

图 1-11　十四经腧穴主治分部图——胸膺胁腹部

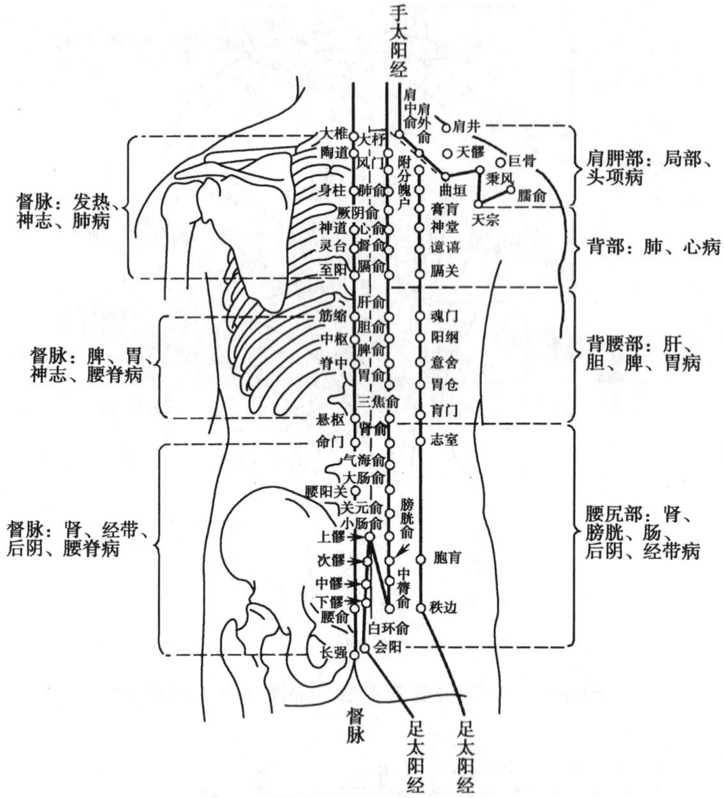

图 1-12　十四经腧穴主治分部图——肩背腰尻部

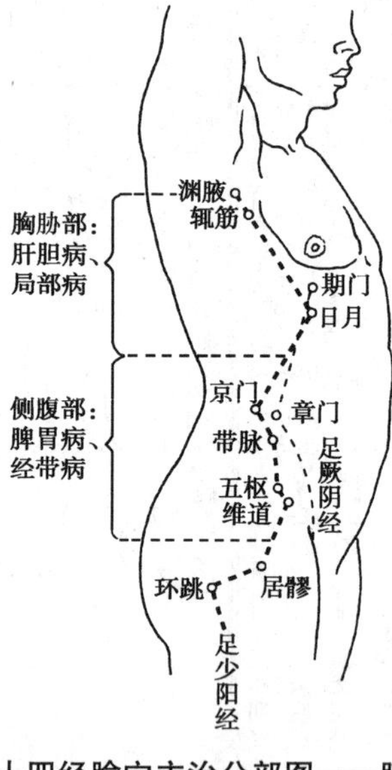

图 1-13　十四经腧穴主治分部图——腋胁侧腹部

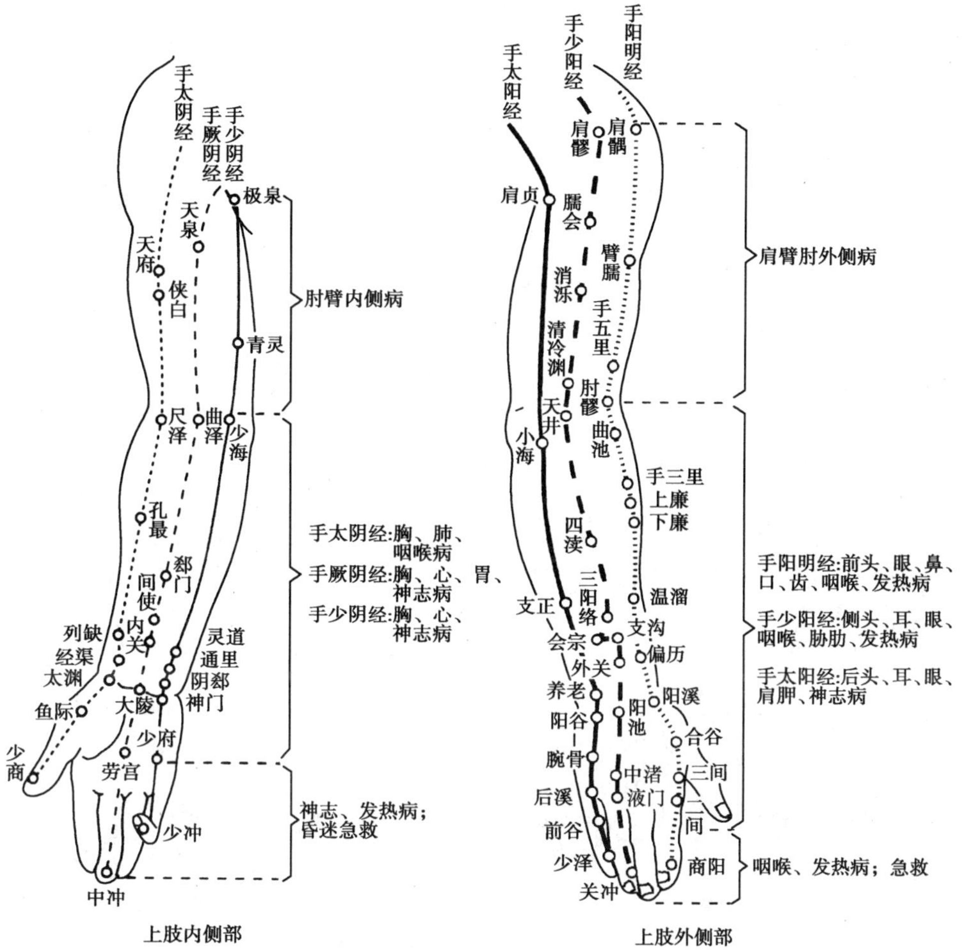

图 1-14 十四经腧穴主治分部图——上肢内外侧部

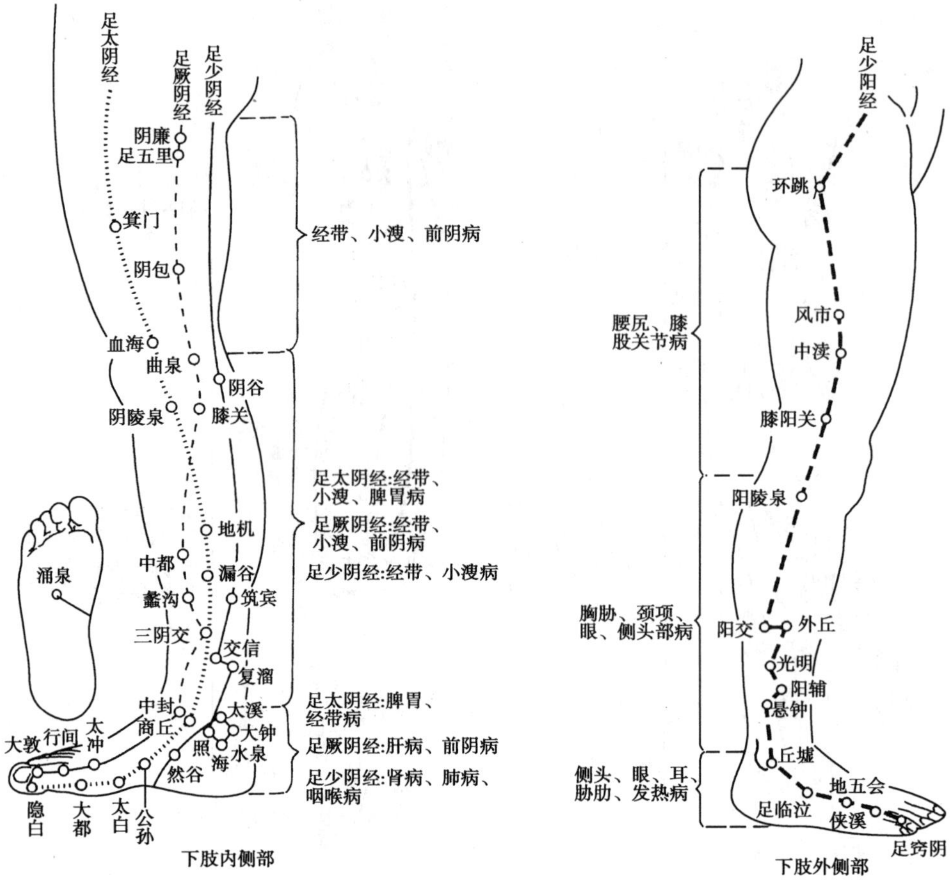

图 1-15 十四经腧穴主治分部图——下肢内外侧部

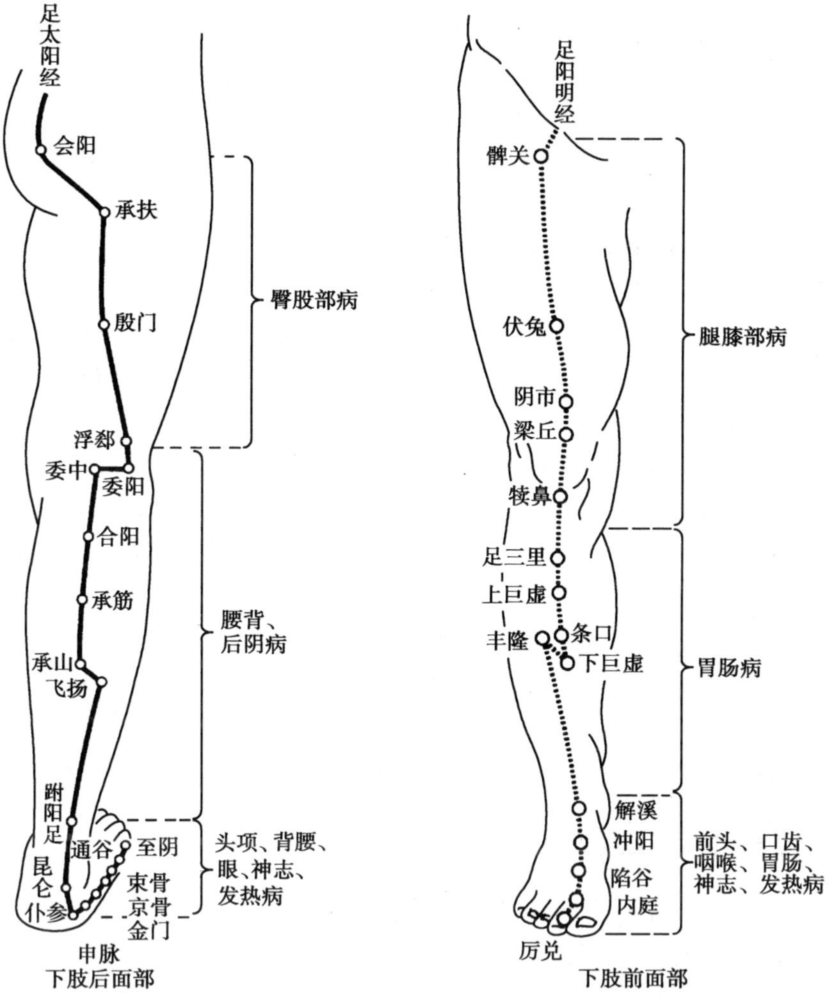

图 1-16 十四经腧穴主治分部图——下肢前后部

四、特定穴

指十四经中具有特殊治疗作用，并冠以特定名称的腧穴，称为特定穴。

它是历代医家经过数千年的临床实践经验，根据十四经穴在位置、穴性、主治作用等方面的相类似特点而对十四经中部分穴位再归类、再命名总结出来的。包括五输穴、原穴、络穴、俞穴、募穴、八会穴、八脉交会穴、郄穴、下合穴、交会穴，共有十大类。

1. 五输穴　十二经脉分布在肘膝关节以下的井、荥、输、经、合 5 个(类)腧穴，总称为五输穴。每经 5 穴，共计 60 个。

2. 原穴　脏腑原气经过与留止的腧穴，称为原穴，分布于腕、踝关节附近的本经上，又称“十二原”，共计 12 个。

3. 络穴　十五络脉在经脉分出的部位各有一个腧穴，称为络穴，共计 15 个。络穴的名称与本经络脉的名称相同。

4. 郄穴　经脉气血深聚之处的腧穴，称为郄穴，共计 16 个。

5. 下合穴　六腑之气下合于足三阳经的 6 个腧穴，称为下合穴，共计 6 个。

6. 八脉交会穴　奇经八脉与十二经脉之气相通的 8 个腧穴，称为八脉交会穴，又称“交经八穴”、“八脉八穴”、“流注八穴”。八脉交会穴均分布在手足腕踝关节上下，共计 8 个。

7. 背俞穴　五脏六腑之气输注于背腰部的腧穴，称为背俞穴，是以脏腑的名称为各自的背俞穴命名，如肺脏背俞穴，名肺俞。背俞穴分布在背腰部膀胱经第一侧线上，各脏腑的背俞穴与相应的脏腑位置基本相应而上下排列，共计 12 个。

8. 募穴　脏腑之气结聚于胸腹部的腧穴，称募穴，共计 12 个。

9. 八会穴　脏、腑、气、血、筋、脉、骨、髓八者精气会聚的腧穴，称为八会穴，共计 8 个。

10. 交会穴　两经或两经以上交会部位的腧穴，称交会穴，数目较多。

五、腧穴的定位方法

历代医家都非常重视腧穴的定位。《标幽赋》提出：“取五穴用一穴而必端，取三经用一经而可证”。说明取穴时应根据经脉、腧穴、左右、上下、前后关系互参，力求审慎，同时应掌握中医学中所称述的方位和部位名称，才能正确取准每一个穴位。中医对人体方位的描述是：人体自然直立，两手自然下垂，掌心向内，两足与肩同宽的站立姿势。

腧穴所处的位置各有一定的特点，不同穴位取穴可采用不同的方法，归纳起来有以下 4 种：

(一)骨度分寸定位法

是指以体表骨节为主要标志，设定尺寸，用以确定腧穴位置的方法。不论男女、老少、高矮、胖瘦，均可以按一定的骨度分寸在其自身测量。现代使用的骨度分寸折量法，是以《灵枢・骨度》记述的人体各部分寸为基础，结合历代医家实践，经过修改补充而来的，见表 1-11、图 1-17。

表 1-11　常用骨度分寸表

分部	部位起止点	常用骨度	度量法	说明
头部	前发际至后发际	12 寸	直寸	如前后发际不明，从眉心量至大椎穴作 18 寸。眉心至前发际 3 寸，大椎穴至后发际 3 寸
	耳后两完骨（乳突）之间	9 寸	横寸	用于量头后部的横寸
	前额两发角（头维）之间	9 寸	横寸	用于量头前部的横寸
胸腹部	天突至歧骨（胸剑联合）	9 寸	直寸	1. 胸部与胁肋部取穴直寸，一般根据肋骨计算，每一肋骨折作 1 寸 6 分 2."天突"指穴名的部位
	歧骨至脐中	8 寸	直寸	
	脐中至横骨上廉（耻骨联合上缘）	5 寸	直寸	
	两乳头之间	8 寸	横寸	胸腹部取穴的横寸，可根据两乳头之间的距离折量。女性可用左右缺盆穴之间的宽度来代替两乳头之间的横寸
背腰部	大椎以下至尾骶	21 椎	直寸	背部腧穴根据脊椎定穴。一般临床取穴，肩胛骨下角相当于第 7 胸椎棘突，髂嵴相当第 16 椎（第 4 腰椎）棘突
	两肩胛骨脊柱缘之间	6 寸	横寸	
上肢部	腋前纹头（腋前皱襞）至肘横纹（平肘尖）	9 寸	直寸	用于手三阴、手三阳经的骨度分寸
	肘横纹至腕横纹	12 寸	直寸	
侧胸部	腋以下至季胁	12 寸	直寸	"季胁"指第 11 肋端
侧腹部	季胁以下至髀枢	9 寸	直寸	"髀枢"指股骨大转子
下肢部	横骨上廉至内辅骨上廉（股骨内踝上缘）	18 寸	直寸	用于足三阴经的骨度分寸
	内辅骨下廉（胫骨内髁下缘）至内踝高点	13 寸	直寸	
	髀枢至膝中	19 寸	直寸	1. 用于足三阳经的骨度分寸 2."膝中"的水平线，前面相当于犊鼻穴，后面相当于委中穴
	臀横纹至膝中	14 寸	直寸	
	膝中至外踝高点	16 寸	直寸	
	外踝高点至足底	3 寸	直寸	

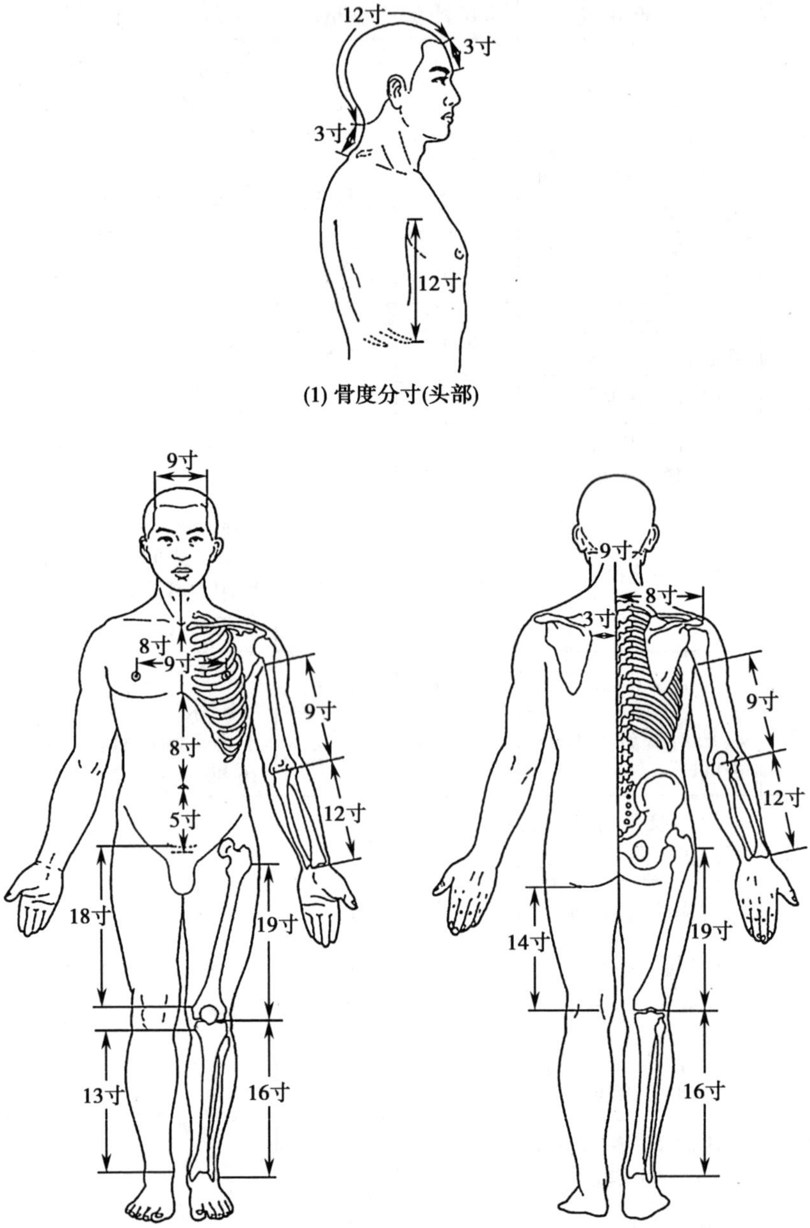

(1) 骨度分寸(头部)

(2) 骨度分寸(正面)　　(3) 骨度分寸(背面)

图 1-17　常用骨度分寸示意图

(二)体表解剖标志定位法

是指以人体体表解剖学的各种体表标志为依据来确定腧穴位置的方法，可分为固定标志法和活动标志法两种。

1. 固定标志法　指各部由骨骼和肌肉所形成的凸起和凹陷、五官轮廓、头发边际、指(趾)甲、乳头、脐窝等标志定取腧穴位置的方法。如神阙穴在腹中部,脐中央;乳中穴在胸部,当第 4 肋间隙,乳头中央,距前正中线 4 寸;承泣穴在面部,瞳孔直下,当眼球与眶下缘之间;商阳穴在手食指末节桡侧,距指甲角 0.1 寸。

2. 活动标志法　指运用人体各部的关节、肌肉、肌腱、皮肤随着活动而出现的空隙、凹陷、皱纹、尖端等标志来定取腧穴位置的方法。如肩髃穴在肩部,三角肌上,臂外展,或向前平伸时,当肩峰前下方凹陷处;肩髎穴在肩部,肩髃后方,当臂外展时,于肩峰后下方呈现凹陷处;天井穴在臂外侧,屈肘时,当肘尖直上 1 寸凹陷处。

(三)手指同身寸定位法

手指同身寸是指以患者本人手指的某些部位折作一定分寸,用以比量腧穴位置而定取穴位的方法,习称“同身寸”,若医生手与患者手大小、长短一致者,可用医生的手量取。

1. 中指同身寸　是以患者中指中节桡侧两端纹头间的距离作为 1 寸。此方法可用于四肢部腧穴纵向比量及背、腰、骶部腧穴的横向比量(图 1-18)。

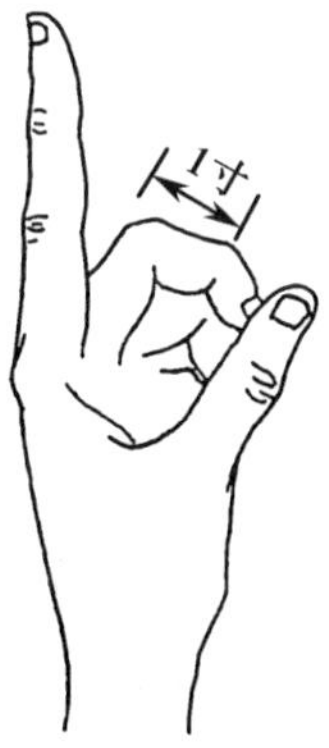

图 1-18　中指同身寸法

2. 拇指同身寸　是以患者拇指的指间关节的宽度作为 1 寸。此方法可用于四肢的直寸比量(图 1-19)。

3. 一夫法　又称横指同身寸。是令患者将食指、中指、无名指及小指 4 指相并,以中指中节横纹为标准,4 指宽度作为 3 寸。此方法可用于下肢、上肢的直寸定穴,背部的横寸定穴(图 1-20)。

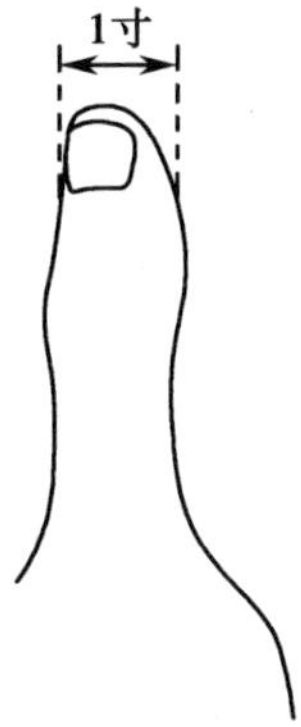

图 1-19　拇指同身寸法

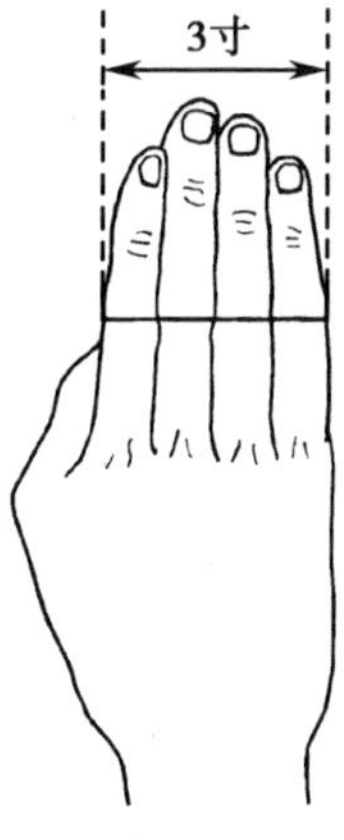

图 1-20　横指同身寸法

以上手指同身寸取穴法是建立在解剖标志法及骨度分部折寸法基础上的。一般在某一个部位用一次便能取定穴位时，准确度较高；但若在一个部位连续量2次以上才能定取某个穴位的，则误差较大，一般用骨度分寸定位法最好。

（四）简便取穴法

简便取穴法是临床上常用的一种简便易行的取穴法，又称“经验取穴法”。例如患者两手臂自然下垂站立，于股外侧中指尖到达处就是风市穴；两耳尖直上连线中点取百会穴；手半握拳，以中指的指尖切压在掌心的第二横纹上取劳宫穴等。

第二章　经络腧穴各论

第一节　十二经脉

手太阴肺经

一、经脉循行

(一)原文

《灵枢·经脉》:起于中焦,下络大肠,还循胃口,上膈属肺,从肺系横出腋下,下循臑内,行少阴心主之前,下肘中,循臂内上骨下廉,入寸口,上鱼,循鱼际,出大指之端;其支者,从腕后直出次指内廉,出其端。(图 2-1)

注释:胃口:胃之上口,贲门部。

肺系:肺与咽喉相连系的部位。

上骨:指桡骨。

臑:音同闹,指上臂。

联络脏腑:肺、大肠、中焦。

经过的器官:肺系、膈。

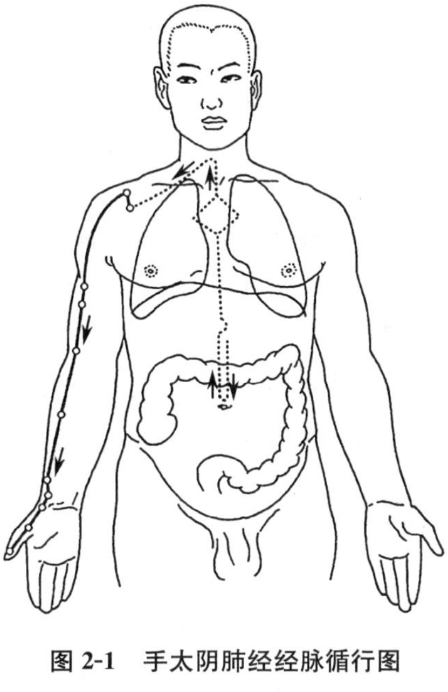

图 2-1　手太阴肺经经脉循行图

(二)循行路线简示

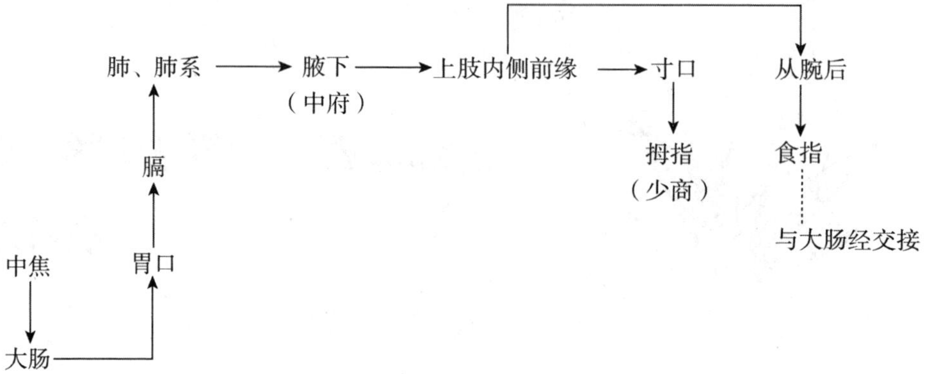

二、病候、主治

(一)病候

《灵枢·经脉》:是动则病:肺胀满,膨膨而喘咳,缺盆中痛,甚则交两手而瞀,此为臂厥。是主肺所生病者:咳,上气,喘喝,烦心,胸满,臑臂内前廉痛厥,掌中热。气盛有余,则肩背痛,风寒汗出中风,小便数而欠;气虚,则肩背痛、寒,少气不足以息,溺色变。

(二)主治概要

1. 胸、肺疾患,如咳、喘、咯血。
2. 咽喉病。
3. 经脉循行经过部位的其他病证,如前臂内侧前缘痛。

三、歌诀

一手太阴是肺经,起于中府少商停,
胸肺疾患咳嗽喘,循行发热喉咙病。

四、腧穴

(一)胸部穴(中府、云门)

主治:肺、局部病证。

定位关键词:胸前壁的外上方。

1. 中府(LU 1)　肺之募穴

【定位】在胸前壁的外上方,云门下 1 寸,平第 1 肋间隙,距前正中线 6 寸。

【主治】

┌胸肺疾患：咳嗽，气喘，胸痛；
└肩背痛。

【配伍】配肺俞，治疗肺部疾患。

【刺灸法】向外斜刺 0.5～0.8 寸；可灸。不可向内侧深刺，以免伤及肺脏。

2. 云门(LU 2)

【定位】在胸前壁的外上方，肩胛骨喙突上方，锁骨下窝凹陷处，距前正中线 6 寸。

【主治】

┌胸肺疾患：咳嗽，气喘，胸中烦满，胸痛；
└肩臂痛。

【刺灸法】向外斜刺 0.5～0.8 寸；可灸。不可向内深刺，防止伤及肺脏。

(二)肩臂部穴(天府、侠白)

主治：局部病。

定位关键词：肱二头肌桡侧缘。

3. 天府(LU 3)

【定位】在臂内侧面，肱二头肌桡侧缘，腋前纹头下 3 寸处。

【主治】

┌胸肺疾患：气喘，鼻衄；
└上臂内侧痛。

【刺灸法】直刺 0.3～0.5 寸；可灸。

4. 侠白(LU 4)

【定位】在臂内侧面，肱二头肌桡侧缘，腋前纹头下 4 寸，或肘横纹上 5 寸处。

【主治】

┌胸肺疾患：咳嗽，胸闷烦满；
└上臂内侧痛。

【刺灸法】直刺 0.5～0.8 寸；可灸。

(三)前臂部穴(尺泽、孔最、列缺、经渠、太渊)

主治：肺系疾患；各具特点。

定位关键词：肱二头肌、前臂掌面桡侧、桡骨茎突、桡动脉。

5. 尺泽(LU 5)　合穴

【定位】在肘横纹中，肱二头肌腱桡侧凹陷处。

【主治】

- 胸肺疾患：咳嗽，气喘，咯血，胸部胀满，咽喉肿痛；
- 急性吐泻；
- 小儿惊风；
- 肘臂挛痛。

【配伍】

配
- 列缺、中府，治疗咳嗽，气喘。
- 委中，治疗急性吐泻。

【刺灸法】直刺 0.5～0.8 寸，或点刺出血；可灸。

6. 孔最（LU 6）　郄穴

【定位】在前臂掌面桡侧，当尺泽与太渊连线上，腕横纹上 7 寸。

【主治】

- 肺系疾患：咳嗽、气喘、咯血、咽喉肿痛；
- 痔疮；
- 前臂痛。

【配伍】

配
- 中府，治疗咯血。
- 鱼际，治疗咽喉肿痛。
- 二白，治疗痔疮。

【刺灸法】直刺 0.5～0.8 寸；可灸。

7. 列缺（LU 7）　络穴；八脉交会穴，通于任脉

【定位】桡骨茎突上方，腕横纹上 1.5 寸，当肱桡肌与拇长展肌腱之间。简便取法：两手虎口自然平直交叉，一手食指按在另一手桡骨茎突上，食指尖下凹陷中是穴。

【主治】

- 肺系疾患：咳嗽、气喘、咯血、咽喉肿痛；
- 头项部疾患：口眼歪斜、偏头痛、项部强痛、牙痛；
- 半身不遂；
- 小便不利；月经不调。

【配伍】

配
- 照海，治疗咽部病证。
- 合谷，治疗外感病。
- 迎香，治疗鼻病。
- 后溪，治疗头项强痛。

【刺灸法】向上或向下斜刺或平刺 0.3～0.8 寸；可灸。

8. 经渠(LU 8)　经穴

【定位】在前臂掌面桡侧,桡骨茎突与桡动脉之间凹陷处,腕横纹上 1 寸。

【主治】肺系疾患:咳嗽,气喘,发热,胸痛,咽喉肿痛。

【刺灸法】直刺 0.2～0.3 寸,可灸。

9. 太渊(LU 9)　输穴;原穴;八会穴之脉会穴

【定位】在腕掌侧横纹桡侧,桡动脉搏动处。

【主治】

- 肺系疾患:咳嗽、气喘、咳血、咽喉肿痛;
- 无脉症;
- 手腕痛。

【配伍】

配
- 肺俞,治疗咳嗽。
- 人迎,治疗颈动脉炎。

【刺灸法】避开桡动脉,直刺 0.3～0.5 寸;可灸。

(四)手部穴(鱼际、少商)

主治:咽喉病、热病。

定位关键词:赤白肉际、指甲角。

10. 鱼际(LU 10)　荥穴

【定位】在手拇指本节(第 1 掌指关节)后凹陷中处,约当第 1 掌骨中点桡侧,赤白肉际处。

【主治】

- 肺系疾患:咳嗽,气喘,咳血,咽喉肿痛,失音;
- 乳痈;
- 掌中热。

【配伍】配列缺、少商,治疗咽喉肿痛。

【刺灸法】直刺 0.5～0.8 寸;可灸。

11. 少商(LU 11)　井穴

【定位】在拇指末节桡侧,距指甲角 0.1 寸。

【主治】

- 肺系疾患:咽喉肿痛,咳嗽,鼻衄;
- 神志病:中风昏迷,癫狂,小儿惊风;
- 热病:中暑呕吐。

【配伍】

配
- 十宣,治疗中风昏迷。
- 鱼际,治疗咽喉肿痛。

【刺灸法】直刺0.1～1.0寸，或向腕平刺0.2～0.3寸，或用三棱针点刺出血；可灸。

手阳明大肠经

一、经脉循行

(一)原文

《灵枢·经脉》：大肠手阳明之脉，起于大指次指之端，循指上廉，出合谷两骨之间，上入两筋之中，循臂上廉，入肘外廉，上臑外前廉，上肩，出髃骨之前廉，上出于柱骨之会上，下入缺盆络肺，下膈属大肠；其支者，从缺盆上颈贯颊，入下齿中，还出挟口，交人中，左之右，右之左，上挟鼻孔。(图2-2)

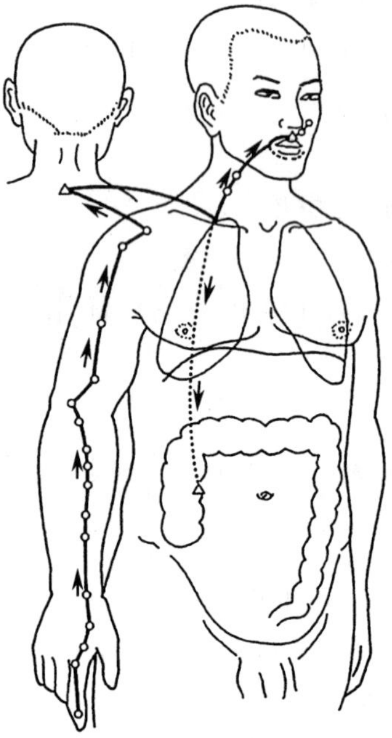

图2-2　手阳明大肠经经脉循行图

注释：大指次指：大指侧的次指，即第2指，又称食指。

指上廉：食指的桡侧边。

合谷两骨：指第1、第2掌骨。

两筋：指拇长伸肌腱与拇短伸肌腱。

髃骨：肩胛骨肩峰部。

柱骨之会：柱骨，指颈椎，或指锁骨；会，指大椎或天鼎穴。

缺盆：指锁骨上窝部。

交人中：交指左右交叉。

联络脏腑：大肠、肺。

经过的器官：口、下齿、鼻、膈。

（二）循行路线简示

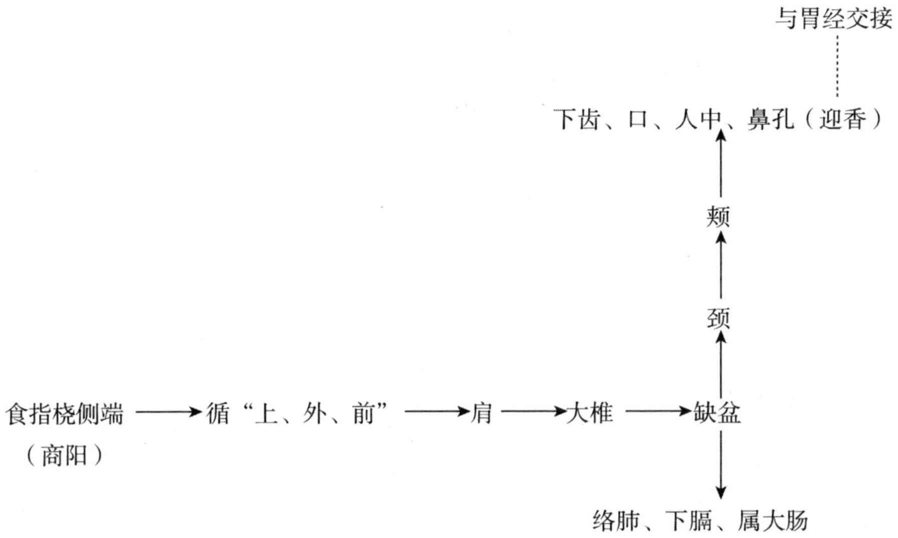

二、病候、主治

（一）病候

《灵枢·经脉》：是动则病齿痛颈肿。是主津所生病者，目黄，口干，鼽衄，喉痹，肩前臑痛，大指次指痛不用。气有余，则当脉所过者热肿，虚则寒栗不复。

（二）主治概要

1. 头面、五官病、咽喉病。
2. 热病。
3. 皮肤病。
4. 肠胃病。
5. 神志病。
6. 经脉循行部位的其他病证。

三、歌诀

二手阳明属大肠，起于商阳止迎香。
头面眼鼻口齿喉，腹痛泄秘热病良。

四、腧穴

(一)手部穴(商阳、二间、三间、合谷、阳溪)

主治：五官病、热病、局部病证。

定位关键词：指甲角、本节、第1、2掌骨间、拇短伸肌腱与拇长伸肌腱。

1. 商阳(LI 1)　井穴

【定位】在手食指末节桡侧，距指甲角0.1寸(指寸)。

【主治】

- 头面部疾患：喉痹，颔肿，口干，齿痛，耳聋，耳鸣；
- 神志疾患：中风昏迷、癫狂、小儿惊风；
- 本经脉所过部位的疾患：肩、臂肿痛，食指麻木。

【配伍】

配
- 少商、中冲，治疗中暑。
- 合谷、少商，治疗咽喉肿痛。

【刺灸法】向上斜刺0.2～0.3寸，或点刺出血；可灸。

2. 二间(LI 2)　荥穴

【定位】微握拳，在手食指本节(第2掌指关节)前，桡侧凹陷处。

【主治】

- 头面疾患：喉痹，颔肿，鼽衄，目痛，目黄，齿痛口干，口眼歪斜；
- 本经脉所过部位的疾患：食指屈伸不利，疼痛，肩背痛振寒。

【刺灸法】直刺0.2～0.3寸；可灸。

3. 三间(LI 3)　输穴

【定位】微握拳，在手食指本节(第2掌指关节)后，桡侧凹陷处。

【主治】

- 头面部疾患：目眦急痛，齿龋痛，舌卷不能言，咽喉肿痛；
- 胸腹部疾患：身热胸闷，气喘，腹满肠鸣，洞泄，下痢脓血；
- 本经脉所过部位的疾患：手背、手指肿痛。

【刺灸法】直刺0.3～0.5寸；可灸。

4. 合谷(LI 4)　原穴

【定位】在手背，第1、2掌骨间，当第2掌骨桡侧的中点处。

【主治】

- 外感疾患：热病无汗，汗出伤风，咳嗽哮喘，痄腮，喉痹；
- 头面五官疾患：头痛目眩，鼻塞鼻衄，鼻渊，耳聋耳鸣，目赤肿痛，眼睑下垂，牙痛，龋肿，咽喉肿痛，口疮，口噤，口眼歪斜，舌痛；
- 胃肠疾患：胃腹痛，便秘，痢疾；
- 各种疼痛，尤其是上半身疼痛；
- 妇人疾患：月经不调，痛经，经闭，滞产，胎衣不下，恶露不止，乳少；
- 本经脉所过部位的疾患：指挛，手指屈伸不利，臂痛，上肢不遂；
- 其他：瘾疹，皮肤瘙痒。

【配伍】

配
- 风池、大椎，治疗皮肤瘙痒，荨麻疹，疔疮，疟疾。
- 三阴交，治疗月经不调，痛经，经闭，滞产。
- 攒竹、太阳，治疗伤寒头痛。
- 太冲，治疗癫狂，头痛，眩晕，高血压。
- 丰隆、解溪、风池，治疗头风眩晕。
- 复溜，治疗汗症。
- 人中，治疗唇吻不收。
- 光明，治疗眼疾。

【刺灸法】直刺 0.5～0.8 寸；可灸。

5. 阳溪(LI 5)　经穴

【定位】在腕背横纹桡侧，手拇指向上翘起时，当拇短伸肌腱与拇长伸肌腱之间的凹陷中。

【主治】

- 头面五官疾患：目赤肿痛，耳聋，耳鸣，鼽衄，齿痛，咽喉肿痛；
- 神志病：热病心烦，癫狂，痫证，狂言，善笑；
- 本经脉所过部位的疾患：手腕痛，五指拘急。

【配伍】

配
- 阳谷，治疗目赤肿痛。
- 列缺，治疗腕腱鞘病。

【刺灸法】直刺 0.3～0.5 寸；可灸。

(二)前臂部穴(偏历、温溜、下廉、上廉、手三里、曲池)

主治：头面、五官病、胃肠病、局部病证、经脉循行所过部位病证。

定位关键词：阳溪及曲池连线、肘横纹。

6. 偏历(LI 6)　络穴

【定位】屈肘，在前臂背面桡侧，当阳溪与曲池连线上，腕横纹上 3 寸。

【主治】

- 五官疾患：耳聋，耳鸣，鼻衄，目视不明，口僻，喉痹，咽干，颊肿；
- 胃肠疾患：肠鸣腹痛，腹水；
- 本经脉所过部位的疾患：肩、臂、肘、腕痛；
- 其他：水臌，小便不利，风疾汗不出。

【配伍】

配
- 太渊，治疗感冒，头痛，咽喉痛。
- 合谷、曲池、支沟，主治肩臂疼痛。

【刺灸法】斜刺 0.3～0.5 寸；可灸。

7. 温溜(LI 7)　郄穴

【定位】屈肘，在前臂背面桡侧，当阳溪与曲池连线上，腕横纹上 5 寸。

【主治】

- 外感疾患：寒热头痛，伤寒身热，疟疾；
- 头面五官疾患：面赤肿，口舌痛，齿龋痛，咽肿，喉痹，舌肿；
- 本经脉所过部位的疾患：肩背痛，上肢不遂，腕臂痛，肠鸣腹痛。

【配伍】

配
- 曲池，治疗喉痹不能言。
- 足三里、上巨虚，治疗肠鸣，腹泻，腹痛。

【刺灸法】直刺 0.5～0.8 寸；可灸。

8. 下廉(LI 8)

【定位】在前臂背面桡侧，当阳溪与曲池连线上，肘横纹下 4 寸。

【主治】腹痛，肠鸣，肘臂痛，上肢不遂。

【刺灸法】直刺 0.5～0.8 寸；可灸。

9. 上廉(LI 9)

【定位】在前臂背面桡侧，当阳溪与曲池连线上，肘横纹下 3 寸。

【主治】

- 肩臂酸痛，上肢不遂，手臂麻木；
- 肠鸣，腹痛。

【刺灸法】直刺 0.5～0.8 寸；可灸。

10. 手三里(LI 10)

【定位】在前臂背面桡侧，当阳溪与曲池连线上，肘横纹下 2 寸。

【主治】上肢不遂，肩背疼痛。

【刺灸法】直刺 0.5～0.8 寸；可灸。

11. 曲池(LI 11)　合穴

【定位】在肘横纹外侧端，屈肘，当尺泽与肱骨外上髁连线中点。

【主治】

- 外感疾患:咽喉肿痛,咳嗽,气喘,热病;
- 胃肠疾患:腹痛,吐泻,痢疾,肠痈,便秘;
- 头面疾患:齿痛,目赤痛,目不明;
- 皮肤病:疮,疥,瘾疹,丹毒;
- 神志疾患:心中烦满,癫狂,善惊,头痛;
- 本经脉所过部位的疾患:手臂肿痛,上肢不遂,手肘肩无力。

【配伍】

配
- 合谷,治疗头面耳目口鼻病。
- 尺泽,治疗两手拘挛,动作艰难。
- 合谷、肩髃,治疗两手酸痛难执物。
- 合谷、外关、大椎,治疗感冒发热,咽喉炎,扁桃体炎,目赤。
- 血海、委中、膈俞,治疗丹毒,荨麻疹。

【刺灸法】直刺 0.8～1.2 寸;可灸。

(三)上臂部穴(肘髎、手五里、臂臑)

主治:局部病证、瘰疬。

定位关键词:臂外侧,曲池与肩髃连线上。

12. 肘髎(LI 12)

【定位】在臂外侧,屈肘,曲池上方 1 寸,当肱骨边缘处。

【主治】肘臂酸痛、麻木、挛急。

【刺灸法】直刺 0.5～0.8 寸;可灸。

13. 手五里(LI 13)

【定位】在臂外侧,当曲池与肩髃连线上,曲池上 3 寸处。

【主治】

- 肘臂挛痛;
- 瘰疬。

【刺灸法】直刺 0.5～0.8 寸;可灸。

14. 臂臑(LI 14)

【定位】在臂外侧,三角肌止点处,当曲池与肩髃连线上,曲池上 7 寸。

【主治】

- 肩臂痛,颈项拘急;
- 瘰疬。

【刺灸法】直刺 0.5～1 寸,或斜刺 0.8～1.2 寸;可灸。

(四)肩部穴(肩髃、巨骨)

主治:局部病证。

定位关键词：肩峰。

15. 肩髃(LI 15)

【定位】在肩部，三角肌上，臂外展，或向前平伸时，当肩峰前下方凹陷处。

【主治】

- 上肢疾患：肩臂痛，手臂挛急，肩中热，半身不遂，上肢瘫痪；
- 其他：瘰疬诸瘿，风热瘾疹。

【配伍】

配
- 曲池、列缺、尺泽、支沟、中渚，治疗臂细无力。
- 阳溪，治疗瘾风热极。
- 肩髎、肩贞、臑俞，治疗肩关节周围炎。
- 曲池、手三里、合谷，治疗肩臂痿痹。

【刺灸法】直刺0.5～0.8寸；可灸。

16. 巨骨(LI 16)

【定位】在肩上部，当锁骨肩峰端与肩胛冈之间凹陷处。

【主治】肩臂疼痛，抬举不利，肩背痛。

【刺灸法】直刺0.4～0.6寸，不可深刺，以免刺入胸腔造成气胸；可灸。

(五)颈部穴(天鼎、扶突)

主治：局部病证。

定位关键词：胸锁乳突肌。

17. 天鼎(LI 17)

【定位】在颈外侧部，胸锁乳突肌后缘，当结喉旁，扶突穴与缺盆穴连线中点。

【主治】暴喑，咽喉肿痛，瘰疬，气瘿。

【刺灸法】直刺0.3～0.5寸；可灸。

18. 扶突(LI 18)

【定位】在颈外侧部，结喉旁，当胸锁乳突肌的前、后缘之间。

【主治】咳嗽，气喘，咽喉肿痛，暴喑，瘰疬，气瘿。

【刺灸法】直刺0.5～0.8寸；可灸。

(六)面部穴(口禾髎、迎香)

主治：局部病证。

定位关键词：鼻孔外缘直下、鼻唇沟。

19. 口禾髎(LI 19)

【定位】在上唇部，鼻孔外缘直下，平水沟穴。

【主治】鼻塞，鼻衄，口㖞。

【刺灸法】直刺0.3～0.5寸；禁灸。

20. 迎香（LI 20）

【定位】在鼻翼外缘中点旁，当鼻唇沟中。

【主治】

- 鼻部疾患：鼻塞，不闻香臭，鼻衄，鼻渊；
- 面部疾患：面痒，面浮肿，面瘫，面肌抽搐；
- 其他：胆道蛔虫症。

【配伍】

配
- 合谷，治疗面痒肿。
- 印堂、合谷，治疗急慢性鼻炎。
- 四白、地仓、阳白，治疗面瘫，面肌抽搐。
- 阳陵泉、丘墟，治疗胆道蛔虫症。

【刺灸法】直刺0.1～0.2寸，或斜刺0.3～0.5寸；不宜灸。

足阳明胃经

一、经脉循行

（一）原文

《灵枢·经脉》：胃足阳明之脉，起于鼻，交頞中，旁纳太阳之脉，下循鼻外，入上齿中，还出挟口环唇，下交承浆，却循颐后下廉，出大迎，循颊车，上耳前，过客主人，循发际，至额颅；其支者，从大迎前下人迎，循喉咙，入缺盆，下膈属胃络脾；其直者，从缺盆下乳内廉，下挟脐，入气街中；其支者，起于胃口，下循腹里，下至气街中而合，以下髀关，抵伏兔，下膝髌中，下循胫外廉，下足跗，入中指内间；其支者，下廉三寸而别，下入中指外间；其支者，别跗上，入大指间，出其端。（图2-3）

注释：頞：指鼻根凹陷处。

颐：下颌部。

承浆：颏唇沟部。

客主人：上关穴。

气街：腹股沟动脉部。

跗：足背部。

中指内间："指"通"趾"。内间，指中趾与次趾间。

大指间：大趾与次趾间。

联络脏腑：脾、胃、大肠、小肠。

经过的器官：鼻、目、口、上齿、乳房、膈。

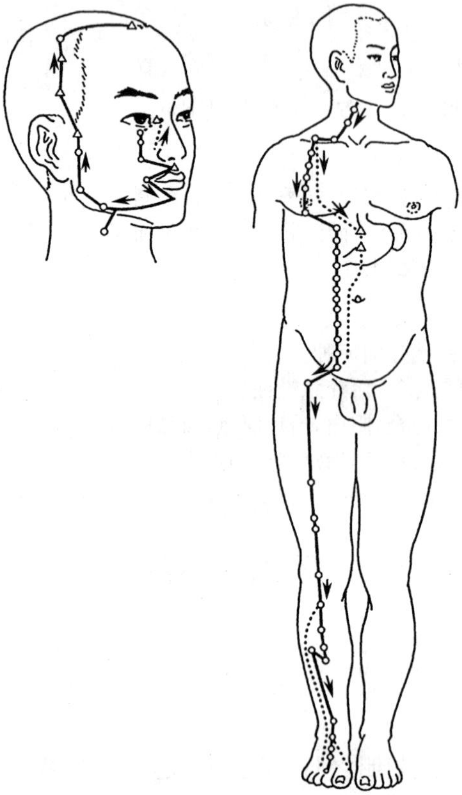

图 2-3　足阳明胃经经脉循行图

(二)循行路线简示

鼻外侧、目下 → 齿、口 → 颊 → 耳前 → 额（承泣）

颊 → 喉咙 → 缺盆

缺盆 → 胸 → 腹 → 气街（气冲）

缺盆 → 膈 → 胃、脾 → 气街（气冲）

气街（气冲）→ 下肢前外侧 → 足背

足背 → 第 3 趾

足背 → 第 2 趾(厉兑)

足背 → 大趾——与足太阴经交接

二、病候、主治

(一)病候

《灵枢·经脉》:是动则病洒洒振寒,善伸,数欠,颜黑,病至则恶人与火,闻木声则惕然而惊,心欲动,独闭户塞牖而处;甚则欲上高而歌,弃衣而走;贲响腹胀,是为骭厥。

是主血所生病者,狂疟温淫汗出,鼽衄,口喎唇胗,颈肿喉痹,大腹水肿,膝膑肿痛;循膺、乳、气街、股、伏兔、骭外廉、足跗上皆痛,中指不用。气盛则身以前皆热,其有余于胃,则消谷善饥,溺色黄;气不足则身以前皆寒栗,胃中寒则胀满。

(二)主治概要

1. 胃肠病。
2. 头面五官病,如目、鼻、口、齿痛。
3. 神志病。
4. 皮肤病。
5. 热病。
6. 经脉循行部位的其他病证。

三、歌诀

三足阳明是胃经,起于承泣历兑停。

治同大肠兼神志,身前诸疾得安宁。

四、腧穴

(一)头面部穴(承泣、四白、巨髎、地仓、大迎、颊车、下关、头维)

主治:头面病。

定位关键词:瞳孔直下,额角发际。

1. 承泣(ST 1)

【定位】在面部,瞳孔直下,当眼球与眶下缘之间。

【主治】一切目疾:眼睑瞤动,目赤肿痛,迎风流泪,夜盲;口眼㖞斜。

【刺灸法】紧靠眶下缘缓慢直刺 0.3～0.7 寸,不宜提插,以防刺破血管引起血肿;禁灸。

2. 四白(ST 2)

【定位】在面部,瞳孔直下,当眶下孔凹陷处。

【主治】局部病证：目赤痛痒，口眼㖞斜，眼睑瞤动，面痛。

【刺灸法】直刺 0.2～0.3 寸；可灸。

3. 巨髎(ST 3)

【定位】在面部，瞳孔直下，平鼻翼下缘处，当鼻唇沟外侧。

【主治】局部病证：口眼㖞斜，眼睑瞤动，鼻衄，齿痛，唇颊肿。

【刺灸法】直刺 0.3～0.6 寸；可灸。

4. 地仓(ST 4)

【定位】在面部，口角外侧，上直瞳孔。

【主治】面颊、口齿疾患：唇缓不收，口角㖞斜，流涎，齿痛颊肿，眼睑瞤动。

【配伍】

配
- 颊车，治疗口眼㖞斜。
- 合谷、内庭，治疗下齿痛颊肿。

【刺灸法】直刺 0.2 寸，或斜向颊车方向平刺 0.5～0.8 寸；可灸。

5. 大迎(ST 5)

【定位】在下颌角前方，咬肌附着部的前缘，当面动脉搏动处。

【主治】口眼㖞斜，牙关紧闭，颊肿，面痛，齿痛。

【刺灸法】直刺 0.2～0.3 寸，或斜向地仓方向刺；可灸。

6. 颊车(ST 6)

【定位】在面颊部，下颌角前上方约 1 横指(中指)，当咀嚼时咬肌隆起，按之凹陷处。

【主治】口眼㖞斜，齿痛，颊肿，面肿，痄腮，牙关紧闭。

【刺灸法】直刺 0.3～0.4 寸，或向地仓方向斜刺 0.5～0.7 寸；可灸。

7. 下关(ST 7)

【定位】在面部耳前方，当颧弓与下颌切迹所形成的凹陷中。

【主治】

- 面颊疾患：口眼歪斜，面疼；
- 口齿疾患：齿痛，牙关开合不利，口噤；
- 耳部疾患：耳聋，耳鸣，眩晕，中耳炎，聋哑。

【配伍】

配
- 阳溪、关冲、液门，治疗耳聋鸣。
- 大迎、翳风、完骨，治疗牙齿龋痛。
- 听宫、翳风、合谷，治疗颞颌关节炎。
- 合谷、内庭，治疗风火牙痛。

【刺灸法】直刺 0.3～0.5 寸；可灸。

8. 头维(ST 8)

【定位】在头侧部，当额角发际上 0.5 寸，头正中线旁 4.5 寸。

【主治】

- 头目疾患：偏正头痛，目眩，目痛，迎风流泪，视物不明，眼睑瞤动；
- 其他：呕吐，喘逆，心胸烦满。

【配伍】配风池、合谷，治疗外感头痛。

【刺灸法】针刺向下或向后，平刺 0.5～0.8 寸；不灸。

(二)颈部穴(人迎、水突、气舍、缺盆)

主治：咽喉病、局部病。

定位关键词：胸锁乳突肌。

9. 人迎(ST 9)

【定位】在颈部，结喉旁，当胸锁乳突肌的前缘，颈总动脉搏动处。

【主治】

- 胸肺疾患：胸满气逆，咳嗽喘息；
- 颈部疾患：咽喉肿痛，瘰疬，瘿气，饮食难下；
- 神志疾患：狂言，妄见妄闻。

【配伍】

配
- 天突、合谷、中封、内庭，治疗瘿气。
- 太冲、曲池、足三里，治疗高血压。

【刺灸法】避开动脉，直刺 0.2～0.4 寸。

10. 水突(ST 10)

【定位】在颈部，胸锁乳突肌的前缘，当人迎与气舍连线的中点。

【主治】咽喉肿痛，喘息，咳嗽。

【刺灸法】直刺 0.3～0.4 寸；可灸。

11. 气舍(ST 11)

【定位】在颈部，当锁骨内侧端的上缘，胸锁乳突肌的胸骨头与锁骨头之间。

【主治】咽喉肿痛，颈部强痛，喘息，呃逆，瘿瘤。

【刺灸法】直刺 0.3～0.4 寸；可灸。

12. 缺盆(ST 12)

【定位】在锁骨上窝中央，距前正中线 4 寸。

【主治】咳嗽，气喘，咽喉肿痛，缺盆中痛。

【刺灸法】直刺 0.2～0.4 寸；可灸。

(三)胸部穴(气户、库房、屋翳、膺窗、乳中、乳根)

主治：胸、肺病证。

定位关键词:肋间隙,距前正中线4寸。

13. 气户(ST 13)

【定位】在胸部,当锁骨中点下缘,距前正中线4寸。

【主治】胸部胀满,气喘,咳嗽,呃逆,胸胁痛。

【刺灸法】直刺0.2~0.4寸;可灸。

14. 库房(ST 14)

【定位】在胸部,当第1肋间隙,距前正中线4寸。

【主治】胸部胀痛,咳嗽。

【刺灸法】向内斜刺0.5~0.8寸;可灸。

15. 屋翳(ST 15)

【定位】在胸部,当第2肋间隙,距前正中线4寸。

【主治】胸胁胀痛,咳嗽,气喘,乳痈。

【刺灸法】直刺0.2~0.4寸,或向内斜刺0.5~0.8寸;可灸。

16. 膺窗(ST 16)

【定位】在胸部,当第3肋间隙,距前正中线4寸。

【主治】胸胁胀痛,咳嗽,气喘,乳痈。

【刺灸法】直刺0.2~0.4寸,或向内斜刺0.5~0.8寸;可灸。

17. 乳中(ST 17)

【定位】在胸部,当第4肋间隙,乳头中央,距前正中线4寸。

【刺灸法】不针不灸。

18. 乳根(ST 18)

【定位】在胸部,当乳头直下,乳房根部,第5肋间隙,距前正中线4寸。

【主治】胸痛,咳嗽,气喘,乳痈,乳汁少。

【刺灸法】斜刺0.5~0.8寸;可灸。

(四)上腹部穴(不容、承满、梁门、关门、太乙、滑肉门)

主治:胃病、神志病。

定位关键词:脐上,距前正中线2寸。

19. 不容(ST 19)

【定位】在上腹部,当脐中上6寸,距前正中线2寸。

【主治】腹胀,呕吐,胃痛,食欲不振。

【刺灸法】直刺0.5~0.8寸;可灸。

20. 承满(ST 20)

【定位】在上腹部,当脐中上5寸,距前正中线2寸。

【主治】胃痛，腹胀，呕吐，食欲不振。

【刺灸法】直刺 0.5～0.8 寸；可灸。

21. 梁门(ST 21)

【定位】在上腹部，当脐中上 4 寸，距前正中线 2 寸。

【主治】胃痛，呕吐，食欲不振，腹胀，泄泻。

【刺灸法】直刺 0.5～0.8 寸；可灸。

22. 关门(ST 22)

【定位】在上腹部，当脐中上 3 寸，距前正中线 2 寸。

【主治】腹胀，腹痛，食欲不振，肠鸣泄泻，水肿。

【刺灸法】直刺 0.8～1.2 寸；可灸。

23. 太乙(ST 23)

【定位】在上腹部，当脐中上 2 寸，距前正中线 2 寸。

【主治】胃痛，心烦，癫狂，消化不良。

【刺灸法】直刺 0.8～1.2 寸；可灸。

24. 滑肉门(ST 24)

【定位】在上腹部，当脐中上 1 寸，距前正中线 2 寸。

【主治】胃痛，呕吐；癫狂。

【刺灸法】直刺 0.8～1.2 寸；可灸。

(五)下腹部穴(天枢、外陵、大巨、水道、归来、气冲)

主治：妇科病证、前阴病证、腹部病证。

定位关键词：脐下、距前正中线 2 寸。

25. 天枢(ST 25)　大肠之募穴

【定位】在腹中部，距脐中 2 寸。

【主治】

- 肠胃疾患：呕吐，纳呆，食滞不化，腹胀肠鸣，绕脐切痛，赤白痢疾，便秘；
- 妇人疾患：月经不调，癥瘕积聚，崩漏带下，产后腹痛；
- 神志疾患：热甚狂言，癫痫，失眠多梦；
- 其他：头痛，眩晕，荨麻疹。

【配伍】

配
- 丰隆、厉兑、陷谷、冲阳，治疗头面浮肿。
- 上巨虚，治疗急性细菌性痢疾。
- 足三里，治疗小儿腹泻。
- 上巨虚、阑尾，治疗急性阑尾炎。
- 三阴交、太冲，治疗月经不调，痛经。

【刺灸法】直刺 0.8～1.2 寸;可灸。

26. 外陵(ST 26)

【定位】在下腹部,当脐中下 1 寸,距前正中线 2 寸。

【主治】腹痛,疝气,痛经。

【刺灸法】直刺 0.8～1.2 寸;可灸。

27. 大巨(ST 27)

【定位】在下腹部,当脐中下 2 寸,距前正中线 2 寸。

【主治】小腹胀满,小便不利,疝气,遗精,早泄。

【刺灸法】直刺 0.8～1.2 寸;可灸。

28. 水道(ST 28)

【定位】在下腹部,当脐中下 3 寸,距前正中线 2 寸。

【主治】小腹胀满,腹痛,小便不通,水肿,疝气,不孕。

【刺灸法】直刺 0.8～1.2 寸;可灸。

29. 归来(ST 29)

【定位】在下腹部,当脐中下 4 寸,距前正中线 2 寸。

【主治】腹痛,疝气,痛经,月经不调,闭经,白带,子宫脱垂。

【刺灸法】直刺 0.8～1.2 寸;可灸。

30. 气冲(ST 30)

【定位】在腹股沟稍上方,当脐中下 5 寸,距前正中线 2 寸。

【主治】腹痛肠鸣,疝气,外阴肿痛,阳痿,痛经,月经不调。

【刺灸法】直刺 0.8～1.2 寸。

(六)大腿部穴(髀关、伏兔、阴市、梁丘)

主治:下肢疾患。

定位关键词:髂前上棘与髌底外侧端的连线上。

31. 髀关(ST 31)

【定位】在大腿前面,当髂前上棘与髌底外侧端的连线上,屈股时,平会阴,居缝匠肌外侧凹陷处。

【主治】下肢痿痹,股痛,屈伸不利。

【刺灸法】直刺 0.6～1.2 寸;可灸。

32. 伏兔(ST 32)

【定位】在大腿前面,当髂前上棘与髌底外侧端的连线上,髌底上 6 寸。

【主治】腰胯痛,膝冷,下肢麻痹,脚气。

【刺灸法】直刺 0.6～1.2 寸；可灸。

33. 阴市（ST 33）

【定位】在大腿前面，当髂前上棘与髌底外侧端的连线上，髌底上 3 寸。

【主治】腿膝麻痹，酸痛，屈伸不利，下肢不遂。

【刺灸法】直刺 0.5～1 寸；可灸。

34. 梁丘（ST 34）　郄穴

【定位】屈膝，在大腿前面，当髂前上棘与髌底外侧端的连线上，髌底上 2 寸。

【主治】

- 脾胃疾患：胃脘剧痛，肠鸣泄泻；
- 本经脉所过部位的疾患：膝脚腰痛，冷痹不仁；
- 乳痛。

【配伍】

配
- 曲泉、阳关，治疗筋挛，膝不得屈伸，不可以行。
- 犊鼻、阳陵泉、阴陵泉，治疗膝关节痛。
- 膻中、乳根、太冲，治疗乳痈。

【刺灸法】直刺 0.5～0.8 寸；可灸。

（七）小腿部穴（犊鼻、足三里、上巨虚、条口、下巨虚、丰隆）

主治：胃肠病、神志病、下肢病证。

定位关键词：小腿前外侧，胫骨前缘。

35. 犊鼻（ST 35）

【定位】屈膝，在膝部，髌骨与髌韧带外侧凹陷中。

【主治】膝痛，麻木，屈伸不利，脚气。

【刺灸法】稍向髌韧带内方斜刺 0.5～1.2 寸；可灸。

36. 足三里（ST 36）　合穴；胃下合穴

【定位】在小腿前外侧，当犊鼻下 3 寸，距胫骨前缘 1 横指。

【主治】

- 胃腹疾患：胃痛，呕吐，腹胀，肠鸣，消化不良，泄泻，便秘，痢疾，霍乱；
- 心神疾患：心烦，心悸气短，不寐，癫狂，妄笑；
- 胸肺疾患：喘咳痰多，喘息，虚劳，咯血；
- 妇科疾患：乳痈，妇人血晕，妊娠恶阻，赤白带下，痛经，产后腰痛，脏躁；
- 本经脉所过部位的疾患：膝胫酸痛，下肢不遂，脚气；
- 其他：水肿，头晕，鼻疾，耳鸣，眼目诸疾，五劳七伤。小便不利，遗尿。

【配伍】

配
- 中脘、内关，治疗胃腑病证。
- 梁丘、期门、内关、肩井，治疗乳痈。
- 绝骨，治疗中风先兆。
- 至阴、合谷、三阴交、曲骨，治疗不孕。
- 脾俞、气海、肾俞，治疗脾虚慢性腹泻。
- 关元、三阴交，治疗虚劳。

【刺灸法】直刺 0.5～1.5 寸；可灸。

37. 上巨虚(ST 37)　大肠下合穴

【定位】在小腿前外侧，当犊鼻下 6 寸，距胫骨前缘 1 横指。

【主治】

- 胃肠疾患：饮食不化，肠中切痛，痢疾，泄泻，便秘，腹胀，肠鸣，肠痛；
- 本经脉所过部位的疾患：脚胫酸痛，臁疮。

【配伍】

配
- 天枢，治疗细菌性痢疾。
- 大肠俞，治疗水泻。
- 支沟，治疗便秘。

【刺灸法】直刺 0.5～1.2 寸；可灸。

38. 条口(ST 38)

【定位】在小腿前外侧，当犊鼻下 8 寸，距胫骨前缘 1 横指。

【主治】膝胫麻木、酸痛，足缓不收，肩痛不举，脘腹疼痛。

【刺灸法】直刺 0.5～0.9 寸；可灸。

39. 下巨虚(ST 39)　小肠下合穴

【定位】在小腿前外侧，当犊鼻下 9 寸，距胫骨前缘 1 横指。

【主治】

- 肠胃疾患：肠鸣腹痛，泄利脓血，消谷善饥；
- 本经脉所过部位的疾患：流涎，喉痹，寒湿脚气，胫肿，足痿，足跟痛，乳痈，小便黄，腰脊痛引睾丸。

【配伍】

配
- 幽门、太白，治疗泄痢脓血。
- 天枢，治疗泄泻。

【刺灸法】直刺 0.5～0.9 寸；可灸。

40. 丰隆(ST 40)　络穴

【定位】在小腿前外侧，当外踝尖上 8 寸，条口外，距胫骨前缘 2 横指(中指)。

【主治】

- 脾胃疾患：呃逆，呕吐，痰涎，反胃，胃痛，大小便难；
- 神志疾患：癫狂，善笑，痫证，多寐，脏躁，梅核气；
- 心胸肺疾患：心悸，胸痹，咳逆，哮喘，舌喑，喉喑；
- 本经脉所过部位的疾患：下肢酸痛，痿痹；
- 其他：头痛，头晕，咽喉肿痛。

【配伍】

配
- 丘墟，治疗胸痛如刺。
- 复溜，治疗四肢肿。
- 肺俞，治疗痰嗽。
- 冲阳，治疗狂妄行走，登高而歌，弃衣而走。
- 照海、陶道，治疗癫痫。

【刺灸法】直刺 0.5～1.2 寸；可灸。

（八）足部穴（解溪、冲阳、陷谷、内庭、厉兑）

主治：头面五官疾患、胃肠病、神志病、热病。

定位关键词：拇长伸肌腱与趾长伸肌腱之间，第 2、3 趾间。

41. 解溪（ST 41）　经穴

【定位】在足背与小腿交界处的横纹中央凹陷中，当拇长伸肌腱与趾长伸肌腱之间。

【主治】

- 头面疾患：头面浮肿，面赤目赤，头痛，眩晕，眉棱骨痛；
- 胃肠疾患：腹胀，便秘；
- 神志疾患：癫疾，胃热，谵语；
- 本经脉所过部位的疾患：下肢痿痹。

【配伍】

配
- 条口、丘墟、太白，治疗膝股肿。
- 承光，主治目眩头痛。
- 商丘、丘墟、昆仑、太溪，治疗踝部痛。

【刺灸法】直刺 0.4～0.6 寸；可灸。

42. 冲阳（ST 42）　原穴

【定位】在足背最高处，当拇长伸肌腱与趾长肌腱之间，足背动脉搏动处。

【主治】

- 头面疾患：头重，头痛，口眼㖞斜，齿痛，颊肿；
- 脾胃疾患：呕吐，腹坚，胃脘痛，不嗜食；
- 神志疾患：善惊，狂疾，癫痫；
- 本经脉所过部位的疾患：足痿，足缓不收，足背红肿。

【刺灸法】避开动脉，直刺 0.2～0.3 寸；可灸。

43. 陷谷（ST 43）　输穴

【定位】在足背，当第 2、3 跖骨结合部前方凹陷处。

【主治】

- 胃肠疾患：肠鸣腹痛，胸胁支满；
- 其他：面目浮肿，水肿；
- 本经脉所过部位的疾患：足背肿痛。

【配伍】

配
- 列缺，治疗面目痈肿。
- 内庭、太冲，治疗足跗肿。

【刺灸法】直刺 0.3～0.5 寸；可灸。

44. 内庭（ST 44）　荥穴

【定位】在足背，当第 2、3 趾间，趾蹼缘后方赤白肉际处。

【主治】

- 胃肠疾患：腹痛，腹胀，泄泻，痢疾；
- 头面疾患：齿痛，头面痛，喉痹，鼻衄；
- 热病：壮热不退；
- 神志疾患：心烦，失眠多梦，狂证；
- 本经脉所过部位的疾患：足背肿痛，趾跖关节痛。

【配伍】

配
- 合谷，治疗牙龈肿痛。
- 上星、太阳、头维，治疗头痛，目赤肿痛。

【刺灸法】直刺或斜刺 0.3～0.5 寸；可灸。

45. 厉兑（ST 45）　井穴

【定位】在足第 2 趾末节外侧，距趾甲角 0.1 寸（指寸）。

【主治】

- 头面疾患：面肿，齿痛，鼻衄，鼻流黄涕；
- 神志疾患：梦魇，癫狂；
- 胃肠疾患：胸腹胀满；
- 热病：热病无汗；
- 本经脉所过部位的疾患：足痛，足胫寒冷。

【配伍】

配
- 大敦，治疗嗜睡；
- 隐白、中冲、大敦，治疗中风昏迷。

【刺灸法】向上斜刺 0.2～0.3 寸；可灸。

足太阴脾经

一、经脉循行

(一)原文

《灵枢·经脉》:脾足太阴之脉,起于大指之端,循指内侧白肉际,过核骨后,上内踝前廉,上踹内,循胫骨后,交出厥阴之前,上膝股内前廉,入腹属脾络胃,上膈,挟咽,连舌本,散舌下;其支者,复从胃,别上膈,注心中。(图 2-4)

注释:白肉际:足底或手掌面的边界,又称赤白肉际。

核骨:趾跖关节隆突。

踹:腓肠肌部,俗称腿肚。

联络脏腑:脾、胃、心。

经过的器官:舌、咽、膈。

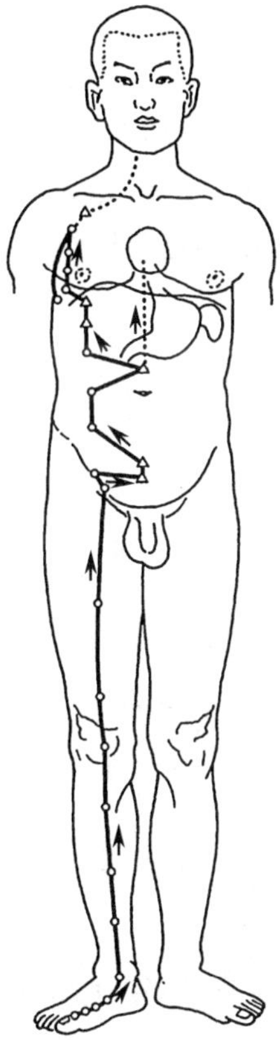

图 2-4　足太阴脾经经脉循行图

(二)循行路线简示

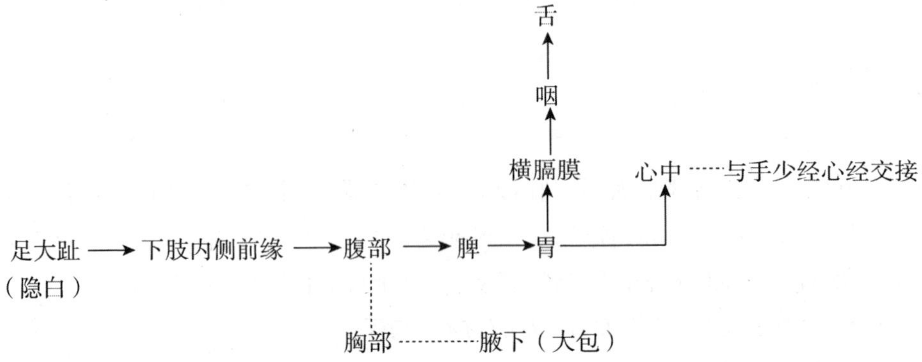

二、病候、主治

(一)病候

《灵枢·经脉》:是动则病舌本强,食则呕,胃脘痛,腹胀善噫,得后与气则快然如衰,身体皆重。

是主脾所生病者,舌本痛,体不能动摇,食不下,烦心,心下急痛,溏,瘕泄,水闭,黄疸,不能卧,强立(欠)股膝内肿、厥,足大指不用。

脾之大络……实则身尽痛,虚则百节皆纵。

(二)主治概要

1. 脾胃病。
2. 妇科、前阴病。
3. 经脉循行部位病证。

三、歌诀

四足太阴是脾经,起于隐白大包终。
脾胃肠腹泌尿好,兼治生殖及舌病。

四、腧穴

(一)足部穴(隐白、大都、太白、公孙、商丘)

主治:脾胃、妇科、前阴病。

定位关键词:足内侧、足大趾本节(第1跖趾关节)。

1. 隐白(SP 1)　井穴

【定位】在足大趾末节内侧,距趾甲角0.1寸(指寸)。

【主治】

- 出血证：月经不调，崩漏，吐血，衄血，尿血，便血；
- 脾胃疾患：腹胀，暴泄，善呕；
- 神志疾患：癫狂，多梦，梦魇，尸厥，烦心善悲，慢惊风，昏厥；
- 肺胸疾患：胸满，咳吐，喘息，心痛；
- 本经脉所过部位的疾患：足趾痛。

【配伍】

配
- 大敦，治疗尸厥，脉动如故。
- 委中，治疗衄血剧不止。
- 脾俞、肝俞、上脘，治疗吐、衄血。
- 气海、血海、三阴交，治疗月经过多。
- 厉兑，治疗梦多。

【刺灸法】斜刺 0.1 寸，或用三棱针点刺出血；可灸。

2. 大都(SP 2)　荥穴

【定位】在足内侧缘，当足大趾本节（第 1 跖趾关节）前下方赤白肉际凹陷处。

【主治】

- 脾胃疾患：腹胀，胃疼，食不化，呕逆，泄泻，便秘；
- 神志疾患：小儿客忤，心烦不得卧；
- 本经脉所过部位的疾患：足大趾本节红肿、疼痛；
- 其他：热病无汗，体重肢肿，手足厥冷。

【刺灸法】直刺 0.3～0.5 寸；可灸。

3. 太白(SP 3)　原穴；输穴

【定位】在足内侧缘，当足大趾本节(第 1 跖趾关节)后下方赤白肉际凹陷处。

【主治】

- 脾胃疾患：胃痛，腹胀，腹痛，肠鸣，呕吐，泄泻，痢疾，便秘，痞证，饥不欲食，善噫，食不化；
- 妇人疾患：崩漏，带下，经闭，月经不调，乳汁缺乏；
- 本经脉所过部位的疾患：足痛，足肿；
- 其他：虚劳，咳嗽，脱证，心痛脉缓，胸胁胀痛，痿证，体重节痛。

【配伍】

配
- 公孙，治疗腹胀，食不化。
- 公孙、大肠俞、三焦俞，治疗肠鸣，腹泻。

【刺灸法】直刺 0.3～0.5 寸；可灸。

4. 公孙(SP 4)　络穴；八脉交会穴，通于冲脉

【定位】在足内侧缘，当第 1 跖骨基底的前下方。

【主治】

- 脾胃肠疾患：呕吐，呃逆，反胃，噎膈，腹痛，胃脘痛，食不化，肠鸣，泄泻，痢疾；
- 妇人疾患：妇人血晕，胎衣不下，痛经，月经不调，带下；
- 冲脉病：逆气里急，冲逆攻痛，气冲胸中、胸膈、喉咙；
- 其他：眩晕，癫痫，疟疾，烦心失眠，发狂妄言，嗜卧；
- 本经脉所过部位的疾患：足痛，足肿，足内翻。

【配伍】

配
- 解溪、中脘、足三里，治疗饮食停滞，胃脘疼痛。
- 束骨、八风，治疗足趾麻木。
- 内关，治疗心、胸、胃疾患。
- 梁门、足三里，治疗胃痛，吐酸。
- 内关、合谷，治疗痛经呕吐。

【刺灸法】直刺 0.5～0.8 寸；可灸。

5. 商丘(SP 5)　经穴

【定位】在足内踝前下方凹陷中，当舟骨结节与内踝尖连线的中点处。

【主治】

- 脾胃疾患：呕吐，吞酸，腹胀，肠鸣泄泻，食不化，便秘，痢疾，黄疸；
- 神志疾患：癫狂，善笑，梦魇，善太息；
- 本经脉所过部位的疾患：舌本强痛，足踝痛；
- 其他：体重节痛，怠惰嗜卧。

【配伍】

配
- 三阴交，治疗脾虚便秘。
- 天枢、阴陵泉，治疗腹泻，腹胀。

【刺灸法】直刺 0.3～0.5 寸；可灸。

(二)小腿部穴(三阴交、漏谷、地机、阴陵泉)

主治：脾胃、妇科、前阴病、下肢病证。

定位关键词：胫骨内侧缘后方。

6. 三阴交(SP 6)

【定位】在小腿内侧，当足内踝尖上 3 寸，胫骨内侧缘后方。

【主治】

- 脾胃疾患：脾胃虚弱，肠鸣腹胀，飧泄，饮食不化；
- 妇科疾患：月经不调，崩漏，赤白带下，癥瘕，难产，产后血晕，恶露不行；
- 肝肾疾患：水肿，小便不利，遗尿，子宫脱垂，梦遗，遗精，阳痿，阴茎痛，疝气，睾丸缩腹；
- 神志病：失眠多梦，癫狂烦心善悲，慢惊风，昏厥、中风；
- 本经脉所过部位的疾患：足痿痹痛，脚气。

【配伍】

配
- 阴陵泉，治疗飧泄。
- 绝骨、昆仑，治疗足踝以上病。
- 大敦，治疗小肠疝气。
- 天枢、合谷，治疗小儿急性肠炎。
- 阴陵泉、膀胱俞、中极，治疗癃闭。
- 神门、心俞，治疗失眠多梦。
- 足三里，治疗气虚不足所致病证。
- 中极、天枢、行间，治疗月经不调，痛经。

【刺灸法】直刺 0.5～1 寸；可灸。

7. 漏谷（SP 7）

【定位】在小腿内侧，当足内踝尖与阴陵泉的连线上，距内踝尖 6 寸，胫骨内侧缘后方。

【主治】腹胀，肠鸣，腿膝厥冷、麻痹。

【刺灸法】直刺 0.5～0.8 寸；可灸。

8. 地机（SP 8）　郄穴

【定位】在小腿内侧，当内踝尖与阴陵泉的连线上，阴陵泉下 3 寸。

【主治】

- 脾胃疾患：食欲不振，腹胀腹痛，大便溏泄，痢疾；
- 肝肾疾患：水肿，遗精，疝气，小便不利，腰痛不可俯仰；
- 妇人疾患：月经不调，痛经，白带过多；
- 本经脉所过部位的疾患：腿膝麻木，疼痛。

【配伍】

配
- 血海，治疗月经不调。
- 肾俞、中极、三阴交，治疗痛经。
- 中极、合谷、三阴交、太冲，治疗血滞经闭。

【刺灸法】直刺 0.5～0.8 寸；可灸。

9. 阴陵泉（SP 9）　合穴

【定位】在小腿内侧，当胫骨内侧髁后下方凹陷处。

【主治】

- 脾胃疾患：腹痛，腹胀，食欲不振，黄疸，霍乱吐泻；
- 肝肾疾患：水肿，小便不利或失禁，遗尿，遗精，阳痿；
- 妇科疾患：月经不调，痛经，带下；
- 皮肤病：湿疹，荨麻疹，疥疮；
- 本经脉所过部位的疾患：膝痛，脚气，痿证；
- 其他：心悸，多寐，头晕，头痛，咳嗽痰多。

【配伍】

配
- 气海、三阴交、阴谷、大陵，治疗小便不通。
- 太溪、丘墟、照海，治疗疝瘕。
- 水分，治疗水肿。
- 三阴交，治疗腹寒。

【刺灸法】直刺 0.5～0.8 寸；可灸。

（三）大腿部穴（血海、箕门）

主治：局部病证。

定位关键词：髌底内侧端。

10. 血海（SP 10）

【定位】屈膝，在大腿内侧，髌底内侧端上 2 寸，当股四头肌内侧头的隆起处。

【主治】

- 妇科疾患：月经不调，痛经，崩漏，闭经；
- 皮肤疾患：风疹，湿疹，丹毒；
- 股内侧痛、膝痛。

【刺灸法】直刺 0.8～1 寸；可灸。

11. 箕门（SP 11）

【定位】在大腿内侧，当血海与冲门连线上，血海上 6 寸。

【主治】小便不利，遗尿，腹股沟肿痛，下肢痿痹。

【刺灸法】直刺 0.3～0.5 寸；可灸。

（四）腹部穴（冲门、府舍、腹结、大横、腹哀）

主治：胃肠病。

定位关键词：腹部、距前正中线 4 寸。

12. 冲门（SP 12）

【定位】在腹股沟外侧，距耻骨联合上缘中点 3.5 寸，当髂外动脉搏动处的外侧。

【主治】腹痛，疝气，小便不利。

【刺灸法】直刺 0.5～0.7 寸；可灸。

13. 府舍（SP 13）

【定位】在下腹部，当脐中下 4 寸，冲门上方 0.7 寸，距前正中线 4 寸。

【主治】少腹痛，疝气。

【刺灸法】直刺 0.5～0.8 寸；可灸。

14. 腹结（SP 14）

【定位】在下腹部，当大横下 1.3 寸，距前正中线 4 寸。

【主治】绕脐腹痛，腹胀，疝气，泄泻，便秘。

【刺灸法】直刺 0.8～1.2 寸；可灸。

15. 大横(SP 15)

【定位】在腹中部,距脐中 4 寸。

【主治】

- 肠腹疾患:腹胀,腹痛,泄泻,便秘;
- 其他:四肢无力,惊悸怔忡。

【配伍】配天枢、中脘、关元、足三里、三阴交,治疗腹痛。

【刺灸法】直刺 0.8~1.2 寸;可灸。

16. 腹哀(SP 16)

【定位】在上腹部,当脐中上 3 寸,距前正中线 4 寸。

【主治】腹痛,食不化,便秘,痢疾。

【刺灸法】直刺 0.5~0.8 寸;可灸。

(五)胸部穴(食窦、天溪、胸乡、周荣、大包)

主治:胸部病证。

定位关键词:肋间隙,距前正中线 6 寸。

17. 食窦(SP 17)

【定位】在胸外侧部,当第 5 肋间隙,距前正中线 6 寸。

【主治】胸胁胀痛。

【刺灸法】斜刺 0.5~0.8 寸;可灸。

18. 天溪(SP 18)

【定位】在胸外侧部,当第 4 肋间隙,距前正中线 6 寸。

【主治】胸胁胀痛,咳嗽、气逆,乳痈,乳汁少。

【刺灸法】平刺 0.5~0.8 寸;可灸。

19. 胸乡(SP 19)

【定位】在胸外侧部,当第 3 肋间隙,距前正中线 6 寸。

【主治】胸胁胀痛。

【刺灸法】斜刺 0.5~0.8 寸;可灸。

20. 周荣(SP 20)

【定位】在胸外侧部,当第 2 肋间隙,距前正中线 6 寸。

【主治】胸胁胀满,咳嗽气逆。

【刺灸法】平刺或斜刺 0.5~0.8 寸;可灸。

21. 大包(SP 21)　脾之大络

【定位】在侧胸部,腋中线上,当第 6 肋间隙处。

【主治】

- 胸肺疾患:胸胁痛,气喘;
- 其他:全身疼痛,四肢无力。

【配伍】配足临泣、外关，治疗胸胁满。

【刺灸法】斜刺 0.5～0.8 寸；可灸。

手少阴心经

一、经脉循行

(一)原文

《灵枢·经脉》：心手少阴之脉，起于心中，出属心系，下膈络小肠；其支者，从心系上挟咽，系目系；其直者，复从心系却上肺，下出腋下，下循臑内后廉，行太阴心主之后，下肘内，循臂内后廉，抵掌后锐骨之端，入掌内后廉，循小指之内出其端。(图 2-5)

注释：心系：指心脏的系带，指心脏与肺相连接的组织。

咽：食管。

目系：指眼后与脑相连的组织。

掌后锐骨：指手腕豆骨。

掌内后廉：指掌心的后边(尺侧)。

联络脏腑：心、小肠、肺。

经过的器官：心系、咽、目系、膈。

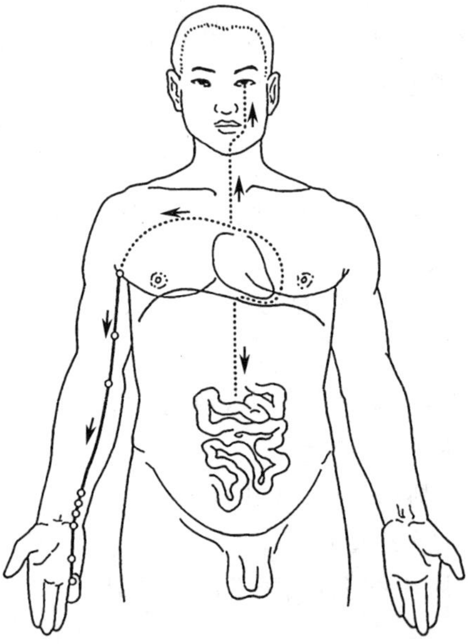

图 2-5　手少阴心经经脉循行图

(二)循行路线简示

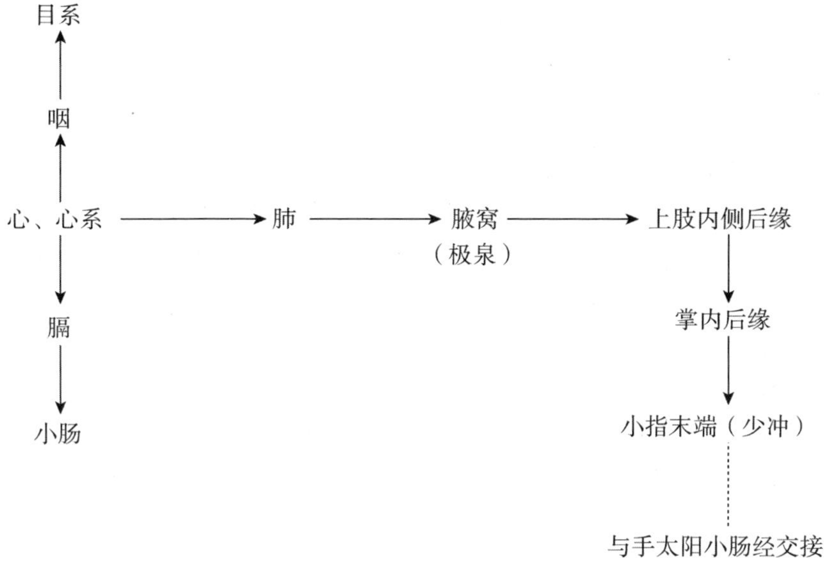

二、病候、主治

(一)病候

《灵枢·经脉》:是动则病嗌干,心痛,渴而欲饮,是为臂厥。

是主心所生病者:目黄,胁痛,臑臂内后廉痛、厥,掌中热痛。

(二)主治概要

1. 心、胸病。

2. 神志病。

3. 经脉循行部位病证。

三、歌诀

五手少阴是心经,起于极泉止少冲。

心胸疾患神志病,烦热悸汗皆可用。

四、腧穴

(一)上臂部穴(极泉、青灵)

主治:心痛、胁肋痛、上臂局部病证。

定位关键词:腋动脉、肱二头肌内侧沟。

1. 极泉(HT 1)

【定位】在腋窝顶点，腋动脉搏动处。

【主治】

- 心痛，咽干，胁肋痛；
- 瘰疬；肘臂冷痛。

【刺灸法】避开动脉，直刺 0.2～0.3 寸；可灸。

2. 青灵(HT 2)

【定位】在臂内侧，当极泉与少海的连线上，肘横纹上 3 寸，肱二头肌的内侧沟中。

【主治】心痛，胁痛，肩臂痛。

【刺灸法】直刺 0.3～0.5 寸；可灸。

(二)前臂部穴(少海、灵道、通里、阴郄、神门)

主治：心痛、前臂病证；各具特点。

定位关键词：尺侧腕屈肌腱的桡侧缘。

3. 少海(HT 3)　合穴

【定位】屈肘，在肘横纹内侧端与肱骨内上髁连线的中点处。

【主治】

- 心神疾患：心痛，癫狂，善笑，痫证；
- 本经脉所过部位的疾患：暴喑，肘臂挛痛，麻木。

【配伍】

配
- 足三里，治疗两臂顽麻。
- 天井，治疗瘰疬。
- 天井、后溪，治疗手颤，肘臂疼痛。

【刺灸法】直刺 0.5～0.8 寸；可灸。

4. 灵道(HT 4)　经穴

【定位】在前臂掌侧，当尺侧腕屈肌腱的桡侧缘，腕横纹上 1.5 寸。

【主治】

- 心神疾患：心悸怔忡，心痛，悲恐善笑；
- 本经脉所过部位的疾患：暴喑不能言，舌强不语；肘臂挛急，手麻不仁。

【配伍】

配
- 廉泉，治疗舌强，暴喑，癔症。
- 郄门，治疗心悸，怔忡，心痛。

【刺灸法】直刺 0.3～0.5 寸；可灸。

5. 通里(HT 5)　络穴

【定位】在前臂掌侧，当尺侧腕屈肌腱的桡侧缘，腕横纹上 1 寸。

【主治】

- 心神血脉疾患：心痛，虚烦，善忘，不寐，惊悸，怔忡，脏躁，痴呆，癫狂，痫证，头痛，头昏。
- 本经脉所过部位的疾患：臂肘腕疼痛，咽喉肿痛，暴喑，舌强不语，舌疮，木舌，重舌，目眩。
- 其他：热病头痛，血尿，盗汗，疔疮。

【配伍】

配
- 内关、心俞，治疗心悸，怔忡，悲恐畏人。
- 廉泉、涌泉，治疗舌强，癔症性失语。
- 内关、乳根，治疗心绞痛。

【刺灸法】直刺 0.3～0.5 寸；可灸。

6. 阴郄(HT 6)　郄穴

【定位】在前臂掌侧，当尺侧腕屈肌腱的桡侧缘，腕横纹上 0.5 寸。

【主治】

- 心神疾患：心痛，心烦，惊悸，怔忡，头痛，眩晕，惊恐；
- 胸肺疾患：咳嗽，衄血，洒淅恶寒，盗汗，吐血，小儿骨蒸；
- 本经脉所过部位的疾患：腕痛，失语。

【配伍】

配
- 后溪，治疗盗汗。
- 心俞、神道，治疗心痛，心悸，神经衰弱。
- 尺泽、鱼际，治疗衄血，吐血。

【刺灸法】直刺 0.3～0.5 寸；可灸。

7. 神门(HT 7)　原穴；输穴

【定位】在腕部，腕掌侧横纹尺侧端，尺侧腕屈肌腱的桡侧凹陷处。

【主治】

- 神志疾患：心烦，善忘，不寐，痴呆，癫狂，痫证，头痛头昏；
- 心系疾患：心痛，心悸，怔忡，冠心病，心律不齐；
- 本经脉所过部位的疾患：目眩，目黄，咽干，失音，手臂寒痛，麻木；
- 其他：喘逆上气，呕血，热病不嗜食。

【配伍】

配
- 心俞，治疗健忘失眠。
- 大椎、丰隆，治疗癫狂，痫证。
- 关元、中极，治疗遗尿，遗精。
- 膈俞、血海，治疗呕血、吐血、便血。

【刺灸法】直刺 0.3～0.4 寸；可灸。

(三)手部穴(少府、少冲)

主治：心胸病证；局部病证。

定位关键词：第4、5掌骨之间，指甲角根部。

8. 少府(HT 8)　荥穴

【定位】在手掌面，第4、5掌骨之间，握拳时，当小指尖处。

【主治】

- 心神疾患：心悸，胸痛，善笑、悲恐、善惊；
- 前阴疾患：阴痒，阴挺，阴痛；
- 本经脉所过部位的疾患：掌中热，手小指拘挛。

【配伍】配内关、郄门，治疗悲恐善惊，心悸，胸痛，心绞痛。

【刺灸法】直刺0.2～0.3寸；可灸。

9. 少冲(HT 9)　井穴

【定位】在手小指末节桡侧，距指甲角0.1寸(指寸)。

【主治】

- 心胸疾患：心痛，心悸，胸胁痛；
- 神志疾患：癫狂，热病，中风昏迷，悲恐善惊，喜怒无常；
- 本经脉所过部位的疾患：肘腋肿痛，手挛不伸，手掌热，目黄，口中热，嗌干；
- 其他：大便脓血，吐血。

【配伍】

配
- 心俞、内关，治疗心痛，心悸，癫狂。
- 百会、十宣穴，治疗中风昏迷。

【刺灸法】斜刺0.1寸，或三棱针点刺出血。

手太阳小肠经

一、经脉循行

(一)原文

《灵枢·经脉》：小肠手太阳之脉，起于小指之端，循手外侧上腕，出踝中，直上循臂骨下廉，出肘内侧两筋之间，上循臑外后廉，出肩解，绕肩胛，交肩上，入缺盆络心，循咽下膈，抵胃属小肠；其支者，从缺盆循颈上颊，至目锐眦，却入耳中；其支者，别颊上颇抵鼻，至目内眦，斜络于颧。(图2-6)

注释：踝：此指尺骨小头部隆起处。

臂骨：此处指尺骨。

两筋：指尺骨鹰嘴与肱骨内上髁。

肩解：指肩关节部。

肩胛：肩胛骨冈下窝部。

肩上：肩胛冈上方及其内侧。

联络脏腑：小肠、心、胃。

经过的器官：咽、眼、耳、鼻、膈。

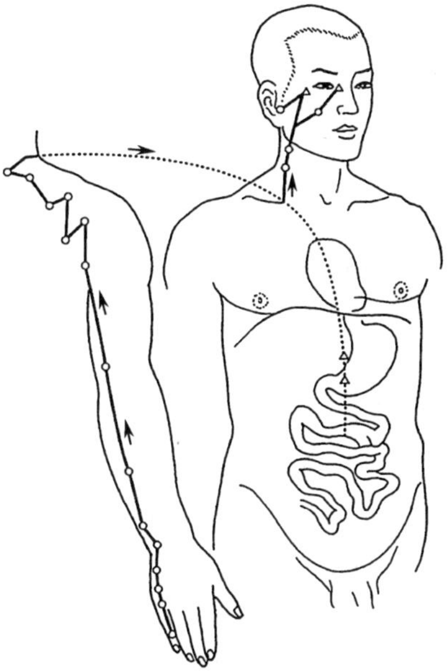

图 2-6　手太阳小肠经经脉循行图

（二）循行路线简示

与足太阳膀胱经交接

眼下→鼻旁→目内眦→颧骨

颊→目外眦→耳中（听宫）

小指（少泽）→上肢外侧后缘→肩胛骨→大椎穴→缺盆

缺盆→颊→眼下

缺盆→心、咽→膈→胃→小肠

二、病候、主治

(一)病候

《灵枢·经脉》:是动则病嗌痛颔肿,不可以顾,肩似拔,臑似折。

是主液所生病者,耳聋,目黄,颊肿,颈、颔、肩、臑、肘臂外后廉痛。

(二)主治概要

1. 头、项、耳、目、咽喉等头面五官病。
2. 热病。
3. 神志病。
4. 经脉循行部位病证。
5. 热病、神志病及经脉循行部位的其他病。

三、歌诀

六小肠经手太阳,少泽听宫起止详。

头项耳目热神志,少泽通乳经验方。

四、腧穴

(一)手部穴(少泽、前谷、后溪、腕骨、阳谷)

主治:神志病、热病、局部病证;各具特点。

定位关键词:手掌尺侧赤白肉际,指甲角。

1. 少泽(SI 1)　井穴

【定位】在手小指末节尺侧,距指甲角 0.1 寸(指寸)。

【主治】

- 神志疾患:中风,昏迷;
- 头面疾患:头痛,目生翳膜,耳聋,喉痹,舌卷,舌强不语;
- 心胸疾患:心痛,心烦,短气,咳嗽,胸胁痛,乳痈,产后无乳;
- 外感疾患:寒热,疟疾;
- 本经脉所过部位的疾患:臂内廉痛,小指不用。

【配伍】

配
- 合谷、膻中,治疗妇人无乳。
- 天容,治疗咽喉肿痛,扁桃体炎。
- 人中,治疗热病昏迷,休克。

【刺灸法】斜刺 0.1 寸,或点刺出血;可灸。

2. 前谷(SI 2) 荥穴

【定位】在手掌尺侧,微握拳,当小指本节(第 5 掌指关节)前的掌指横纹头赤白肉际。

【主治】

- 外感疾患:热病汗不出,寒热,疟疾;
- 头面五官疾患:目痛泣出,耳鸣,鼻衄,颊肿,咽肿喉痹;
- 本经脉所过部位的疾患:头项急痛,颈项不得回顾,臂痛不得举;
- 其他:妇人产后无乳,疟疾。

【刺灸法】直刺 0.2～0.3 寸;可灸。

3. 后溪(SI 3) 输穴;八脉交会穴通于督脉

【定位】在手掌尺侧,微握拳,当小指本节(第 5 掌指关节)后的远侧掌横纹头赤白肉际。

【主治】

- 外感疾患:疟疾振寒,身热烦满;
- 头面五官疾患:头晕目眩,头项强痛,落枕,目赤痛,烂眦,目生翳膜,鼻衄,耳聋,耳鸣;
- 心神疾患:心痛烦闷,癫狂,痫证;
- 本经脉所过部位的疾患:破伤风,痉病,手指及肘臂挛急,五指尽痛;
- 其他:小儿麻痹症,急性腰扭伤,盗汗。

【配伍】

配
- 申脉,治疗心神疾患。
- 天柱,治疗颈项强痛,落枕。
- 翳风、听宫,治疗耳鸣耳聋。

【刺灸法】直刺 0.5～0.8 寸;可灸。

4. 腕骨(SI 4) 原穴

【定位】在手掌尺侧,当第 5 掌骨基底与钩骨之间的凹陷处,赤白肉际。

【主治】

- 外感疾患:寒热,黄疸,热病汗不出,疟疾,头风;
- 头面耳目疾患:头痛,颈颔肿,目泪出,目翳,耳鸣;
- 本经脉所过部位的疾患:偏枯,臂、肘不得伸屈,五指挛痛;
- 其他:消渴,癫狂,惊风。

【配伍】

配
- 阳谷、窍阴、侠溪,治疗颔痛,耳鸣无所闻。
- 中脘,治疗翻胃,吐食难,黄疸。
- 太冲、阳陵泉,治疗黄疸,胁痛,胆囊炎。
- 足三里、三阴交,治疗消渴。

【刺灸法】直刺 0.3～0.5 寸；可灸。

5. 阳谷(SI 5)　经穴

【定位】在手腕尺侧，当尺骨茎突与三角骨之间的凹陷处。

【主治】

- 外感热病：热病汗不出，寒热；
- 头面五官疾患：头痛，耳鸣，耳聋，目痛，目眩，龋齿痛，舌强，颈颔肿；
- 神志疾患：癫疾狂走，妄言；
- 本经脉所过部位的疾患：肩痛不举，臂、腕外侧痛，胸胁痛。

【刺灸法】直刺 0.3～0.5 寸；可灸。

(二)前臂部穴(养老、支正、小海)

主治：经脉循行所过部位病证。

定位关键词：尺骨小头，尺骨鹰嘴、肱骨内上髁。

6. 养老(SI 6)　郄穴

【定位】在前臂背面尺侧，当尺骨小头近端桡侧凹陷中。

【主治】

- 目疾：目视不明，青盲内障；
- 本经脉所过部位的疾患：肩臂酸痛，手臂痛不举，肘外廉红肿，头痛面痛；
- 其他：急性腰扭伤。

【配伍】

配
- 天柱，治疗肩痛欲折。
- 肩髃，治疗肩背肘疼痛。
- 风池，治疗头痛，面痛。

【刺灸法】掌心向胸时，向肘方向斜刺 0.5～0.8 寸；可灸。

7. 支正(SI 7)　络穴

【定位】在前臂背面尺侧，当阳谷与小海的连线上，腕背横纹上 5 寸。

【主治】

- 头面疾患：头痛、目眩；
- 神志疾患：癫狂，惊恐悲忧，好笑善忘；
- 本经脉所过部位的疾患：肘挛，手指痛，项强；
- 其他：腰背酸痛，四肢无力，体癣，疥疮，消渴。

【配伍】

配
- 鱼际、合谷、少海、曲池，治疗狂言。
- 神门，治疗癫狂。
- 肩髃，治疗肩臂、手指疼痛，挛急。
- 神门、内关，治疗心前区痛。

【刺灸法】直刺 0.3～0.5 寸；可灸。

8. 小海（SI 8）　合穴

【定位】在肘内侧，当尺骨鹰嘴与肱骨内上髁之间凹陷处。

【主治】

- 外感疾患：恶寒，寒热，风眩头痛；
- 五官疾患：耳聋，目黄，齿龈肿；
- 神志疾患：癫狂，痫证；
- 本经脉所过部位的疾患：颈项痛不得回顾，肩、臂、肘痛，上肢不举。

【配伍】

配
- 曲池，治疗臂髃肘臂疼痛。
- 合谷、颊车，治疗颊肿，牙龈炎，咽喉炎。
- 风池、大椎，治疗癫狂，痫证。

【刺灸法】直刺 0.3～0.5 寸；可灸。

（三）肩部穴（肩贞、臑俞、天宗、秉风、曲垣、肩外俞、肩中俞）

主治：局部病证。

定位关键词：肩胛冈。

9. 肩贞（SI 9）

【定位】在肩关节后下方，臂内收时，腋后纹头上 1 寸（指寸）。

【主治】肩胛痛，手臂不举。

【刺灸法】直刺 0.4～1 寸；可灸。

10. 臑俞（SI 10）

【定位】在肩部，当腋后纹头直上，肩胛冈下缘凹陷中。

【主治】肩肿，肩臂酸痛无力。

【刺灸法】直刺 0.6～1 寸；可灸。

11. 天宗（SI 11）

【定位】在肩胛部，当冈下窝中央凹陷处，与第 4 胸椎相平。

【主治】肩胛痛，肘臂外后侧痛，气喘，乳腺病证。

【刺灸法】直刺 0.5～0.7 寸；可灸。

12. 秉风（SI 12）

【定位】在肩胛部，冈上窝中央，天宗直上，举臂有凹陷处。

【主治】肩胛痛，上肢酸麻，肩臂不举。

【刺灸法】直刺 0.3 寸；可灸。

13. 曲垣(SI 13)

【定位】在肩胛部,冈上窝内侧端,当臑俞与第2胸椎棘突连线的中点处。

【主治】肩胛拘急疼痛。

【刺灸法】直刺0.3～0.5寸;可灸。

14. 肩外俞(SI 14)

【定位】在背部,当第1胸椎棘突下,旁开3寸。

【主治】肩背酸痛,颈项强痛。

【刺灸法】斜刺0.3～0.6寸;可灸。

15. 肩中俞(SI 15)

【定位】在背部,当第7颈椎棘突下,旁开2寸。

【主治】咳嗽,气喘,肩背酸痛,唾血。

【刺灸法】斜刺0.3～0.6寸;可灸。

(四)颈部穴(天窗、天容)

主治:咽喉病、耳病、局部病证。

定位关键词:胸锁乳突肌。

16. 天窗(SI 16)

【定位】在颈外侧部,胸锁乳突肌的后缘,扶突后,与喉结相平。

【主治】咽喉肿痛,暴喑,耳聋,耳鸣,颈项强痛。

【刺灸法】直刺0.3～0.5寸;可灸。

17. 天容(SI 17)

【定位】在颈外侧部,当下颌角的后方,胸锁乳突肌的前缘凹陷中。

【主治】耳聋,耳鸣,咽喉肿痛,颊肿,咽中如鲠,气瘿。

【刺灸法】直刺0.5～0.8寸;可灸。

(五)面部穴(颧髎、听宫)

主治:面部,五官病。

定位关键词:颧骨,耳屏,下颌骨髁状突。

18. 颧髎(SI 18)

【定位】在面部,当目外眦直下,颧骨下缘凹陷处。

【主治】面部疾患:颊肿,面赤,面痛,目黄,眼睑瞤动,口㖞,龈肿齿痛,唇痛。

【配伍】

配——二间，治疗齿痛。
配——翳风、合谷，治疗三叉神经痛，齿痛。
配——肝俞、太冲，治疗面肌抽搐，眼睑瞤动。

【刺灸法】直刺0.2～0.3寸；可灸。

19. 听宫(SI 19)

【定位】在面部，耳屏前，下颌骨髁状突的后方，张口时呈凹陷处。

【主治】

——头面五官疾患：耳鸣，耳聋，齿痛，失音；
——神志疾患：癫疾，痫证；
——腰痛。

【配伍】

配——听会、翳风、三里、合谷，治疗耳聋气闭。
配——翳风、外关，治疗耳鸣耳聋。
配——颊车、合谷，治疗牙龈炎，齿痛。

【刺灸法】直刺0.5～1寸

足太阳膀胱经

一、经脉循行

(一)原文

《灵枢·经脉》：膀胱足太阳之脉，起于目内眦，上额交巅；其支者，从巅至耳上角；其直者，从巅入络脑，还出别下项，循肩髆内，挟脊抵腰中，入循膂，络肾属膀胱；其支者，从腰中下挟脊贯臀，入腘中；其支者，从髆内左右，别下贯胛，挟脊内，过髀枢，循髀外从后廉下合腘中，以下贯踹内，出外踝之后，循京骨，至小指外侧。(图2-7)

注释：巅：指头顶，颅中凹处，为百会穴所在。
耳上角：指耳上方。
肩髆：指肩胛部。
膂：指夹脊两旁的肌肉。
髀枢：指髋关节。
髀外：大腿外侧。
京骨：第5跖骨粗隆部。

联络脏腑：膀胱、肾、脑、体腔内的其他脏腑。

经过的器官：目、鼻。

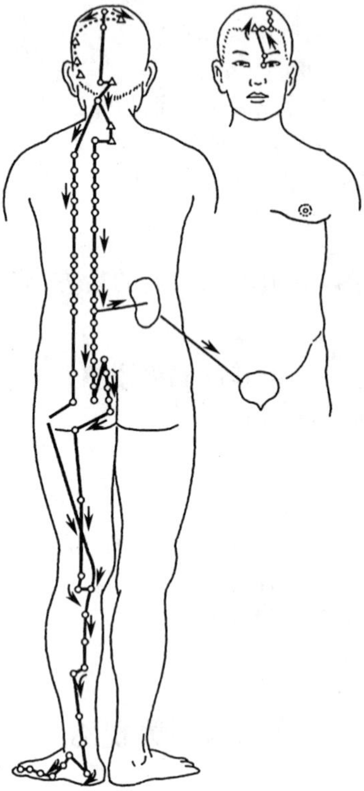

图2-7　足太阳膀胱经经脉循行图

（二）循行路线简示

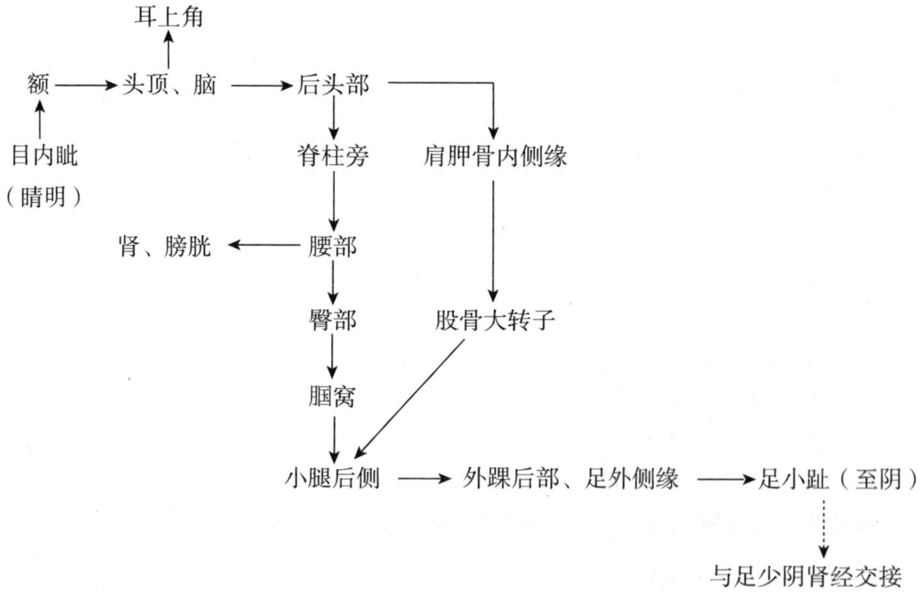

二、病候、主治

（一）病候

《灵枢·经脉》：是动则病冲头痛，目似脱，项如拔，脊痛，腰似折，髀不可以曲，腘如结，踹如裂，是为踝厥。

是主筋所生病者，痔、疟、狂、癫疾，头囟项痛，目黄泪出鼽衄，项、背、腰、尻、腘、踹、脚皆痛，小指不用。

（二）主治概要

1. 头、项、目、背、腰、下肢病证。
2. 神志病。
3. 脏腑及相关组织器官病证。

三、歌诀

七足太阳膀胱经，起于睛明至阴终。
头眼喉项背与腰，热病神志身后凭。

四、腧穴

（一）面部穴（睛明、攒竹）

主治：头面五官病证。

定位关键词：目内眦，眉头、眶上切迹。

1. 睛明（BL 1）

【定位】在面部，目内眦角稍上方凹陷处。

【主治】

- 一切目疾：目赤肿痛，胬肉攀睛，泪出多眵，疳眼雀目，内外翳膜，视物不明，青盲，头痛目眩；
- 其他：反胃呃逆，头痛，鼻塞，腰痛。

【配伍】

配
- 合谷、光明，治疗眼疾。
- 鱼腰、太阳，治疗两眼肿痛，怕日羞明。
- 合谷、风池，治疗结膜炎，目痒。
- 肝俞、肾俞，治疗肝肾阴虚，目视不明。

【刺灸法】嘱患者闭目，左手将眼球推向外侧固定，针沿眼眶边缘缓缓地刺入0.3～0.5寸，不宜大幅度提插、捻转；禁灸。

2. 攒竹(BL 2)

【定位】在面部，当眉头陷中，眶上切迹处。

【主治】头痛，目眩，眉棱骨痛，目视不明，迎风流泪，目赤肿痛，眼睑瞤动，青盲。

【刺灸法】治疗眼病，可向下斜刺 0.3～0.5 寸；治疗头痛，面瘫，可平刺透鱼腰；禁灸。

(二)头部穴(眉冲、曲差、五处、承光、通天、络却、玉枕)

主治：头面五官病证，神志病，经脉循行所过部位的病变。

定位关键词：前发际正中直上，旁开 1.5 寸。

3. 眉冲(BL 3)

【定位】在头部，当攒竹直上入发际 0.5 寸，神庭与曲差连线之间。

【主治】头痛，眩晕，痫证，鼻塞。

【刺灸法】平刺 0.3～0.5 寸；禁灸。

4. 曲差(BL 4)

【定位】在头部，当前发际正中直上 0.5 寸，旁开 1.5 寸，即神庭与头维连线的内 1/3 与中 1/3 交点上。

【主治】头痛，鼻塞，鼻衄，目视不明，目眩。

【刺灸法】平刺 0.3～0.5 寸；可灸。

5. 五处(BL 5)

【定位】在头部，当前发际正中直上 1 寸，旁开 1.5 寸。

【主治】头痛，痫证，瘈疭；目眩。

【刺灸法】平刺 0.3～0.5 寸；可灸。

6. 承光(BL 6)

【定位】在头部，当前发际正中直上 2.5 寸，旁开 1.5 寸。

【主治】头痛，目眩，鼻塞。

【刺灸法】平刺 0.3～0.5 寸；可灸。

7. 通天(BL 7)

【定位】在头部，当前发际正中直上 4 寸，旁开 1.5 寸。

【主治】头痛，眩晕，鼻塞，鼻衄，鼻渊。

【刺灸法】平刺 0.3～0.5 寸；可灸。

8. 络却(BL 8)

【定位】在头部，当前发际正中直上 5.5 寸，旁开 1.5 寸。

【主治】眩晕，目视不明，耳鸣，癫狂。

【刺灸法】平刺 0.3～0.5 寸；可灸。

9. 玉枕（BL 9）

【定位】在后头部，当后发际正中直上 2.5 寸，旁开 1.3 寸，平枕外隆凸上缘的凹陷处。

【主治】头项痛，眩晕，目痛，鼻塞。

【刺灸法】平刺 0.3～0.5 寸；可灸。

（三）项背部穴（天柱、大杼、风门、肺俞、厥阴俞、心俞、督俞、膈俞、肝俞、胆俞、脾俞、胃俞、三焦俞、肾俞、气海俞、大肠俞、关元俞、小肠俞、膀胱俞、中膂俞、白环俞、上髎、次髎、中髎、下髎、会阳）

主治：脏腑病证、局部病证、经脉循行所过部位的病变。

定位关键词：斜方肌，棘突下。

10. 天柱（BL 10）

【定位】在项部，大筋（斜方肌）外缘之后发际凹陷中，约当后发际正中旁开 1.3 寸。

【主治】头痛，鼻塞，咽喉肿痛，项强，肩背痛。

【刺灸法】直刺 0.5～1 寸；可灸。

11. 大杼（BL 11） 八会穴之骨会穴

【定位】在背部，当第 1 胸椎棘突下，旁开 1.5 寸。

【主治】头痛，项背痛，肩胛酸痛，咳嗽，发热，颈项强直。

【刺灸法】斜刺 0.5～0.8 寸；可灸。

12. 风门（BL 12）

【定位】在背部，当第 2 胸椎棘突下，旁开 1.5 寸。

【主治】

- 外感、肺部疾患：伤风咳嗽，发热头痛，鼻流清涕，鼻塞，咳嗽气喘；
- 项背部疾患：颈项强痛，胸背疼痛，发背痈疽；
- 其他：呕吐，黄疸，水肿，角弓反张，中风，癫痫。

【配伍】

配
- 合谷、行间、绝骨，治疗伤寒热退后余热。
- 肩井、中渚、后溪、腕骨、委中，治疗肩背酸痛。
- 列缺、尺泽，治疗咳嗽，气喘。
- 合谷、列缺、风池，治疗风寒感冒。

【刺灸法】斜刺 0.5～0.8 寸；可灸。

13. 肺俞（BL 13） 肺之背俞穴

【定位】在背部，当第 3 胸椎棘突下，旁开 1.5 寸。

【主治】

- 胸肺疾患：咳嗽上气，胸满喘逆，咳血，喉痹，自汗盗汗，骨蒸潮热，胸闷心悸；
- 背部疾患：背偻如龟，脊背疼痛；
- 皮肤病：皮肤瘙痒症。

【配伍】

配
- 丰隆、中府，治疗咳嗽痰多。
- 足三里、膻中、乳根、风门、缺盆，治疗久咳不愈。
- 膏肓、三阴交，治疗骨蒸，潮热，盗汗。
- 曲池、血海，治疗皮肤瘙痒。

【刺灸法】斜刺 0.5～0.8 寸；可灸。

14. 厥阴俞(BL 14)　心包之背俞穴

【定位】在背部，当第 4 胸椎棘突下，旁开 1.5 寸。

【主治】

- 心脏疾患：心痛，心悸，胸闷；
- 肺胸疾患：胸胁满痛，咳嗽；
- 其他：逆气呕吐，肩胛酸痛。

【配伍】

配
- 膻中，治疗心痛心悸，胸满，烦闷。
- 内关，治疗胃俞胃痛，呕吐。
- 间使、神门，治疗心烦失眠，神经衰弱。

【刺灸法】斜刺 0.5～0.8 寸；可灸。

15. 心俞(BL 15)　心之背俞穴

【定位】在背部，当第 5 胸椎棘突下，旁开 1.5 寸。

【主治】

- 心脏疾患：胸引背痛，心痛，心悸，心烦，胸闷；
- 神志疾患：癫狂，痫证，失眠，健忘，悲愁恍惚；
- 其他：梦遗，盗汗，溲浊，气喘，呕吐不食，噎膈，肩背痛，痈疽发背。

【配伍】

配
- 肾俞、白环俞、膏肓俞，治疗梦遗泻精。
- 巨阙，治疗心痛引背，冠心病，心绞痛。
- 神门、三阴交，治疗健忘，失眠，惊悸，梦遗。
- 太渊、孔最，治疗咳嗽，咯血。

【刺灸法】斜刺 0.5～0.8 寸；可灸。

16. 督俞(BL 16)

【定位】在背部，当第 6 胸椎棘突下，旁开 1.5 寸。

【主治】心痛，胃痛。

【刺灸法】斜刺 0.5～0.8 寸；可灸。

17. 膈俞(BL 17)　八会穴之血会穴

【定位】在背部,当第 7 胸椎棘突下,旁开 1.5 寸。

【主治】

- 血证:咯血,衄血,便血,产后败血冲心;
- 心胸疾患:心痛,心悸,胸痛,胸闷;
- 脾胃疾患:呕吐,呃逆,噎膈,饮食不下,腹痛积聚;
- 肺系疾患:气喘,咳嗽,自汗,盗汗,痰饮,喉痹;
- 本经脉所过部位的疾患:背痛,脊强;
- 其他:胁痛,夜盲证,乳汁缺乏,失眠。

【配伍】

配
- 章门,治疗中脘吐食。
- 中脘、内关,治疗胃痛,呃逆,呕吐,肠炎。
- 肺俞、膻中,治疗咳嗽,气喘,肺炎。
- 肝俞、脾俞,治疗贫血,白细胞及血小板减少。
- 曲池、三阴交,治疗荨麻疹,皮肤瘙痒。

【刺灸法】斜刺 0.5～0.8 寸;可灸。

18. 肝俞(BL 18)　肝之背俞穴

【定位】在背部,当第 9 胸椎棘突下,旁开 1.5 寸。

【主治】

- 肝胆疾患:脘腹胀痛,胸胁支满,黄疸结胸,吞酸吐食,饮食不化,心腹积聚痞,头痛,眩晕;
- 目疾:目赤痛痒,胬肉攀睛,目生白翳,多眵,雀目,青盲,目视不明;
- 血证:咳血,吐血,鼻衄;
- 妇人疾患:月经不调,闭经,痛经。

【配伍】

配
- 命门、瞳子髎、合谷、商阳,治疗目生翳。
- 商阳(左取右,右取左),治疗青盲无所见。
- 期门,治疗肝炎,胆绞痛,胁痛。
- 百会、太冲,治疗头昏头痛,眩晕。
- 肾俞、太溪,治疗健忘,失眠。
- 大椎,曲池,治疗癫痫,精神分裂症。

【刺灸法】斜刺 0.5～0.8 寸;可灸。

19. 胆俞(BL 19)　胆之背俞穴

【定位】在背部,当第 10 胸椎棘突下,旁开 1.5 寸。

【主治】

- 肝胆胃疾患:脘腹胀满,饮食不下,呕吐胆汁,口苦,目黄,反胃,噎膈,黄疸;
- 胸胁疾患:胸胁疼痛,腋下肿痛;
- 其他:肺痨,潮热,头痛振寒,惊悸不寐。

【配伍】

配——章门，治疗胁痛不得卧，胸满呕无所出。
配——阳陵泉、太冲，治疗呕吐、胃炎、胆道蛔虫。
配——日月，治疗黄疸、胆囊炎。

【刺灸法】斜刺 0.5～0.8 寸；可灸。

20. 脾俞(BL 20)　脾之背俞穴

【定位】在背部，当第 11 胸椎棘突下，旁开 1.5 寸。

【主治】

- 脾胃肠疾患：腹胀，呕吐，泄泻，痢疾，完谷不化，噎膈，胃痛；
- 血证：吐血，便血，尿血；
- 其他：黄疸，水肿，羸瘦，痃癖积聚，四肢不收，遗精，白浊，喘息，腰背痛。

【配伍】

配——灸三焦俞、肾俞、章门，治疗虚劳尿白浊。
配——章门，治疗胃痛，腹胀。
配——膈俞、大椎，治疗腰背痛。

【刺灸法】斜刺 0.5～0.8 寸；可灸。

21. 胃俞(BL 21)　胃之背俞穴

【定位】在背部，当第 12 胸椎棘突下，旁开 1.5 寸。

【主治】

- 脾胃肠疾患：胃脘痛，呕吐，肠鸣，完谷不化，噎膈，泄泻，痢疾，小儿疳积；
- 其他：腰脊挛痛，痿证，咳嗽，经闭，痈疽。

【配伍】

配——上巨虚、三阴交，治疗泄泻，痢疾。
配——中脘，治疗胃痛，呕吐。
配——内关、梁丘，治疗胃痉挛，胰腺炎。

【刺灸法】斜刺 0.5～0.8 寸；可灸。

22. 三焦俞(BL 22)　三焦之背俞穴

【定位】在腰部，当第 1 腰椎棘突下，旁开 1.5 寸。

【主治】

- 水液代谢异常：水肿，小便不利，遗尿，腹水；
- 脾胃肠疾患：呕吐呃逆，完谷不化，肠鸣泄泻，黄疸；
- 其他：头痛目眩，腰脊强痛，肩背拘急，妇人瘕聚，遗精。

【刺灸法】直刺 0.5～1 寸;可灸。

23. 肾俞(BL 23) 肾之背俞穴

【定位】在腰部,当第 2 腰椎棘突下,旁开 1.5 寸。

【主治】

- 生殖疾患:遗精,阳痿,月经不调,白带,不孕;
- 肾脏疾患:遗尿,小便不利,水肿,腰膝酸痛,目昏,耳鸣,耳聋;
- 其他:咳喘少气,癫疾,头痛,眩晕,中风失语,脚膝挛急,丹毒。

【配伍】

配
- 委中、太溪、白环俞,治疗虚腰痛。
- 关元、三阴交,治疗遗精白浊。
- 殷门、委中,治疗腰膝酸痛。
- 京门,治疗遗精,阳痿,月经不调。
- 听宫、翳风,治疗耳鸣,耳聋。

【刺灸法】直刺 0.8～1 寸;可灸。

24. 气海俞(BL 24)

【定位】在腰部,当第 3 腰椎棘突下,旁开 1.5 寸。

【主治】腰痛,月经不调,痛经;气喘。

【刺灸法】直刺 0.8～1 寸;可灸。

25. 大肠俞(BL 25) 大肠之背俞穴

【定位】在腰部,当第 4 腰椎棘突下,旁开 1.5 寸。

【主治】

- 胃肠疾患:腹痛,腹胀,肠鸣,泄泻,便秘,脱肛,痢疾,肠痈;
- 腰骶、下肢疾患:脊强不得俯仰,腰腿痛;
- 其他:遗尿,癃淋,痛经。

【配伍】

配
- 天枢、足三里,治疗泄泻、痢疾。
- 天枢、肾俞、足三里,治疗便秘。
- 天枢,治疗胃肠积滞,肠鸣腹泻。
- 肾俞、环跳、腰阳关、委中,治疗腰腿痛。

【刺灸法】直刺 0.8～1 寸;可灸。

26. 关元俞(BL 26)

【定位】在腰部,当第 5 腰椎棘突下,旁开 1.5 寸。

【主治】腰腿痛,腹胀,泄泻,遗尿,小便频数。

【刺灸法】直刺 0.8～1 寸；可灸。

27. 小肠俞(BL 27)　小肠之背俞穴

【定位】在骶部，当骶正中嵴旁 1.5 寸，平第 1 骶后孔。

【主治】

- 肠道疾患：痢疾，泄泻，疝气，痔疾；
- 前阴病：遗精，遗尿，尿血，小便赤涩，白带，小腹胀痛；
- 其他：腰腿痛。

【配伍】

配
- 关元、上巨虚，治疗腹泻，痢疾，便秘。
- 关元，治疗下元不足，遗精，遗尿。
- 归来、地机，治疗白带。
- 关元、三阴交、肾俞，治疗月经不调，小腹痛。

【刺灸法】直刺 0.8～1 寸；可灸。

28. 膀胱俞(BL 28)　膀胱之背俞穴

【定位】在骶部，当骶正中嵴旁 1.5 寸，平第 2 骶后孔。

【主治】

- 前阴病：小便赤涩，癃闭，遗尿，遗精，阴部湿痒肿痛，阴部生疮；
- 肠道疾患：腹痛，泄泻，便秘，痢疾；
- 其他：腰脊强痛，膝足寒冷无力。

【配伍】

配
- 肾俞、中极，治疗尿闭，遗尿，水道不利，癃闭，小便赤涩。
- 环跳、委中、风市，治疗腰腿痛及下肢瘫痪。

【刺灸法】直刺 0.8～1 寸；可灸。

29. 中膂俞(BL 29)

【定位】在骶部，当骶正中嵴旁 1.5 寸，平第 3 骶后孔。

【主治】痢疾，疝气；腰脊强痛。

【刺灸法】直刺 0.8～1 寸；可灸。

30. 白环俞(BL 30)

【定位】在骶部，当骶正中嵴旁 1.5 寸，平第 4 骶后孔。

【主治】遗尿，疝痛，白带，月经不调，腰髋冷痛，二便不利，里急后重。

【刺灸法】直刺 0.8～1 寸；可灸。

31. 上髎(BL 31)

【定位】在骶部，当髂后上棘与后正中线之间，适对第 1 骶后孔处。

【主治】腰痛；二便不利；月经不调，赤白带下，子宫脱垂。

【刺灸法】直刺 0.8～1 寸；可灸。

32. 次髎(BL 32)

【定位】在骶部，当髂后上棘内下方，适对第 2 骶后孔处。

【主治】

- 腰痛，下肢痿痹；
- 疝气，月经不调，赤白带下，痛经，遗精，阳痿，遗尿，小便不利。

【刺灸法】直刺 0.8～1 寸；可灸。

33. 中髎(BL 33)

【定位】在骶部，当次髎下内方，适对第 3 骶后孔处。

【主治】腰痛；便秘，泄泻；小便不利；月经不调，带下。

【刺灸法】直刺 0.8～1 寸；可灸。

34. 下髎(BL 34)

【定位】在骶部，当中髎下内方，适对第 4 骶后孔处。

【主治】腰痛；小腹痛，小便不利；便秘；带下。

【刺灸法】直刺 0.8～1 寸；可灸。

35. 会阳(BL 35)

【定位】在骶部，尾骨端旁开 0.5 寸。

【主治】痢疾，便血，泄泻，痔疾；阳痿，带下。

【刺灸法】直刺 0.8～1 寸；可灸。

(四)大腿部穴(承扶、殷门、浮郄、委阳、委中)

主治：局部病证、经脉循行所过部位的病变。

定位关键词：大腿后面。

36. 承扶(BL 36)

【定位】在大腿后面，臀下横纹的中点。

【主治】腰骶臀股疼痛，下肢痿痹；大便难，痔疾。

【刺灸法】直刺 1.5～2.5 寸；可灸。

37. 殷门(BL 37)

【定位】在大腿后面，当承扶与委中的连线上，承扶下 6 寸。

【主治】腰腿痛，下肢痿痹、瘫痪。

【刺灸法】直刺 1.5～2.5 寸；可灸。

38. 浮郄(BL 38)

【定位】在腘横纹外侧端，委阳上 1 寸，股二头肌腱的内侧。

【主治】臀股麻木，腘筋挛急。

【刺灸法】直刺 0.5～1 寸；可灸。

39. 委阳(BL 39)　三焦下合穴

【定位】在腘横纹外侧端，当股二头肌腱的内侧。

【主治】

- 二阴疾患：小便淋沥，遗溺，癃闭，便秘。
- 本经脉所过部位的疾患：腰背痛，脚筋急痛，腿足挛缩。
- 其他：腋下肿，胸腹胀，发热。

【刺灸法】直刺 0.5～1 寸；可灸。

40. 委中(BL 40)　合穴；膀胱下合穴

【定位】在腘横纹中点，当股二头肌腱与半腱肌肌腱的中间。

【主治】

- 本经脉所过部位的疾患：腰脊痛，尻股寒，髀枢痛，风寒湿痹，半身不遂，脚弱无力，脚气；
- 皮肤疾患：丹毒，疔疮，疖肿，肌衄，皮肤瘙痒，荨麻疹，湿疹，痔疮；
- 肠胃疾患：腹痛，吐泻，霍乱，肠炎。

【配伍】

配
- 昆仑，治疗背连腰痛。
- 肾俞、腰阳关，治疗腰腿痛，坐骨神经痛。
- 曲池、风市，治疗湿疹，疔疮。
- 阳陵泉、悬钟，治疗下肢痿痹。

【刺灸法】直刺 0.5～1 寸；或三棱针点刺出血；可灸。

(五)背部穴(附分、魄户、膏肓、神堂、譩譆、膈关、魂门、阳纲、意舍、胃仓、肓门、志室、胞肓、秩边)

主治：脏腑病证、局部病证、经脉循行所过部位的病变。

定位关键词：棘突下。

41. 附分(BL 41)

【定位】在背部，当第 2 胸椎棘突下，旁开 3 寸。

【主治】肩背拘急，颈项强痛，肘臂麻木。

【刺灸法】斜刺 0.5～0.8 寸；可灸。

42. 魄户(BL 42)

【定位】在背部，当第 3 胸椎棘突下，旁开 3 寸。

【主治】肺痨，咯血，咳嗽，气喘；项强，肩背痛。

【刺灸法】斜刺 0.5～0.8 寸；可灸。

43. 膏肓(BL 43)

【定位】在背部，当第 4 胸椎棘突下，旁开 3 寸。

【主治】肺痨，咳嗽，气喘，吐血，盗汗，健忘，遗精。

【刺灸法】斜刺 0.5～0.8 寸；可灸。

44. 神堂(BL 44)

【定位】在背部，当第 5 胸椎棘突下，旁开 3 寸。

【主治】气喘，咳嗽；心痛，心悸，胸闷；脊背强痛。

【刺灸法】斜刺 0.5～0.8 寸；可灸。

45. 𫐄譆(BL 45)

【定位】在背部，当第 6 胸椎棘突下，旁开 3 寸。

【主治】咳嗽，气喘；肩背痛。

【刺灸法】斜刺 0.5～0.8 寸；可灸。

46. 膈关(BL 46)

【定位】在背部，当第 7 胸椎棘突下，旁开 3 寸。

【主治】饮食不下，呃逆，呕吐，嗳气；脊背强痛。

【刺灸法】斜刺 0.5～0.8 寸；可灸。

47. 魂门(BL 47)

【定位】在背部，当第 9 胸椎棘突下，旁开 3 寸。

【主治】胸胁痛，背痛；呕吐，泄泻。

【刺灸法】斜刺 0.5～0.8 寸；可灸。

48. 阳纲(BL 48)

【定位】在背部，当第 10 胸椎棘突下，旁开 3 寸。

【主治】肠鸣，腹痛，泄泻；胁痛，黄疸。

【刺灸法】斜刺 0.5～0.8 寸；可灸。

49. 意舍(BL 49)

【定位】在背部，当第 11 胸椎棘突下，旁开 3 寸。

【主治】腹胀，肠鸣，呕吐，泄泻，饮食不下。

【刺灸法】斜刺 0.5～0.8 寸；可灸。

50. 胃仓（BL 50）

【定位】在背部，当第 12 胸椎棘突下，旁开 3 寸。

【主治】腹胀，胃脘痛，小儿食积；脊背痛。

【刺灸法】斜刺 0.5～0.8 寸；可灸。

51. 肓门（BL 51）

【定位】在腰部，当第 1 腰椎棘突下，旁开 3 寸。

【主治】腹痛，便秘，痞块。

【刺灸法】直刺 0.8～1 寸；可灸。

52. 志室（BL 52）

【定位】在腰部，当第 2 腰椎棘突下，旁开 3 寸。

【主治】遗精，阳痿；月经不调；遗尿，尿频，小便不利，水肿；腰膝酸痛。

【刺灸法】直刺 0.8～1 寸；可灸。

53. 胞肓（BL 53）

【定位】在臀部，平第 2 骶后孔，骶正中嵴旁开 3 寸。

【主治】肠鸣，腹胀；腰脊痛；尿闭。

【刺灸法】直刺 0.8～1 寸；可灸。

54. 秩边（BL 54）

【定位】在臀部，平第 4 骶后孔，骶正中嵴旁开 3 寸。

【主治】腰骶痛，下肢痿痹；小便不利，外阴肿痛；痔疾，大便难。

【刺灸法】直刺 1.5～3 寸；可灸。

（六）小腿部穴（合阳、承筋、承山、飞扬、跗阳）

主治：局部病证、经脉循行所过部位的病变。

定位关键词：小腿后面，腓肠肌。

55. 合阳（BL 55）

【定位】在小腿后面，当委中与承山的连线上，委中下 2 寸。

【主治】腰脊痛，下肢酸痛、麻痹。

【刺灸法】直刺 0.5～1 寸；可灸。

56. 承筋（BL 56）

【定位】在小腿后面，当委中与承山的连线上，腓肠肌肌腹中央，委中下 5 寸。

【主治】腿痛转筋，腰背拘急；痔疾。

【刺灸法】直刺0.5～1寸；可灸。

57. 承山(BL 57)

【定位】在小腿后面正中，委中与昆仑之间，当伸直小腿或足跟上提时腓肠肌肌腹下出现尖角凹陷处。

【主治】腰痛，腿痛转筋，脚气；痔疾，便秘。

【刺灸法】直刺0.7～1寸；可灸。

58. 飞扬(BL 58)　络穴

【定位】在小腿后面，当外踝后，昆仑穴直上7寸，承山外下方1寸处。

【主治】

- 头项疾患：头痛，目眩，鼻衄，颈项强；
- 腰腿疾患：腰腿痛，膝胫无力，足痿，历节痛风，足趾不得屈，脚气；
- 其他：寒疟，痔疮，癫狂。

【刺灸法】直刺0.7～1寸；可灸。

59. 跗阳(BL 59)　阳跷脉郄穴

【定位】在小腿后面，外踝后，昆仑穴直上3寸。

【主治】

- 本经脉所过部位的疾患：腰、骶、髋、股后外疼痛，膝胫酸重，霍乱转筋，寒湿脚气，外踝红肿，两足生疮；
- 头部疾患：头重如石，头痛目眩。

【配伍】配环跳、委中，治疗下肢痿痹。

【刺灸法】直刺0.5～1寸；可灸。

(七)足部穴(昆仑、仆参、申脉、金门、京骨、束骨、足通谷、至阴)

主治：五官疾患、背腰部、神志病、下肢后面；各具特点。

定位关键词：外踝、赤白肉际、趾甲角。

60. 昆仑(BL 60)　经穴

【定位】在足部外踝后方，当外踝尖与跟腱之间的凹陷处。

【主治】

- 头面疾患：头痛，目眩，目痛，鼻衄；
- 本经脉所过部位的疾患：项强，腰骶疼痛，肩背拘急，脚跟肿痛；
- 其他：惊痫，难产，疟疾。

【配伍】

配
- 申脉、太溪，治疗腿红肿，足的草鞋风。
- 风池、后溪，治疗头痛，惊痫。
- 风市、阳陵泉，治疗下肢痿痹。

【刺灸法】直刺 0.5～1 寸；可灸。

61. 仆参(BL 61)

【定位】在足外侧部，外踝后下方，昆仑直下，跟骨外侧，赤白肉际处。

【主治】下肢痿痹，足跟痛。

【刺灸法】直刺 0.3～0.5 寸；可灸。

62. 申脉(BL 62)　八脉交会穴通于阳跷脉

【定位】在足外侧部，外踝直下方凹陷中。

【主治】

- 神志疾患：失眠，癫狂，痫证，中风不省人事；
- 头面五官疾患：偏正头痛，目赤肿痛，眩晕，眉棱骨痛，鼻衄，口眼歪斜；
- 本经脉所过部位的疾患：腰背痛，肢节酸痛，足跟肿痛，不能久坐，半身不遂。

【配伍】

配
- 后溪、前谷，治疗癫疾。
- 金门，治疗头风头痛。
- 阳陵泉、足三里，治疗下肢痿痹。

【刺灸法】直刺 0.2～0.3 寸；可灸。

63. 金门(BL 63)　郄穴

【定位】在足外侧，当外踝前缘直下，骰骨下缘处。

【主治】

- 头面疾患：头风，牙痛；
- 神志疾患：癫痫，惊风，尸厥；
- 本经脉所过部位的疾患：肩背痛，腰膝酸痛，下肢不遂，历节痛风，外踝红肿，足部扭伤，霍乱转筋。

【刺灸法】直刺 0.3～0.5 寸；可灸。

64. 京骨(BL 64)　原穴

【定位】在足外侧，第 5 跖骨粗隆下方，赤白肉际处。

【主治】

- 头目疾患：头痛，眩晕，目赤目翳，鼻塞鼻衄；
- 背腰疾患：背寒，脊强，腰尻疼痛，髀枢痛；
- 下肢疾患：半身不遂，膝胫酸痛，寒湿脚气，两足生疮；
- 神志疾患：癫狂，痫证；
- 其他：心痛，腹满，泄泻，便血，疟疾。

【刺灸法】直刺 0.3～0.5 寸；可灸。

65. 束骨(BL 65)　输穴

【定位】在足外侧,足小趾本节(第 5 跖趾关节)的后方,赤白肉际处。

【主治】

- 头面部疾患:头痛,目赤,耳聋,眩晕;
- 精神疾患:癫狂,惊痫;
- 本经脉所过部位的疾患:颈强,腰背痛,背生疔疮,痔疮,下肢后侧痛。

【刺灸法】直刺 0.3～0.5 寸;可灸。

66. 足通谷(BL 66)　荥穴

【定位】在足外侧,足小趾本节(第 5 跖趾关节)的前方,赤白肉际处。

【主治】

- 头项疾患:头痛,项强,目眩,鼻衄,舌肿;
- 精神疾患:癫狂;
- 其他:热病汗不出,咳喘,胸满。

【配伍】

配
- 上星、内庭,治疗鼻鼽衄。
- 章门、丰隆,治疗癫痫,精神分裂症。

【刺灸法】直刺 0.2～0.3 寸;可灸。

67. 至阴(BL 67)　井穴

【定位】在足小趾末节外侧,距趾甲角 0.1 寸(指寸)。

【主治】

- 头面部疾患:头痛,鼻塞,鼻衄,目痛;
- 胎产疾患:胞衣不下,胎位不正,难产;
- 本经脉所过部位的疾患:足下热。

【配伍】

配
- 三阴交,治疗胞衣不下,难产。
- 风池、攒竹,治疗头痛,目痛。

【刺灸法】针刺 0.2 寸;可灸。

足少阴肾经

一、经脉循行

(一)原文

《灵枢・经脉》:肾足少阴之脉,起于小指之下,邪走足心,出于然谷之下,循内踝之后，别入跟中，以上踹内，出腘内廉，上股内后廉，贯脊属肾络膀胱；其直者，从肾上贯肝膈，入肺中，循喉咙，挟舌本；其支者，从肺出络心，注胸中。(图 2-8)

注释：邪走足心：从小趾下斜行走向足心涌泉。

贯脊：指由长强沿脊上行，先属肾，再下络膀胱，其穴位即当肓俞向下至横骨。

舌本：舌根部。

联络脏腑：肾、膀胱、肝、肺、心。

经过的器官：舌、喉咙、脊柱(髓)、膈。

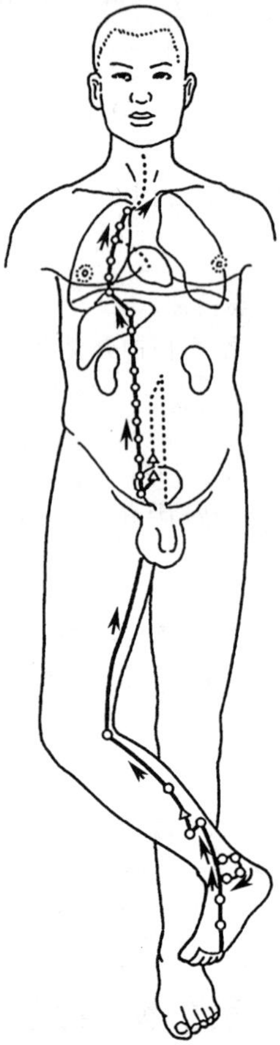

图 2-8　足少阴肾经经脉循行图

(二)循行路线简示

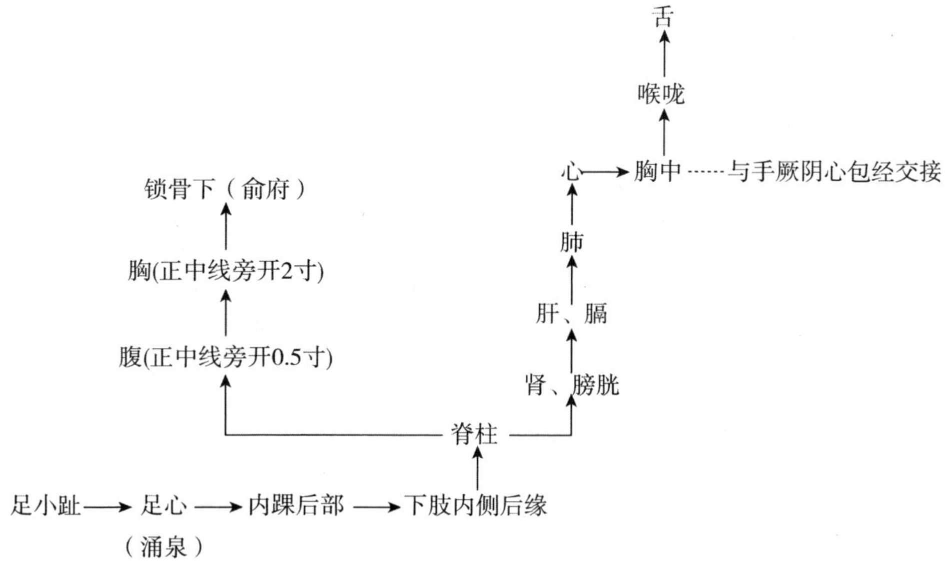

二、病候、主治

(一)病候

《灵枢·经脉》:是动则病饥不欲食,面如漆柴,咳唾则有血,喝喝而喘,坐而欲起,目𥆨𥆨如无所见,心如悬若饥状,气不足则善恐,心惕惕如人将捕之,是为骨厥。

是主肾所生病者,口热舌干,咽肿上气,嗌干及痛,烦心心痛,黄疸肠澼,脊、股内后廉痛,痿厥嗜卧,足下热而痛。

(二)主治概要

1. 妇科病,前阴病。
2. 肾、肺、咽喉病。
3. 经脉循行部位病证。

三、歌诀

八足少阴肾经属,起于涌泉止俞府。
肠腹泌尿生殖喉,惯用他经此为辅。

四、腧穴

(一)足部穴(涌泉、然谷、太溪、大钟、水泉、照海)

主治:肾病、前阴病、肺、头面五官病、局部病证。

定位关键词：足底、足内侧缘。

1. 涌泉(KI 1)　井穴

【定位】在足底部，卷足时足前部凹陷处，约当足底 2、3 趾趾缝纹头端与足跟连线的前 1/3 与后 2/3 的交点上。

【主治】

- 神志疾患：尸厥，癫狂，痫证，善恐，善忘，小儿惊风；
- 头面五官疾患：头痛，头晕，目眩，舌干，咽喉肿痛，鼻衄，喑不能言；
- 胸肺疾患：喘逆，咳嗽短气，咳血，肺痨；
- 生殖疾患：阳痿，经闭，难产，妇人无子；
- 本经脉所过部位的疾患：足心热，五趾尽痛，下肢瘫痪，奔豚气。

【配伍】

配
- 百会、人中，治疗昏厥，癫痫，休克。
- 四神聪、神门，治疗头晕，失眠，癔症。

【刺灸法】直刺 0.5～0.8 寸；可灸。

2. 然谷(KI 2)　荥穴

【定位】在足内侧缘，足舟骨粗隆下方，赤白肉际。

【主治】

- 妇人疾患：月经不调，子宫脱垂，经闭，痛经，白带，血崩，不孕；
- 前阴疾患：遗精白浊，小便淋沥，阴痒；
- 其他：泄泻，胸胁胀满，咯血，小儿脐风，口噤不开，消渴，黄疸。

【配伍】

配
- 血海、三阴交，治疗阴痒，白浊。
- 神门、大陵，治疗心烦不寐。

【刺灸法】直刺 0.5～0.8 寸；可灸。

3. 太溪(KI 3)　原穴；输穴

【定位】在足内侧，内踝后方，当内踝尖与跟腱之间的凹陷处。

【主治】

- 肾脏疾患：遗尿，癃闭，淋证，遗精，阳痿，小便频，水肿；
- 妇人疾患：月经不调，经闭，带下，不孕；
- 胸肺疾患：咳嗽，气喘，咯血；
- 神志疾患：失眠，健忘；
- 五官疾患：头痛，牙痛，咽喉肿痛，暴喑，鼻衄不止，耳鸣耳聋，青盲，夜盲，口中热；
- 本经脉所过部位的疾患：内踝肿痛，足跟痛，下肢厥冷，腰脊痛；
- 其他：虚劳，脱证，脱发，咯血，消渴。

【配伍】

配——昆仑、申脉，治疗足肿。
配——少泽，治疗咽喉炎，齿痛。
配——肾俞、志室，治疗遗精，阳痿，肾虚腰痛。

【刺灸法】直刺 0.3～0.5 寸；可灸。

4. 大钟（KI 4）　络穴

【定位】在足内侧，内踝后下方，当跟腱附着部的内侧前方凹陷处。

【主治】

- 咽喉疾患：咽喉肿痛，舌本出血，食噎不下；
- 胸肺疾患：咳嗽，咳血，哮喘，支气管哮喘；
- 心神疾患：烦心，失眠，痴呆；
- 肾脏疾患：小便淋沥，月经不调；
- 本经脉所过部位的疾患：足跟肿痛，腰脊强痛；
- 其他：嗜卧，疟疾。

【刺灸法】直刺 0.3～0.5 寸；可灸。

5. 水泉（KI 5）　郄穴

【定位】在足内侧，内踝后下方，当太溪直下 1 寸（指寸），跟骨结节的内侧凹陷处。

【主治】

- 妇人疾患：月经不调，经闭，痛经，子宫脱垂；
- 肾脏疾患：小便不利，腹痛，目昏花；
- 本经脉所过部位的疾患：足跟痛。

【刺灸法】直刺 0.3～0.5 寸；可灸。

6. 照海（KI 6）　八脉交会穴通于阴跷脉

【定位】在足内侧，内踝尖下方凹陷处。

【主治】

- 头面五官疾患：面目浮肿，目赤肿痛，视物昏花，耳鸣，耳聋，咽喉肿痛，嗌干，喉痹，梅核气，暴喑；
- 胸腹疾患：心痛，气喘，蛊胀，腹痛连脐，肠鸣泄泻；
- 泌尿生殖疾患：月经不调，痛经，经闭，赤白带下，子宫脱垂，阴痒，妇人血晕，胎衣不下，恶露不止，难产，疝气，淋病，遗精白浊，癃闭，小便频数，遗尿；
- 神志疾患：痫病夜发，惊恐不安；
- 本经脉所过部位的疾患：脚气红肿，手足转筋，瘈疭。

【配伍】

配——支沟，治疗便秘。
配——中极、三阴交，治疗月经不调，痛经，赤白带下。
配——申脉，治疗下肢行走不便。

【刺灸法】直刺 0.5～0.8 寸;可灸。

(二)小腿足部穴(复溜、交信、筑宾、阴谷)

主治:肾病、腹部病、妇科病,局部病证。

定位关键词:小腿内侧。

7. 复溜(KI 7)　经穴

【定位】在小腿内侧,太溪直上 2 寸,跟腱的前方。

【主治】

- 肾脏疾患:水肿,腹胀,腰脊强痛,腿肿;
- 肺脏疾患:肺痨,咳嗽,失音;
- 五官疾患:耳鸣,耳聋,青盲,暴盲;
- 本经脉所过部位的疾患:足痿,下肢瘫痪,足跟痛;
- 其他:盗汗,身热无汗,自汗,失眠健忘,头痛眩晕。

【配伍】

配
- 水分,治疗水肿。
- 合谷,治疗多汗、无汗或少汗。

【刺灸法】直刺 0.8～1 寸;可灸。

8. 交信(KI 8)　阴跷脉郄穴

【定位】在小腿内侧,当太溪直上 2 寸,复溜前 0.5 寸,胫骨内侧缘的后方。

【主治】

- 妇科疾患:月经不调,赤白带下,崩漏,子宫脱垂;
- 肝肾疾患:睾丸肿痛,五淋,疝气,阴痒;
- 本经脉所过部位的疾患:股膝胫内侧痛;
- 其他:泄泻,大便难,赤白痢。

【配伍】

配
- 百会、关元,治疗子宫脱垂,崩漏。
- 水道、地机,治疗月经不调,赤白带下。

【刺灸法】直刺 0.8～1 寸;可灸。

9. 筑宾(KI 9)　阴维脉郄穴

【定位】在小腿内侧,当太溪与阴谷的连线上,太溪上 5 寸,腓肠肌肌腹的内下方。

【主治】

- 神志疾患:癫,狂,痫;
- 少腹疾患:疝痛,小儿脐疝,不孕;
- 本经脉所过部位的疾患:脚软无力,足踹痛,小腿内侧痛。

【刺灸法】直刺 0.5～1.2 寸;可灸。

10. 阴谷(KI 10)　合穴

【定位】在腘窝内侧，屈膝时，当半腱肌肌腱与半膜肌肌腱之间。

【主治】

- 肝肾疾患：少腹疼痛，小便不利，疝痛，遗精，阳痿，阴囊湿痒；
- 妇科疾患：崩漏，带下，经闭；
- 本经脉所过部位的疾患：膝股后侧痛，舌下肿，心中痛。

【配伍】

配
- 阴陵泉，治疗小便不通。
- 肾俞、关元，治疗阳痿，小便难。
- 曲池、血海、曲骨，治疗阴痛，阴痒。

【刺灸法】直刺 0.5～1.2 寸；可灸。

(三)腹部穴(横骨、大赫、气穴、四满、中注、肓俞、商曲、石关、阴都、腹通谷、幽门)

主治：妇科病、前阴病、肠腑病证。

定位关键词：前正中线旁开 0.5 寸。

11. 横骨(KI 11)

【定位】在下腹部，当脐中下 5 寸，前正中线旁开 0.5 寸。

【主治】少腹满痛，小便不利，遗尿，遗精，阳痿，阴部痛。

【刺灸法】直刺 0.8～1.2 寸；可灸。

12. 大赫(KI 12)

【定位】在下腹部，当脐中下 4 寸，前正中线旁开 0.5 寸。

【主治】遗精，阳痿，带下，阴部痛，子宫脱垂。

【刺灸法】直刺 0.8～1.2 寸；可灸。

13. 气穴(KI 13)

【定位】在下腹部，当脐中下 3 寸，前正中线旁开 0.5 寸。

【主治】月经不调，痛经；小便不利；腹痛，泄泻。

【刺灸法】直刺或斜刺 0.8～1.2 寸；可灸。

14. 四满(KI 14)

【定位】在下腹部，当脐中下 2 寸，前正中线旁开 0.5 寸。

【主治】腹痛，腹胀，泄泻；遗精；月经不调，痛经，产后腹痛。

【刺灸法】直刺 0.8～1.2 寸；可灸。

15. 中注(KI 15)

【定位】在下腹部，当脐中下 1 寸，前正中线旁开 0.5 寸。

【主治】月经不调；腹痛，便秘。

【刺灸法】直刺 0.8～1.2 寸；可灸。

16. 肓俞（KI 16）

【定位】在腹中部，当脐中旁开 0.5 寸。

【主治】

- 脾胃肠疾患：腹痛绕脐，腹胀，呕吐，泄泻，痢疾，便秘，疝气；
- 其他：五淋，月经不调，腰脊痛。

【配伍】

配
- 大敦、归来，治疗疝气痛，腹痛。
- 合谷、天枢，治疗便秘，泄泻，痢疾。
- 中脘、足三里、天枢，治疗腹痛、腹胀、呕吐。
- 关元、三阴交、肾俞，治疗月经不调。

【刺灸法】直刺 0.8～1.2 寸；可灸。

17. 商曲（KI 17）

【定位】在上腹部，当脐中上 2 寸，前正中线旁开 0.5 寸。

【主治】腹痛，泄泻，便秘。

【刺灸法】直刺 0.5～0.8 寸；可灸。

18. 石关（KI 18）

【定位】在上腹部，当脐中上 3 寸，前正中线旁开 0.5 寸。

【主治】呕吐，腹痛，便秘；产后腹痛，妇人不孕。

【刺灸法】直刺 0.5～0.8 寸；可灸。

19. 阴都（KI 19）

【定位】在上腹部，当脐中上 4 寸，前正中线旁开 0.5 寸。

【主治】肠鸣，腹痛，胃脘痛，便秘，呕吐。

【刺灸法】直刺 0.5～0.8 寸；可灸。

20. 腹通谷（KI 20）

【定位】在上腹部，当脐中上 5 寸，前正中线旁开 0.5 寸。

【主治】腹痛，腹胀，呕吐。

【刺灸法】直刺 0.5～0.8 寸；可灸。

21. 幽门（KI 21）

【定位】在上腹部，当脐中上 6 寸，前正中线旁开 0.5 寸。

【主治】腹痛，腹胀，消化不良，呕吐，泄泻。

【刺灸法】直刺 0.5～0.8 寸；可灸。

（四）胸部穴（步廊、神封、灵墟、神藏、彧中、俞府）

主治：肺病、胸胁病证。

定位关键词:肋间隙,前正中线旁开 2 寸。

22. 步廊(KI 22)

【定位】在胸部,当第 5 肋间隙,前正中线旁开 2 寸。

【主治】咳嗽,气喘,胸胁胀满;呕吐,纳呆。

【刺灸法】斜刺或平刺 0.5～0.8 寸,不可深刺,以免伤及内脏;可灸。

23. 神封(KI 23)

【定位】在胸部,当第 4 肋间隙,前正中线旁开 2 寸。

【主治】咳嗽,气喘,胸胁胀满;乳痈。

【刺灸法】斜刺或平刺 0.5～0.8 寸;可灸。

24. 灵墟(KI 24)

【定位】在胸部,当第 3 肋间隙,前正中线旁开 2 寸。

【主治】咳嗽,气喘,胸胁胀痛;乳痈。

【刺灸法】斜刺或平刺 0.5～0.8 寸,不可向内深刺,以免伤及肺脏;可灸。

25. 神藏(KI 25)

【定位】在胸部,当第 2 肋间隙,前正中线旁开 2 寸。

【主治】咳嗽,气喘,胸痛。

【刺灸法】斜刺或平刺 0.5～0.8 寸;可灸。

26. 彧中(KI 26)

【定位】在胸部,当第 1 肋间隙,前正中线旁开 2 寸。

【主治】咳嗽,气喘,痰壅,胸胁胀满。

【刺灸法】斜刺或平刺 0.5～0.8 寸;可灸。

27. 俞府(KI 27)

【定位】在胸部,当锁骨下缘,前正中线旁开 2 寸。

【主治】咳嗽,气喘,胸痛。

【刺灸法】斜刺或平刺 0.5～0.8 寸;可灸。

手厥阴心包经

一、经脉循行

(一)原文

《灵枢・经脉》:心主手厥阴心包络之脉,起于胸中,出属心包络,下膈,历络三焦;其支者,循胸出胁,下腋三寸,上抵腋,下循臑内,行太阴少阴之间,入肘中,下臂行两筋之间,入掌中,循中指出其端;其支者,别掌中,循小指次指出其端。

（图 2-9）

注释：下臂：指下行于前臂。

两筋：指桡侧腕屈肌腱与掌长肌腱之间。

小指次指：无名指，即第 4 指。

联络脏腑：心包、三焦、膈。

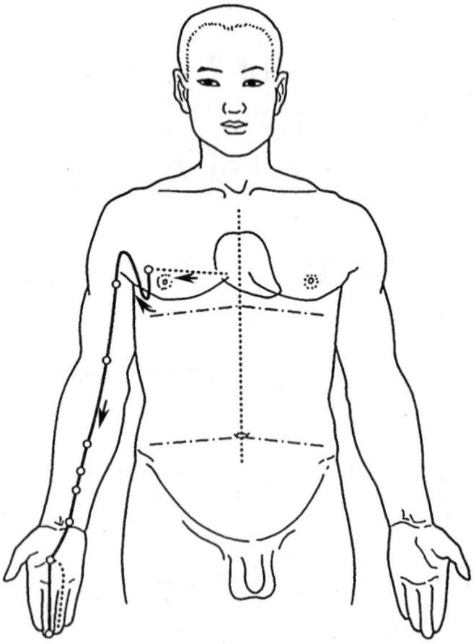

图 2-9　手厥阴心包经经脉循行图

（二）循行路线简示

胸中（天池）→胁、腋窝→上肢内侧中线→掌中→第 3 指（中冲）

掌中→第 4 指⋯→与手少阳三焦经交接

胸中→心包→膈→三焦

二、病候、主治

（一）病候

《灵枢·经脉》：是动则病手心热，臂、肘挛急，腋肿；甚则胸胁支满，心中憺憺大动，面赤，目黄，喜笑不休。

是主脉所生病者，烦心心痛，掌中热。

(二)主治概要

1. 心、胸、胃病证。

2. 神志病。

3. 经脉循行部位病证。

三、歌诀

九心包络手厥阴，起于天池中冲尽。

心胸肺胃效皆好，神志疾患亦可寻。

四、腧穴

(一)胸部穴(天池)

主治：心、胸疾患。

定位关键词：第 4 肋间隙，乳头外 1 寸。

1. 天池(PC 1)

【定位】在胸部，当第 4 肋间隙，乳头外 1 寸，前正中线旁开 5 寸。

【主治】胸闷，胁痛，腋下肿痛。

【刺灸法】斜刺或平刺 0.5～0.8 寸；可灸。

(二)上臂部穴(天泉)

主治：局部病证。

定位关键词：肱二头肌的长、短头。

2. 天泉(PC 2)

【定位】在臂内侧，当腋前纹头下 2 寸，肱二头肌的长、短头之间。

【主治】心痛，胁胀，咳嗽，胸壁及上臂内侧痛。

【刺灸法】直刺 0.5～0.8 寸；可灸。

(三)前臂部穴(曲泽、郄门、间使、内关、大陵)

主治：心病、胸、胃病、神志、热病。

定位关键词：肱二头肌腱的尺侧缘，掌长肌腱与桡侧腕屈肌腱之间。

3. 曲泽(PC 3)　合穴

【定位】在肘横纹中，当肱二头肌腱的尺侧缘。

【主治】

- 心胸疾患：心痛善惊，心悸，心烦；
- 脾胃疾患：口干，呕吐，呕血，霍乱；
- 本经脉所过部位的疾患：肘臂掣痛不伸；
- 其他：痧症，风疹，身热烦渴，伤寒。

【配伍】

配
- 内关、大陵，治疗心胸痛。
- 委中、曲池，治疗中暑。

【刺灸法】直刺0.8～1寸，或用三棱针点刺出血；可灸。

4. 郄门(PC 4)　郄穴

【定位】在前臂掌侧，当曲泽与大陵的连线上，腕横纹上5寸。

【主治】

- 心神疾患：心痛，心悸，胸痛，癫狂；
- 胸肺疾患：咳血，衄血，呕血，五心烦热；
- 本经脉所过部位的疾患：肘臂痛，腋肿；
- 其他：疔疮，胃痛。

【配伍】

配
- 尺泽、肺俞，治疗咳血。
- 神门、心俞，治疗心悸，心绞痛。

【刺灸法】直刺0.5～1寸；可灸。

5. 间使(PC 5)　经穴

【定位】在前臂掌侧，当曲泽与大陵的连线上，腕横纹上3寸，掌长肌腱与桡侧腕屈肌腱之间。

【主治】

- 心、胸、胃疾患：心痛，心悸，胸胁痛，伤寒结胸，胃痛，呕吐；
- 神志疾患：癫狂，痫证；
- 本经脉所过部位的疾患：肘挛，腋肿；
- 其他：疟疾，暗不能言，咽中如鲠，咽喉炎。

【配伍】

配
- 心俞，治疗心悸。
- 三阴交，治疗月经不调，经闭。

【刺灸法】直刺0.5～1寸；可灸。

6. 内关(PC 6)　络穴；八脉交会穴，通于阴维脉

【定位】在前臂掌侧，当曲泽与大陵的连线上，腕横纹上2寸，掌长肌腱与桡

侧腕屈肌腱之间。

【主治】

- 心神血脉疾患：心痛，心悸，善惊，烦心，失眠，脏躁，癫痫，狂妄；
- 脾胃疾患：胃脘疼痛，呕吐，呃逆，黄疸，妊娠恶阻；
- 胸部疾患：胸胁支满，哮喘，乳癖，乳汁缺乏；
- 本经脉所过部位的疾患：肘臂挛痛；
- 其他：产后血晕，痛经，月经不调，热病汗不出，头项强，目昏，脱肛。

【配伍】

配
- 足三里、中脘，治疗胸腹痛，呕吐。
- 膈俞，治疗胸满支肿。
- 神门，治疗失眠。
- 太冲，治疗肝气郁结之证。
- 章门、膻中、公孙，治疗呃逆。

【刺灸法】直刺 0.5～1 寸；可灸。

7. 大陵（PC 7） 原穴；输穴

【定位】在腕掌横纹的中点处，当掌长肌腱与桡侧腕屈肌腱之间。

【主治】

- 心肺疾患：心慌，心悸，心悬若饥，胸中热痛，短气，喘咳；
- 神志疾患：心烦，悲泣惊恐，嬉笑不休，狂言不乐，脏躁；
- 脾胃疾患：胃痛，呕吐，呕血；
- 五官疾患：头痛，目黄，目赤痛，喉痹，咽干，口疮，口臭；
- 本经脉所过部位的疾患：手腕臂痛，腕下垂。

【配伍】

配
- 内关、曲泽，治疗心胸疼痛。
- 人中，治疗口臭，烦心。
- 神门、列缺，治疗腕下垂。
- 心俞、膈俞，治疗心血瘀阻之心悸。
- 丰隆、太冲，治疗气郁胆结型之癫狂。

【刺灸法】直刺 0.3～0.5 寸；可灸。

（四）手部穴（劳宫、中冲）

主治：神志病、心病、胃病、局部病证。

定位关键词：2、3 掌骨之间、中指末节尖端。

8. 劳宫（PC 8） 荥穴

【定位】在手掌心，当第 2、3 掌骨之间偏于第 3 掌骨，握拳屈指时中指尖处。

【主治】

- 心胸疾患：心痛，心悸，胸胁支满，胁痛，气逆；
- 神志疾患：心烦善怒，嬉笑不休，癫狂，小儿惊厥；
- 热病：溺赤，大便下血；
- 本经脉所过部位的疾患：掌中热，鹅掌风，手指麻木；
- 其他：目黄，口中糜烂。

【配伍】

配
- 大陵，治疗嬉笑不止。
- 曲泽、大陵，治疗鹅掌风。
- 太冲、内庭，治疗口疮，口臭。
- 人中、涌泉，治疗中暑，中风昏迷。

【刺灸法】直刺 0.3～0.5 寸；可灸。

9. 中冲(PC 9)　井穴

【定位】在手中指末节尖端中央。

【主治】

- 心胸疾患：心痛，心悸，胸胁痛；
- 神志疾患：癫狂，热病，中风昏迷，悲恐善惊，喜怒无常；
- 本经脉所过部位的疾患：肘腋肿痛，手挛不伸，手掌热，目黄，口中热，嗌干，咽痛；
- 其他：大便脓血，吐血。

【配伍】

配
- 曲池，治疗发热。
- 心俞、内关，治疗心痛，心悸，癫狂。
- 百会、十宣穴，治疗中风昏迷。

【刺灸法】浅刺 0.1 寸；或用三棱针点刺出血。

手少阳三焦经

一、经脉循行

(一)原文

《灵枢·经脉》：三焦手少阳之脉，起于小指次指之端，上出两指之间，循手表腕，出臂外两骨之间，上贯肘，循臑外上肩，而交出足少阳之后，入缺盆，布膻中，散络心包，下膈，循属三焦；其支者，从膻中上出缺盆，上项，系耳后直上，出耳上角，以屈下颊至䪼；其支者，从耳后入耳中，出走耳前，过客主人前，交颊，至目锐眦。(图 2-10)

注释：两指之间：第 4～5 指缝间。

手表腕：指手臂腕关节部。

臂外两骨：前臂伸侧，尺骨与桡骨。

贯肘：通过肘尖部。

臑外：指上臂的伸侧。

联络脏腑：三焦、心包。

经过的器官：目、耳、膈。

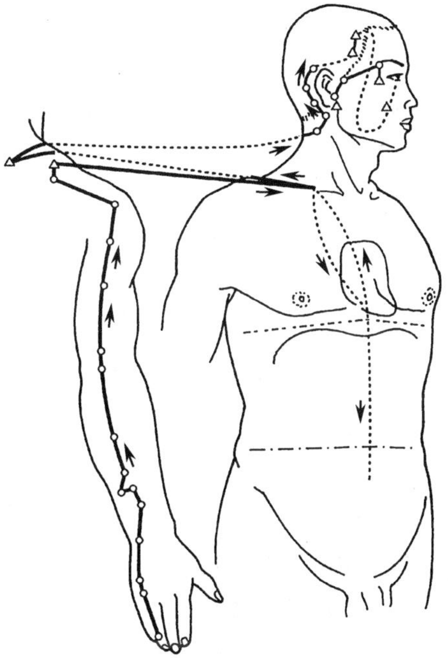

图 2-10　手少阳三焦经经脉循行图

（二）循行路线简示

目外眦 ←— 颊 ←— 耳前、耳中 ←— 耳后 —→ 耳上角 —→ 颊 —→ 眼下面

（丝竹空）

与足少阳胆经交接

项部 ↑ 耳后

上肢外侧中间 —→ 肩 —→ 缺盆 ↑ 项部

第 4 指（关冲）↑ 上肢外侧中间

缺盆 → 膻中、心包 → 膈 → 三焦

膻中、心包 → 缺盆

二、病候、主治

(一)病候

《灵枢·经脉》:是动则病耳聋,浑浑焞焞,嗌肿喉痹。

是主气所生病者,汗出,目锐眦痛,颊痛,耳后、肩、臑、肘、臂外皆痛;小指次指不用。

(二)主治概要

1. 侧头、耳、目、咽喉病证。
2. 胸胁病证。
3. 热病。
4. 经脉循行部位病证。

三、歌诀

十手少阳三焦经,起关冲止丝竹空。
头侧耳目肋热喉,腹胀水肿遗尿癃。

四、腧穴

(一)手部穴(关冲、液门、中渚、阳池)

主治:头、目、耳病,热病,胸胁病;各具特点。

定位关键词:指甲角,第4、5指间、掌骨间。

1. 关冲(SJ 1)　井穴

【定位】在手环指末节尺侧,距指甲角0.1寸(指寸)。

【主治】

- 外感疾患:寒热头痛,热病汗不出;
- 头面五官疾患:头眩目赤,颔痛,视物不清,耳聋,耳鸣,舌卷口干,喉痹;
- 本经脉所过部位的疾患:臂、肘疼痛;
- 其他:心烦,胸中气噎,不嗜食。

【配伍】

配
- 少商、少泽,治疗咽喉肿痛。
- 人中、劳宫,治疗中暑。
- 听宫,治疗耳疾。

【刺灸法】浅刺0.1寸,或用三棱针点刺出血;可灸。

2. 液门(SJ 2)　荥穴

【定位】在手背部,当第4、5指间,指蹼缘后方赤白肉际处。

【主治】

—外感疾患：热病汗不出，寒热头痛，疟疾；
—头面五官疾患：目赤泪出，耳聋，耳鸣，咽肿，齿龋痛；
—本经脉所过部位的疾患：手背红肿，手肌痉挛。

【配伍】

配—鱼际，治疗喉痛。
配—外关、听宫，治疗耳鸣，头痛。

【刺灸法】直刺 0.3～0.5 寸；可灸。

3. 中渚(SJ 3)　输穴

【定位】在手背部，当环指本节（掌指关节）的后方，第 4、5 掌骨间凹陷处。

【主治】

—外感疾患：热病汗不出，寒热；
—头面五官疾患：头痛目赤，目眩，目痛，目生翳膜，耳聋，耳鸣，喉痹；
—本经脉所过部位的疾患：肘臂痛，手臂红肿，五指不得屈伸；
—其他：消渴，疟疾，肋间神经痛。

【配伍】

配—液门，治疗手臂红肿。
配—听宫、翳风，治疗耳鸣，耳聋。
配—外关、期门，治疗胁痛。

【刺灸法】直刺 0.3～0.5 寸；可灸。

4. 阳池(SJ 4)　原穴

【定位】在腕背横纹中，当指伸肌腱的尺侧缘凹陷处。

【主治】

—头面五官疾患：头痛，头晕，耳鸣，耳聋，目痛，咽喉肿痛，项痛；
—本经脉所过部位的疾患：肩臂痛不得举，腕痛无力，腕关节红肿不得屈伸；
—其他：消渴，烦闷，口干。

【配伍】

配—外关、曲池，治疗前臂肌痉挛或麻痹。
配—少商、廉泉，治疗咽喉肿痛。
配—胰俞、脾俞、太溪，治疗消渴。

【刺灸法】直刺 0.3～0.5 寸；可灸。

(二)前臂部穴（外关、支沟、会宗、三阳络、四渎、天井）

主治：头、目、耳病，局部病证；各具特点。

定位关键词：尺骨与桡骨之间。

5. 外关(SJ 5)　络穴；八脉交会穴，通于阳维脉

【定位】在前臂背侧，当阳池与肘尖的连线上，腕背横纹上 2 寸，尺骨与桡

骨之间。

【主治】

- 外感疾患：热病，痄腮；
- 头面耳目疾患：头痛，耳鸣，目赤肿痛；
- 本经脉所过部位的疾患：五指尽痛不能握物，肘臂屈伸不利，肩痛。

【配伍】

配
- 阳池、中渚，治疗手指疼痛，腕关节疼痛。
- 太阳、率谷，治疗偏头痛。
- 后溪，治疗落枕。
- 足临泣，治疗耳、目、颈项及肩部病证。
- 合谷、列缺，治疗感冒，头痛。

【刺灸法】直刺0.5～1寸；可灸。

6. 支沟(SJ 6)　经穴

【定位】在前臂背侧，当阳池与肘尖的连线上，腕背横纹上3寸，尺骨与桡骨之间。

【主治】

- 外感疾患：热病汗不出；
- 头面五官疾患：耳聋，耳鸣，面赤，目赤肿痛，暴喑不能言，口噤；
- 心胸疾患：咳嗽，逆气，心痛，腋胁痛，心绞痛，胸膜炎，肋间神经痛；
- 本经脉所过部位的疾患：肩臂酸痛不举；
- 其他：产后血晕，大便不通。

【配伍】

配
- 行间、期门、阳陵泉，治疗胁肋痛。
- 阳池、八邪，治疗手指震颤。
- 上巨虚、天枢，治疗便秘。

【刺灸法】直刺0.5～1寸；可灸。

7. 会宗(SJ 7)　郄穴

【定位】在前臂背侧。当腕背横纹上3寸，支沟尺侧，尺骨的桡侧缘。

【主治】

- 头耳疾患：偏头痛，耳聋，耳鸣；
- 本经脉所过部位的疾患：肌肤疼痛，咳喘胸满，臂痛。

【配伍】配听会、翳风，治疗耳鸣、耳聋。

【刺灸法】直刺0.5～1寸；可灸。

8. 三阳络(SJ 8)

【定位】在前臂背侧，腕背横纹上4寸，尺骨与桡骨之间。

【主治】耳聋，暴喑，胸胁痛，手臂痛，齿痛。

【刺灸法】直刺 0.5～1 寸；可灸。

9. 四渎(SJ 9)

【定位】在前臂背侧，当阳池与肘尖的连线上，肘尖下 5 寸，尺骨与桡骨之间。

【主治】耳聋，齿痛，暴喑，偏头痛，前臂痛。

【刺灸法】直刺 0.5～1 寸；可灸。

10. 天井(SJ 10)　合穴

【定位】在臂外侧，屈肘时，当肘尖直上 1 寸凹陷处。

【主治】

—头面五官疾患：头痛，目锐眦痛，耳聋，耳鸣，颊肿，喉痹，咽痛；
—心胸疾患：胸痹，心痛，咳逆上气；
—本经脉所过部位的疾患：颈、项、肩、臂痛；
—其他：瘿气，瘰疬。

【配伍】

配
—外关、曲池，治疗臂痿不仁。
—少海，治疗肘痛。
—天突、水突，治疗瘿气。
—翳风、耳门，治疗耳聋。

【刺灸法】直刺 0.5～1 寸；可灸。

(三)上臂部穴(清冷渊、消泺、臑会)

主治：局部病证。

定位关键词：肘尖，臂外侧。

11. 清冷渊(SJ 11)

【定位】在臂外侧，屈肘，当肘尖直上 2 寸，即天井上 1 寸。

【主治】肩臂痛不举，偏头痛。

【刺灸法】直刺 0.5～1 寸；可灸。

12. 消泺(SJ 12)

【定位】在臂外侧，当清冷渊与臑会连线的中点处。

【主治】头痛，颈项强痛，臂痛不举。

【刺灸法】直刺 0.8～1.2 寸；可灸。

13. 臑会(SJ 13)

【定位】在臂外侧，当肘尖与肩髎的连线上，肩髎下 3 寸，三角肌的后下缘。

【主治】气瘿，肩臂酸痛。

【刺灸法】直刺 0.8～1.2 寸；可灸。

(四)肩颈部穴(肩髎、天髎、天牖、翳风)

主治：局部病证。

定位关键词：肩峰，乳突，肩胛角。

14. 肩髎(SJ 14)

【定位】在肩部，肩髃后方，当臂外展时，于肩峰后下方呈现凹陷处。

【主治】肩臂疼痛不举，上肢痿痹。

【刺灸法】直刺 0.8～1.2 寸；可灸。

15. 天髎(SJ 15)

【定位】在肩胛部，肩井与曲垣的中间，当肩胛骨上角处。

【主治】肩肘痛，颈项强痛。

【刺灸法】直刺 0.5～0.8 寸；可灸。

16. 天牖(SJ 16)

【定位】在颈侧部，当乳突的后方直下，平下颌角，胸锁乳突肌的后缘。

【主治】头痛，项强，面肿，目昏，暴聋。

【刺灸法】直刺 0.5～1 寸；可灸。

17. 翳风(SJ 17)

【定位】在耳垂后方，当乳突与下颌角之间的凹陷处。

【主治】

- 耳部疾患：耳鸣，耳聋；
- 面颊部疾患：口眼歪斜，牙关紧闭，齿痛，颊肿。

【配伍】

配
- 听宫、听会，治疗耳鸣，耳聋。
- 地仓、颊车、阳白、承泣，治疗面神经麻痹。
- 下关、颊车、合谷，治疗颊肿。

【刺灸法】直刺 0.8～1.2 寸；可灸。

(五)头部穴(瘈脉、颅息、角孙)

主治：头部、耳病证，各具特点。

定位关键词：耳轮、耳尖。

18. 瘈脉(SJ 18)

【定位】在头部，耳后乳突中央，当角孙至翳风之间，沿耳轮连线的中、下 1/3 的交点处。

【主治】头痛，耳鸣，耳聋，小儿惊痫。

【刺灸法】平刺 0.3～0.5 寸，或点刺出血；可灸。

19. 颅息(SJ 19)

【定位】在头部，当角孙至翳风之间，沿耳轮连线的上、中 1/3 的交点处。

【主治】头痛，耳鸣，耳聋，耳痛，小儿惊痫。

【刺灸法】平刺 0.3～0.5 寸；可灸。

20. 角孙(SJ 20)

【定位】在头部,折耳郭向前,当耳尖直上入发际处。

【主治】耳鸣,目赤肿痛,龈肿,齿痛,痄腮。

【刺灸法】平刺 0.3～0.5 寸;可灸。

(六)面部穴(耳门、耳和髎、丝竹空)

主治:头目耳病证。

定位关键词:耳屏上切迹,耳郭根、眉梢。

21. 耳门(SJ 21)

【定位】在面部,当耳屏上切迹的前方,下颌骨髁状突后缘,张口有凹陷处。

【主治】头痛,耳鸣,耳聋,小儿惊痫。

【刺灸法】直刺 0.5～1 寸;可灸。

22. 耳和髎(SJ 22)

【定位】在头侧部,当鬓发后缘,平耳郭根之前方,颞浅动脉的后缘。

【主治】偏头痛,耳鸣,牙关拘急。

【刺灸法】斜刺 0.3～0.5 寸;可灸。

23. 丝竹空(SJ 23)

【定位】在面部,当眉梢凹陷处。

【主治】

—头部疾患:头痛,齿痛,癫痫。
—眼目疾患:目眩,目赤肿痛,眼睑瞤动。

【配伍】

配—瞳子髎、睛明、攒竹,治疗目赤肿痛。
配—太阳、外关,治疗头痛。

【刺灸法】平刺 0.5～1 寸;不灸。

足少阳胆经

一、经脉循行

(一)原文

《灵枢·经脉》:胆足少阳之脉,起于目锐眦,上抵头角,下耳后,循颈行手少阳之前,至肩上,却交出手少阳之后,入缺盆;其支者,从耳后入耳中,出走耳前,至目锐眦后;其支者,别锐眦,下大迎,合于手少阳,抵于䪼,下加颊车,下颈合缺盆以下胸中,贯膈络肝属胆,循胁里,出气街,绕毛际,横入髀厌中;其直者,从缺盆下腋，循胸过季胁，下合髀厌中，以下循髀阳，出膝外廉，下外辅骨之前，直下抵绝骨之端，下出外踝之前，循足跗上，入小指次指之间；其支者，别跗上，入大指之间，循大指歧骨内出其端，还贯爪甲，出三毛。（图 2-11）

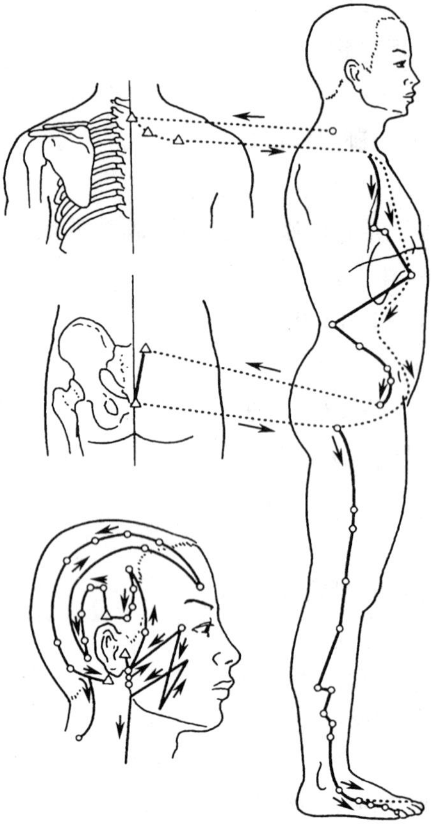

图 2-11　足少阳胆经经脉循行图

注释：头角：指额结节部，一般称额角。

气街：气冲穴部，在腹股沟动脉旁。

髀厌：义同髀枢，指股骨大转子部。

季胁：指第 11、12 肋部。

髀阳：大腿外侧。

外辅骨：指腓骨。

绝骨：指腓骨下端与腓骨长短肌交互呈现凹陷处。

小指次指：即第 4 足趾。

三毛：指足大趾背毫毛部。

联络脏腑：肝、胆。

经过的器官：眼、耳、膈。

（二）循行路线简示

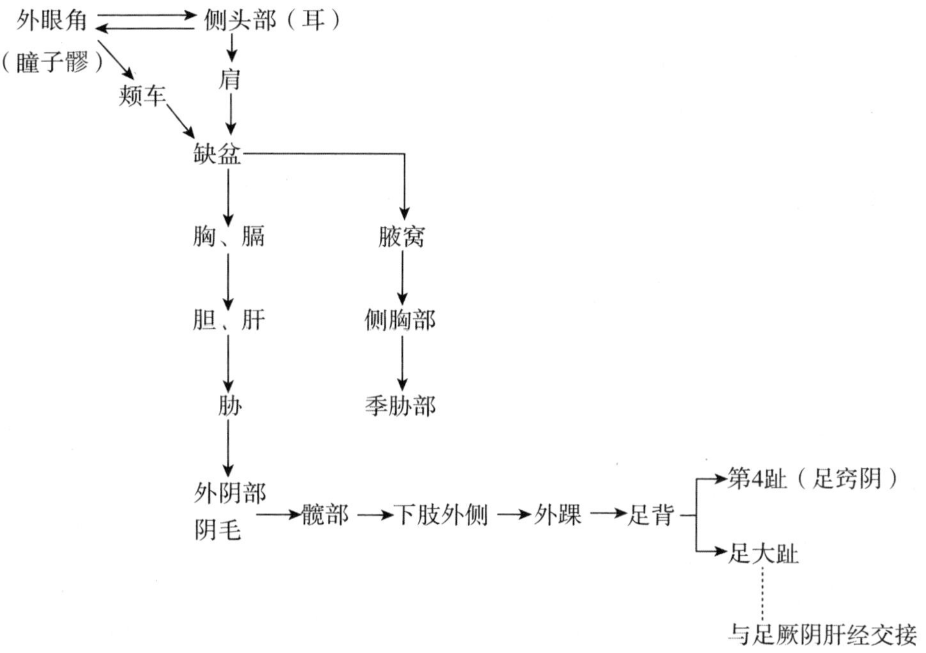

二、病候、主治

（一）病候

《灵枢·经脉》：是动则病口苦，善太息，心胁痛不能转侧，甚则面微有尘，体无膏泽，足外反热，是为阳厥。

是主骨所生病者，头痛颌痛，目锐眦痛，缺盆中肿痛，腋下肿，马刀侠瘿，汗出振寒，疟，胸胁、肋、髀、膝外至胫、绝骨、外踝前及诸节皆痛，小指次指不用。

（二）主治概要

1. 侧头、目、耳、咽喉病。
2. 神志病。
3. 热病。
4. 经脉循行部位病证。

三、歌诀

十一胆经足少阳，头侧耳目鼻喉恙。
起瞳子髎止窍阴，热病胸胁身侧详。

四、腧穴

(一)面部穴(瞳子髎、听会、上关)

主治:头、目、耳病证。

定位关键词:眶外侧缘,耳屏间切迹,颧弓。

1. 瞳子髎(GB 1)

【定位】在面部,目外眦旁,当眶外侧缘处。

【主治】

—头面疾患:头痛眩晕,口眼歪斜;
—眼目疾患:目痛,目赤,目翳,迎风流泪,目多眵,目生翳膜。

【配伍】

配—睛明、丝竹空、攒竹,治疗目痛,目赤,目翳。
配—头维、印堂、太冲,治疗头痛。
配—合谷、太阳、颧髎,治疗三叉神经痛。

【刺灸法】平刺 0.3～0.5 寸;或用三棱针点刺出血。

2. 听会(GB 2)

【定位】在面部,当耳屏间切迹的前方,下颌骨髁突的后缘,张口有凹陷处。

【主治】耳聋,耳鸣,齿痛,牙关不利,痄腮,口眼歪斜。

【刺灸法】直刺 0.5～0.8 寸;可灸。

3. 上关(GB 3)

【定位】在耳前,下关直上,当颧弓的上缘凹陷处。

【主治】头痛,耳聋,耳鸣,聤耳,口眼歪斜,齿痛。

【刺灸法】直刺 0.5～0.8 寸;可灸。

(二)头部穴(颔厌、悬颅、悬厘、曲鬓、率谷、天冲、浮白、头窍阴、完骨、本神、阳白、头临泣、目窗、正营、承灵、脑空、风池)

主治:头、目、耳病证,神志病。

定位关键词:头部鬓发上,头正中线旁开 2.25 寸。

4. 颔厌(GB 4)

【定位】在头部鬓发上,当头维与曲鬓弧形连线的上 1/4 与下 3/4 交点处。

【主治】偏头痛,目眩,耳鸣,目外眦痛,齿痛,抽搐,痫证。

【刺灸法】向后平刺 0.3～0.4 寸;可灸。

5. 悬颅(GB 5)

【定位】在头部鬓发上,当头维与曲鬓弧形连线的中点处。

【主治】头目口鼻疾患：偏头痛，面肿，目外眦痛，鼻流清涕，鼽衄，齿痛。

【配伍】

配——风池、外关，治疗偏正头痛。
　——丝竹空、太阳、风池，治疗目外眦痛。

【刺灸法】向后平刺 0.5～0.8 寸；可灸。

6. 悬厘(GB 6)

【定位】在头部鬓发上，当头维与曲鬓弧形连线的上 3/4 与下 1/4 交点处。

【主治】偏头痛，目外眦痛，耳鸣，善嚏。

【刺灸法】向后平刺 0.5～0.8 寸；可灸。

7. 曲鬓(GB 7)

【定位】在头部，当耳前鬓角发际后缘的垂线与耳尖水平线交点处。

【主治】头痛，颊颔肿，牙关紧闭，鬓角痛，小儿惊风。

【刺灸法】向后平刺 0.5～0.8 寸；可灸。

8. 率谷(GB 8)

【定位】在头部，当耳尖直上入发际 1.5 寸，角孙直上方。

【主治】偏头痛，眩晕，呕吐，小儿惊风。

【刺灸法】平刺 0.5～1 寸；可灸。

9. 天冲(GB 9)

【定位】在头部，当耳根后缘直上入发际 2 寸，率谷后 0.5 寸处。

【主治】头痛，癫证，善惊，齿龈肿痛。

【刺灸法】平刺 0.5～1 寸；可灸。

10. 浮白(GB 10)

【定位】在头部，当耳后乳突的后上方，天冲与完骨的弧形连线的中 1/3 与上 1/3 交点处。

【主治】头痛，耳鸣，耳聋。

【刺灸法】平刺 0.5～0.8 寸；可灸。

11. 头窍阴(GB 11)

【定位】在头部，当耳后乳突的后上方，天冲与完骨的中 1/3 与下 1/3 交点处。

【刺灸法】平刺 0.5～0.8 寸；可灸。

【主治】

——头面五官疾患：头痛，眩晕，目痛，耳鸣，耳聋，喉痹，口干，口苦，舌本出血；
——其他：颈项强痛，胸胁痛，瘿气。

【配伍】

配
- 强间，治疗头痛如锥刺，不可以动。
- 听宫、听会、翳风，治疗耳鸣，耳聋。
- 风池、侠溪、太冲，治疗眩晕。
- 风池、率谷、侠溪，治疗风热偏头痛。

【刺灸法】平刺 0.5～0.8 寸；可灸。

12. 完骨(GB 12)

【定位】在头部，当耳后乳突的后下方凹陷处。

【主治】头痛，失眠，颊肿，耳后痛，口眼歪斜，齿痛。

【刺灸法】斜刺 0.5～0.8 寸；可灸。

13. 本神(GB 13)

【定位】在头部，当前发际上 0.5 寸，神庭旁开 3 寸，神庭与头维连线的内 2/3与外 1/3 的交点处。

【主治】

- 神志疾患：中风不省人事，癫疾，小儿惊厥；
- 头项疾患：头痛，眩晕，颈项强急。

【配伍】

配
- 前顶、囟会、天柱，治疗小儿惊痫。
- 神庭、印堂，治疗前额头痛。
- 四神聪、神庭，治疗神志疾患。
- 风池、太冲、百会，治疗肝阳上亢头痛。

【刺灸法】平刺 0.5～0.8 寸；可灸。

14. 阳白(GB 14)

【定位】在前额部，当瞳孔直上，眉上 1 寸。

【主治】前额痛，眉棱骨痛，目痛，目眩，眼睑瞤动，眼睑下垂，迎风流泪。

【刺灸法】平刺 0.3～0.5 寸；可灸。

15. 头临泣(GB 15)

【定位】在头部，当瞳孔直上入前发际 0.5 寸，神庭与头维连线的中点处。

【主治】

- 头面五官疾患：头痛目眩，目赤肿痛，内障雀目，翳膜遮睛，多眵冷泪，耳鸣耳聋，鼻塞、鼻渊；
- 神志疾患：小儿惊痫，反视，卒中不省人事。

【配伍】

配
- 百会、印堂、头维，治疗头痛。
- 百会、人中、内关，治疗小儿惊痫。
- 太阳、睛明、太冲，治疗目赤肿痛。
- 听会、中渚、丘墟、太冲，治疗耳鸣耳聋。

【刺灸法】平刺 0.3～0.5 寸；可灸。

16. 目窗（GB 16）

【定位】在头部，当前发际上 1.5 寸，头正中线旁开 2.25 寸。

【主治】头面目疾：头痛头晕，面目浮肿，目赤肿痛，青盲内障，目翳遮睛，鼻塞，唇吻强，上齿龋肿。

【配伍】配睛明、瞳子髎、大陵，治疗目赤肿痛。

【刺灸法】平刺 0.3～0.5 寸；可灸。

17. 正营（GB 17）

【定位】在头部，当前发际上 2.5 寸，头正中线旁开 2.25 寸。

【主治】偏头痛，眩晕。

【刺灸法】平刺 0.3～0.5 寸；可灸。

18. 承灵（GB 18）

【定位】在头部，当前发际上 4.0 寸，头正中线旁开 2.25 寸。

【主治】头痛，眩晕，鼻衄，鼻渊。

【刺灸法】平刺 0.3～0.5 寸；可灸。

19. 脑空（GB 19）

【定位】在头部，当枕外隆凸的上缘外侧，头正中线旁开 2.25 寸，平脑户。

【主治】头痛，项强，眩晕，目痛，耳鸣，痫证。

【刺灸法】平刺 0.3～0.5 寸；可灸。

20. 风池（GB 20）

【定位】在项部，当枕骨之下，与风府相平，胸锁乳突肌与斜方肌上端之间的凹陷处。

【主治】

- 外感疾患：头痛发热，洒淅振寒，热病汗不出，颈项强痛；
- 头目五官疾患：头痛头晕，目赤肿痛，迎风流泪，翳膜遮睛，目视不明，雀目，青盲，面肿，口歪，鼻渊，鼻衄，耳鸣耳聋；
- 神志疾患：失眠，癫狂，痫，中风昏迷，气厥。

【配伍】

配
- 合谷、丝竹空，治疗偏正头风。
- 大椎、后溪，治疗颈项强痛。
- 睛明、太阳、太冲，治疗目赤肿痛。
- 阳白、颧髎、颊车，治疗口眼歪斜。

【刺灸法】向对侧眼睛方向斜刺 0.5～0.8 寸；可灸。

（三）肩、侧胸部穴（肩井、渊腋、辄筋）

主治：局部病；各具特点。

定位关键词：大椎，锁骨肩峰端，腋中线，肋间隙。

21. 肩井(GB 21)

【定位】在肩上，前直乳中，当大椎与肩峰端连线的中点上。

【主治】

- 项、肩、背部疾患：肩臂疼痛，手臂不举，颈项强，腰髋痛；
- 胎产疾患：难产，崩漏，胎衣不下，产后乳汁不下；
- 其他：瘰疬，诸虚百劳。

【配伍】

配
- 曲池，治疗臂痛。
- 乳根、少泽，治疗乳汁不足，乳痈。
- 合谷、三阴交，治疗难产。

【刺灸法】直刺 0.5～0.8 寸，深部正当肺尖，慎不可深刺；可灸。

22. 渊腋(GB 22)

【定位】在侧胸部，举臂，当腋中线上，腋下 3 寸，第 4 肋间隙中。

【主治】胸满，腋下肿，胁痛，臂痛不举。

【刺灸法】斜刺 0.5～0.8 寸；可灸。

23. 辄筋(GB 23)

【定位】在侧胸部，渊腋前 1 寸，平乳头，第 4 肋间隙中。

【主治】胸满，胁痛，气喘。

【刺灸法】斜刺 0.5～0.8 寸；可灸。

(四)腹部穴(日月、京门、带脉、五枢、维道)

主治：胸胁部病证；各具特点。

定位关键词：肋间隙、第 12 肋骨游离端。

24. 日月(GB 24)胆之募穴

【定位】在上腹部，当乳头直下，第 7 肋间隙，前正中线旁开 4 寸。

【主治】

- 胆腑疾患：呃逆，翻胃吞酸，口苦多唾，黄疸，胸闷；
- 胁肋疾患：胁肋疼痛。

【配伍】

配
- 胆俞，治疗谋虑不决，气上溢而口为之苦。
- 丘墟、阳陵泉、支沟，治疗胁肋疼痛。
- 内关、中脘，治疗呕吐。
- 大椎、至阳、肝俞、阴陵泉，治疗黄疸。

【刺灸法】斜刺 0.5～0.8 寸;可灸。

25. 京门(GB 25)　肾之募穴

【定位】在侧腰部,章门后 1.8 寸,当第 12 肋骨游离端的下方。

【主治】

- 胸胁背腰疾患:胁肋痛,腹胀,腰脊痛,项背寒,肩胛内廉痛;
- 肾脏疾患:小便不利,溺黄,小腹痛,洞泄下痢。

【刺灸法】斜刺 0.5～0.8 寸;可灸。

26. 带脉(GB 26)

【定位】在侧腹部,章门下 1.8 寸,当第 11 肋骨游离端下方垂线与脐水平线的交点上。

【主治】

- 妇人疾患:妇人少腹坚痛,月经不调,赤白带下,经闭,痛经,不孕;
- 腰胁疾患:七疝偏坠,腰痛,胁痛连背,带状疱疹。

【配伍】

配
- 关元、气海、三阴交、白环俞,治疗赤白带下。
- 中极、地机、三阴交,治疗痛经,闭经。
- 血海、膈俞,治疗月经不调。
- 大敦、期门、气海,治疗寒湿疝气。

【刺灸法】直刺 0.5～0.8 寸;可灸。

27. 五枢(GB 27)

【定位】在侧腹部,当髂前上棘的前方,横平脐下 3 寸处。

【主治】赤白带下,腰胯痛,少腹痛,疝气,便秘。

【刺灸法】直刺 0.8～1.5 寸;可灸。

28. 维道(GB 28)

【定位】在侧腹部,当髂前上棘的前下方,五枢前下 0.5 寸。

【主治】带下,子宫脱垂,少腹痛,疝气。

【刺灸法】向前下方斜刺 0.8～1.5 寸;可灸。

(五)髋部、大腿部穴(居髎、环跳、风市、中渎、膝阳关)

主治:局部病证,经络循行所过部位的病证。

定位关键词:股骨大转子,骶管裂孔,髂前上棘,腿外侧部的中线。

29. 居髎(GB 29)

【定位】在髋部,当髂前上棘与股骨大转子最凸点连线的中点处。

【主治】腰腿痹痛，瘫痪，下肢痿痹。

【刺灸法】直刺或斜刺 1.5～2 寸；可灸。

30. 环跳(GB 30)

【定位】在股外侧，侧卧屈股，当股骨大转子最凸点与骶管裂孔连线的外 1/3 与中 1/3 交点处。

【主治】

腰腿疼痛：腰胯疼痛，挫闪腰痛，下肢痿痹，膝踝肿痛；
其他：遍身风疹，半身不遂。

【配伍】

配——阴陵泉、阳辅、太溪、至阴，治疗足麻痹。
配——殷门、阳陵泉、委中、昆仑，治疗坐骨神经痛。
配——风池、曲池，治疗遍身风疹。

【刺灸法】直刺 2～2.5 寸；可灸。

31. 风市(GB 31)

【定位】在大腿外侧部的中线上，当腘横纹上 7 寸。或直立垂手时，中指尖处。

【主治】腰腿酸痛，下肢痿痹，脚气，全身瘙痒。

【刺灸法】直刺 1～1.5 寸；可灸。

32. 中渎(GB 32)

【定位】在大腿外侧，当风市下 2 寸，或腘横纹上 5 寸，股外侧肌与股二头肌之间。

【主治】腿膝酸痛，痿痹不仁，半身不遂。

【刺灸法】直刺 1～1.5 寸；可灸。

33. 膝阳关(GB 33)

【定位】在膝外侧，当阳陵泉上 3 寸，股骨外上髁上方的凹陷处。

【主治】膝肿痛，腘筋挛急，小腿麻木。

【刺灸法】直刺 0.8～1 寸。

(六)小腿部穴(阳陵泉、阳交、外丘、光明、阳辅、悬钟)

主治：五官病、胁肋病、神志病、热病；各具特点。

定位关键词：腓骨头，腓骨。

34. 阳陵泉(GB 34) 合穴；胆下合穴；八会穴之筋会穴

【定位】在小腿外侧，当腓骨头前下方凹陷处。

【主治】

- 胆肝疾患：胸胁支满，胁肋疼痛，呕吐胆汁，寒热往来，黄疸；
- 本经脉所过部位的疾患：膝肿痛，下肢痿痹、麻木，脚胫酸痛，筋挛，筋软，筋缩，筋紧，脚气，半身不遂；
- 其他：虚劳失精，小便不禁，遗尿，高血压。

【配伍】

配
- 冲阳、太冲、丘墟，治疗足缓不收。
- 曲池，治疗半身不遂。
- 阴陵泉、中脘，治疗胁肋痛。
- 人中、中冲、太冲，治疗小儿惊风。

【刺灸法】直刺或斜向下刺 1～1.5 寸；可灸。

35. 阳交(GB 35)　阳维脉郄穴

【定位】在小腿外侧，当外踝尖上 7 寸，腓骨后缘。

【主治】

- 神志疾患：癫疾惊狂；
- 本经脉所过部位的疾患：面肿，喉痹，颈项强痛，胸胁胀满，髀枢痛，膝痛，足胫痿痹，霍乱转筋。

【配伍】

配
- 足三里、阳陵泉、悬钟，治疗膝胫痛。
- 四神聪、大陵、内关，治疗癫狂。

【刺灸法】直刺 0.5～0.8 寸；可灸。

36. 外丘(GB 36)　郄穴

【定位】在小腿外侧，当外踝尖上 7 寸，腓骨前缘，平阳交。

【主治】

- 本经脉所过部位的疾患：头项强痛，胸胁支满，肤痛痿痹，寒湿脚气；
- 其他：癫疾呕沫。

【配伍】

配
- 风池、后溪，治疗颈项强痛。
- 太冲、肝俞、支沟，治疗胸胁痛。

【刺灸法】直刺 0.5～0.8 寸；可灸。

37. 光明(GB 37)　络穴

【定位】在小腿外侧，当外踝尖上 5 寸，腓骨前缘。

【主治】

- 眼目疾患：目赤肿痛，视物不明，青盲雀目。
- 本经脉所过部位的疾患：颊肿，乳胀痛，腿膝酸痛，下肢痿痹，手足发凉。

【配伍】

配
- 睛明、承泣、瞳子髎，治疗目痛。
- 养老，治疗目昏。

【刺灸法】直刺0.5～0.8寸；可灸。

38. 阳辅(GB 38) 经穴

【定位】在小腿外侧，当外踝尖上4寸，腓骨前缘稍前方。

【主治】

- 头面部疾患：偏头痛，目外眦痛；
- 本经脉所过部位的疾患：胸胁痛，腋下肿，下肢外侧痛；
- 其他：瘰疬。

【配伍】

配
- 阳交、阳陵泉，治疗髀枢骨痹不仁。
- 风池、太阳，治疗偏头痛。
- 丘墟、足临泣，治疗腋下肿。

【刺灸法】直刺0.5～0.8寸；可灸。

39. 悬钟(GB 39) 八会穴之髓会穴

【定位】在小腿外侧，当外踝尖上3寸，腓骨前缘。

【主治】

- 筋骨病：颈项强，关节酸痛，半身不遂，筋骨挛痛，脚气，躄足，跟骨痛，附骨疽；
- 胸胁疾患：瘰疬，腋肿，心腹胀满，胸胁疼痛；
- 其他：头晕，失眠。

【配伍】

配
- 条口、冲阳，治疗足缓难行。
- 肾俞、膝关、阳陵泉，治疗腰腿痛。
- 风池、后溪，治疗颈项强痛。
- 环跳、风市、阳陵泉，治疗坐骨神经痛。

【刺灸法】直刺0.5～0.8寸；可灸。

(七)足部穴(丘墟、足临泣、地五会、侠溪、足窍阴)

主治：五官病、胁肋病、神志病、热病；各具特点。

定位关键词：足4趾本节、第4、5趾间、趾甲角。

40. 丘墟(GB 40) 原穴

【定位】在足外踝的前下方，当趾长伸肌腱的外侧凹陷处。

【主治】

- 头项疾患：偏头痛，目疾，齿痛，耳聋，咽肿，颈项痛；
- 肝胆疾患：寒热往来，乳肿，月水不来，疟疾，疝气；
- 本经脉所过部位的疾患：胸胁痛，缠腰火丹，瘰疬，足腕不收，脚跗肿，足跟痛。

【配伍】

配
- 风池、太冲，治疗目赤肿痛。
- 昆仑、申脉，治疗外踝肿痛。
- 阳陵泉、期门，治疗胆囊炎。

【刺灸法】直刺 0.5～0.8 寸；可灸。

41. 足临泣(GB 41)　输穴；八脉交会穴，通于带脉

【定位】在足背外侧，当足 4 趾本节(第 4 跖趾关节)的后方，小趾伸肌腱的外侧凹陷处。

【主治】

- 头面五官疾患：头痛目眩，目赤肿痛，颔痛，齿痛，咽肿，耳聋；
- 胸胁疾患：乳痈，腋下肿，胁肋痛；
- 本经脉所过部位的疾患：足跗肿痛，髀枢痛，膝踝关节痛，足背红肿。

【配伍】

配
- 丘墟、解溪、昆仑，治疗足跗肿痛。
- 风池、太阳、外关，治疗偏头痛。
- 乳根、肩井，治疗乳痈。

【刺灸法】直刺 0.5～0.8 寸；可灸。

42. 地五会(GB 42)

【定位】在足背外侧，当足 4 趾本节(第 4 跖趾关节)的后方，第 4、5 跖骨之间，小趾伸肌腱的内侧缘。

【主治】目眦痛，耳鸣；乳房胀痛；足跗肿痛。

【刺灸法】直刺或斜刺 0.5～0.8 寸；可灸。

43. 侠溪(GB 43)　荥穴

【定位】在足背外侧，当第 4、5 趾间，趾蹼缘后方赤白肉际处。

【主治】

- 头面疾患：头痛，耳鸣，耳聋，目痛，颊肿；
- 胸部疾患：胸胁痛，乳肿痛，气喘，咳逆；
- 本经脉所过部位的疾患：膝股痛，足跗肿痛。

【配伍】

配
- 膝阳关，治疗膝外廉痛。
- 太阳、率谷、风池，治疗少阳头痛。
- 支沟、阳陵泉，治疗胸胁痛。
- 听宫、翳风，治疗耳鸣，耳聋。

【刺灸法】直刺或斜刺 0.3～0.5 寸；可灸。

44. 足窍阴(GB 44)　井穴

【定位】在足第 4 趾末节外侧，距趾甲角 0.1 寸(指寸)。

【主治】

- 头面五官疾患：偏头痛，目赤肿痛，耳鸣，耳聋，喉痹；
- 胸胁疾患：胸胁痛；
- 其他：多梦，热病。

【配伍】

配
- 头维、太阳，治疗偏头痛。
- 翳风、听会、外关，治疗耳鸣、耳聋。
- 少商、商阳，治疗喉痹。

【刺灸法】直刺 0.1～0.2 寸；可灸。

足厥阴肝经

一、经脉循行

(一)原文

《灵枢·经脉》：肝足厥阴之脉，起于大指丛毛之际，上循足跗上廉，去内踝一寸，上踝八寸，交出太阴之后，上腘内廉，循股阴入毛中，过阴器，抵小腹，挟胃属肝络胆，上贯膈，布胁肋，循喉咙之后，上入颃颡，连目系，上出额，与督脉会于巅；其支者，从目系下颊里，环唇内；其支者，复从肝别贯膈，上注肺。(图 2-12)

注释：丛毛：位于足大趾第 2 节上，即足大趾背面的毫毛部。

股阴：指大腿的内侧。

颃颡：指喉头与鼻咽部。

联络脏腑：肝、胆、胃、肺。

经过的器官：外生殖器，喉咙，鼻咽、目，颊，唇内、膈。

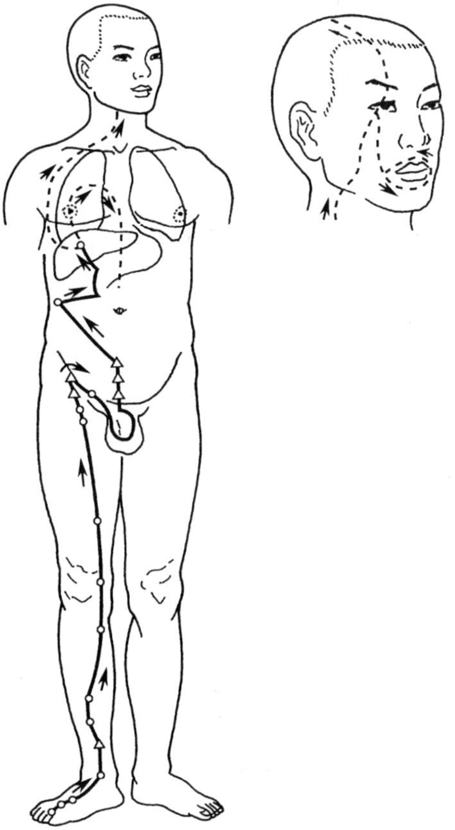

图 2-12　足厥阴肝经经脉循行图

(二)循行路线简示

头顶、额、口 ←— 目系 —→ 颊、唇

↑

喉咙、鼻咽腔

↑

肋胁部（期门）　　肺

↑　　　　　　　⇡

膈 - - - - - - - - - - ┘

↑

胃，肝，胆

↑

足大趾(大敦)

↓

足背 —→ 内踝 —→ 下肢内侧 —→ 外阴部 —→ 下腹部

二、病候、主治

(一)病候

《灵枢·经脉》:是动则病腰痛不可以俯仰,丈夫㿗疝,妇人少腹肿,甚则嗌干,面尘脱色。

是主肝所生病者,胸满呕逆飧泄,狐疝遗溺闭癃。

(二)主治概要

1. 肝胆病。
2. 妇科,前阴病证。
3. 经脉循行部位病证。

三、歌诀

十二肝经足厥阴,肠腹诸疾与前阴。

泌尿不如脾经好,生殖首选在脾经。

四、腧穴

(一)足部穴(大敦、行间、太冲、中封)

主治:妇科病、前阴病,局部病证。

定位关键词:趾甲角、第1、2趾间、胫骨前肌腱。

1. 大敦(LR 1)　井穴

【定位】在足大趾末节外侧,距指甲角0.1寸(指寸)。

【主治】

- 妇人疾患:经闭,崩漏,子宫脱垂;
- 前阴疾患:疝气,遗尿,癃闭;
- 神志疾患:癫痫,嗜睡。

【配伍】

配
- 行间,治疗小便失禁。
- 太冲、气海、地机,治疗疝气。
- 隐白,治疗功能失调性子宫出血。
- 百会、三阴交,治疗子宫脱垂。

【刺灸法】斜刺0.1～0.2寸,或用三棱针点刺出血;可灸。

2. 行间(LR 2)　荥穴

【定位】在足背侧,当第1、2趾间,趾蹼缘的后方赤白肉际处。

【主治】

- 头面五官疾患：头痛，眩晕，目赤痛，青盲，口㖞，耳鸣耳聋；
- 心胸肺胁疾患：胸胁胀痛，咳嗽气喘，心烦，失眠；
- 血证：咳血，吐血，鼻衄；
- 前阴疾患：阴中痛，淋疾，遗精，阳痿；
- 妇人疾患：痛经，崩漏，月经过多，闭经，带下。

【配伍】

配
- 京门，治疗腰痛不可以久立仰俯。
- 睛明、太阳，治疗目赤肿痛。
- 气海、地机、三阴交，治疗痛经。
- 百会、风池、率谷，治疗偏头痛。

【刺灸法】直刺 0.5～0.8 寸；可灸。

3. 太冲(LR 3)　输穴；原穴

【定位】在足背侧，当第 1 跖骨间隙的后方凹陷处。

【主治】

- 肝肾疾患：阴痛，精液不足，狐疝，遗尿，癃闭，小便赤，淋病，呕吐，胸胁支满，绕脐腹痛，飧泄；
- 妇人疾患：月经不调，痛经，经闭，崩漏，带下，难产，乳痈；
- 本经脉所过部位的疾患：筋挛，腿软无力，脚气红肿，五趾拘急，喉痛嗌干，口中烂，头昏目痛，头痛；
- 神志疾患：小儿惊风，癫痫，心烦。失眠，高血压，神经衰弱，精神分裂症；
- 其他：腰脊疼痛，瘰疬。

【配伍】

配
- 膻中、足三里，治疗乳痈。
- 合谷，治疗头痛，眩晕，小儿惊风，高血压。
- 气海、急脉，治疗疝气。

【刺灸法】直刺 0.5～0.8 寸；可灸。

4. 中封(LR 4)　经穴

【定位】在足背侧，当足内踝前，商丘与解溪连线之间，胫骨前肌腱的内侧凹陷处。

【主治】

- 前阴疾患：疝气，阴茎痛，遗精；
- 肾系疾患：腰痛，小便不利；
- 肝胆疾患：胸腹胀满，黄疸；
- 本经脉所过的疾患：内踝肿痛，足冷，少腹痛，嗌干。

【刺灸法】直刺 0.5～0.8 寸；可灸。

(二)小腿部穴(蠡沟、中都、膝关、曲泉)

主治：妇科病、前阴病，局部病证。

定位关键词：胫骨内侧面的中央、胫骨内上髁。

5. 蠡沟（LR 5）　络穴

【定位】在小腿内侧，当足内踝尖上 5 寸，胫骨内侧面的中央。

【主治】

- 肝肾疾患：疝气，遗尿，癃闭，阴痛阴痒，强阳不倒，少腹痛，腰痛；
- 妇人疾患：月经不调，赤白带下，子宫脱垂，崩漏；
- 本经脉所过部位的疾患：足寒胫酸。

【配伍】

配
- 阳陵泉、三阴交，治疗胫部酸痛。
- 太冲、气海，治疗疝气，睾丸肿痛。
- 百会、关元，治疗子宫脱垂。

【刺灸法】平刺 0.5～0.8 寸；可灸。

6. 中都（LR 6）　郄穴

【定位】在小腿内侧，当足内踝尖上 7 寸，胫骨内侧面的中央。

【主治】

- 肝肾疾患：腹胀，疝气，遗精；
- 妇人疾患：崩漏，恶露不尽；
- 本经脉所过部位的疾患：胫寒痹痛，小腹痛，胁痛。

【刺灸法】平刺 0.5～0.8 寸；可灸。

7. 膝关（LR 7）

【定位】在小腿内侧，当胫骨内上髁的后下方，阴陵泉后 1 寸，腓肠肌内侧头的上部。

【主治】膝部疼痛。

【刺灸法】直刺 0.8～1 寸；可灸。

8. 曲泉（LR 8）　合穴

【定位】在膝内侧，屈膝，当膝关节内侧面横纹内侧端，股骨内侧髁的后缘，半腱肌、半膜肌止端的前缘凹陷处。

【主治】

- 妇人疾患：月经不调，痛经，白带，子宫脱垂；
- 前阴疾患：疝气，阳痿，遗精；
- 肾脏疾患：小便不利；
- 肝脏疾患：头痛，目眩，癫狂；
- 本经脉所过部位的疾患：膝膑肿痛，下肢痿痹。

【配伍】

配——膝眼、梁丘、血海，治疗膝膑肿痛。
配——百会、气海，治疗子宫脱垂。
配——中极、阴陵泉，治疗小便不利。

【刺灸法】直刺 1～1.5 寸；可灸。

（三）大腿部穴（阴包、足五里、阴廉、急脉）

主治：妇科病、前阴病，局部病证。

定位关键词：股内肌与缝匠肌、长收肌、腹股沟动脉。

9. 阴包（LR 9）

【定位】在大腿内侧，当股骨内上髁上 4 寸，股内肌与缝匠肌之间。

【主治】腰骶引小腹痛，小便不利，遗尿，月经不调。

【刺灸法】直刺 0.8～1 寸；可灸。

10. 足五里（LR 10）

【定位】在大腿内侧，当气冲直下 3 寸，大腿根部，耻骨结节的下方，长收肌的外缘。

【主治】小腹胀满，小便不通。

【刺灸法】直刺 0.5～0.8 寸；可灸。

11. 阴廉（LR 11）

【定位】在大腿内侧，当气冲直下 2 寸，大腿根部，耻骨结节的下方，长收肌的外缘。

【主治】月经不调，带下，小腹痛，腿股痛。

【刺灸法】直刺 0.8～1 寸；可灸。

12. 急脉（LR 12）

【定位】在耻骨结节的外侧，当气冲外下方腹股沟动脉搏动处，前正中线旁 2.5 寸。

【主治】少腹痛，阴部痛，疝气。

【刺灸法】直刺 0.5～1 寸；可灸。

（四）腹部穴（章门、期门）

主治：脾胃病，胁肋病，局部病证。

定位关键词：第 11 肋游离端，肋间隙。

13. 章门（LR 13）　脾之募穴

【定位】在侧腹部，当第 11 肋游离端的下方。

【主治】

- 脾胃疾患：口干，食噎，呕吐宿汁，饮食不化，脘腹胀满，肠鸣泄泻，久痢不止，大便秘结，四肢懈惰；
- 肝胆疾患：癖块积聚，腹肿如鼓，疝气，胸胁支满；
- 肺脏疾患：咳嗽，喘息；
- 肾脏疾患：血尿，白浊，腰痛，奔豚；
- 心神疾患：惊恐，善怒，癫、狂、痫，心烦，惊风。

【配伍】

配
- 足三里、梁门，治疗腹胀。
- 内关、阳陵泉，治疗胸胁痛。
- 足三里、太白，治疗呕吐。

【刺灸法】斜刺 0.5～0.8 寸；可灸。

14. 期门(LR 14)　肝之募穴

【定位】在胸部，当乳头直下，第 6 肋间隙，前正中线旁开 4 寸。

【主治】

- 胸胁疾患：蛔心痛，胸胁支满，胸中热，咳嗽气喘，短气；
- 脾胃肠疾患：心下切痛，饮食不下，呕吐呃逆，伤食腹坚，霍乱泄注，下利脓血；
- 肝肾疾患：腹股沟痛，遗溺，小便难，癃闭，疝气；
- 妇人疾患：热入血室，难产，乳少，乳癖；
- 其他：卧不安，谵语不止，目眩，面赤，项强，喑不能言，时寒热，伤寒过经不解。

【配伍】

配
- 肝俞、膈俞，治疗胸胁胀痛。
- 阳陵泉、中封，治疗黄疸。

【刺灸法】斜刺 0.5～0.8 寸；可灸。

第二节　奇经八脉

督　脉

一、经脉循行

(一)原文

《素问·骨空论》：督脉者，起于少腹以下骨中央，女子入系廷孔，其孔，溺孔之端也。其络循阴器合篡间，绕篡后，别绕臀，至少阴与巨阳中络者，合少阴上股内后廉，贯脊属肾。与太阳起于目内眦，上额交巅上，入络脑，还出别下项，循肩髆内，侠脊抵腰中，入循膂络肾。其男子循茎下至篡，与女子等。其少腹直上者，贯脐中央，上贯心入喉，上颐环唇，上系两目之下中央。

《灵枢·经脉》：督脉之别，名曰长强，挟膂上项，散头上，下当肩胛左右，别走太阳，入贯膂。

《难经·二十八难》：督脉者，起于下极之俞，并于脊里，上至风府，入属于脑。

注释：骨中央：即小骨盆之中央。

廷孔：指阴户。

溺孔：指尿道口。

篡：指肛门。合篡间，指肛门前的会阴部；篡后，指肛门后的长强部，与足少阴经会合。

巨阳中络：指足太阳经的“从腰中，下挟脊，贯臀”的一支。

下极之俞：指脊柱下端的长强穴。

（二）循行路线简示

起于小腹内，下出于会阴部，向后、向上行于脊柱的内部，上达项后风府，进入脑内，上行巅顶，沿着额下行鼻柱，止于上唇内龈交穴。（图 2-13）

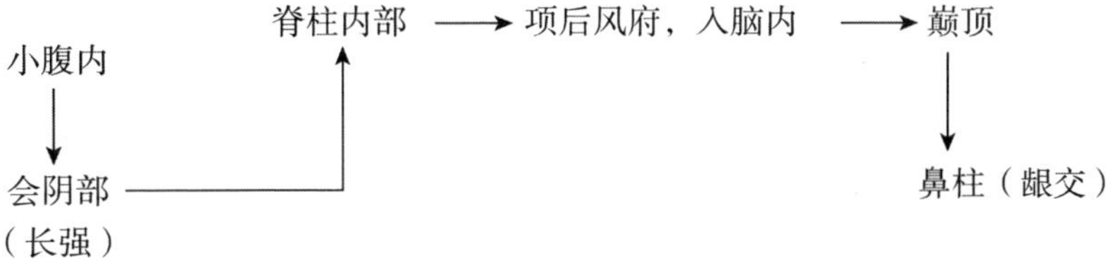
小腹内
会阴部
（长强）
脊柱内部
项后风府，入脑内
巅顶
鼻柱（龈交）

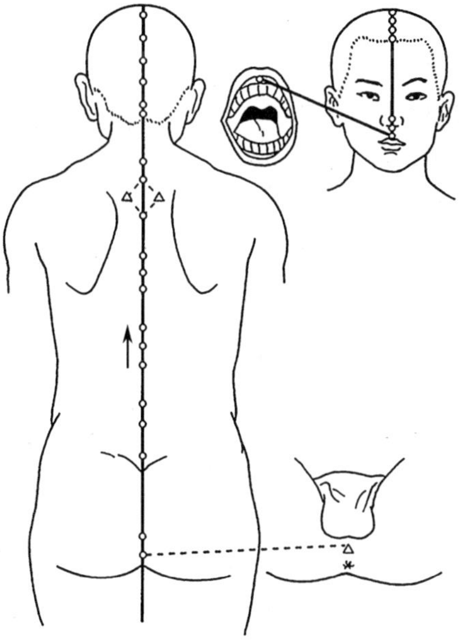

图 2-13　督脉循行示意图

二、病候、主治

(一)病候

《灵枢・海论》:髓海不足,则脑转耳鸣、胫酸、眩冒,目无所见,懈怠,安卧。

《灵枢・经脉》:实则脊强,虚则头重,高摇之(络脉病)。

《素问・骨空论》:督脉为病,脊强反折(《难经》作"督之为病,脊强而厥")。

《素问・风论》:风气循风府而上,则为脑风,风入系头,则为目风、眼寒。

《脉经》:腰脊强痛,不得俯仰,大人癫疾,小儿风痫疾。

(二)主治概要

1. 神志病。

2. 热病。

3. 腰骶、背、头项等局部病证及相应的内脏病证。

三、歌诀

十三督脉行脊梁,起长强止龈交上。

脑病为主次分段,各段主治在其乡。

四、腧穴

(一)外阴部穴(长强)

主治:二阴病证,神志疾患。

定位关键词:尾骨端、肛门。

1. 长强(DU 1)络穴

【定位】在尾骨端下,当尾骨端与肛门连线的中点处。

【主治】

- 肛门疾患:泄泻,便秘,便血,痔疾,脱肛;
- 生殖疾患:遗精,阳痿;
- 神志疾患:小儿惊痫,癫狂;
- 本经脉所过部位的疾患:尾骶痛,脊背强痛,小儿囟陷。

【配伍】

配
- 小肠俞,治疗大小便难,淋证。
- 身柱,治疗小儿惊痫。
- 承山,治疗痔疮。
- 百会,治疗脱肛,头昏。

【刺灸法】斜刺，针尖向上与骶骨平行刺入 0.5～1 寸，不得刺穿直肠，以防感染；不灸。

(二)腰骶部穴(腰俞、腰阳关、命门、悬枢)

主治：生殖疾患，二便疾患，腰骶、下肢疾患。

定位关键词：骶管裂孔、腰椎棘突。

2. 腰俞(DU 2)

【定位】在骶部，当后正中线上，适对骶管裂孔。

【主治】月经不调，痔疾，腰脊强痛，下肢痿痹，痫证。

【刺灸法】向上斜刺 0.5～1 寸；可灸。

3. 腰阳关(DU 3)

【定位】在腰部，当后正中线上，第 4 腰椎棘突下凹陷中。

【主治】月经不调，遗精，阳痿，腰骶痛，下肢痿痹。

【刺灸法】直刺 0.5～1 寸；可灸。

4. 命门(DU 4)

【定位】在腰部，当后正中线上，第 2 腰椎棘突下凹陷中。

【主治】

- 生殖疾患：遗精，阳痿，不孕，白浊，赤白带下；
- 二便疾患：遗尿，小便不利，泄泻；
- 腰骶、下肢疾患：腰脊强痛，虚损腰痛，下肢痿痹；
- 其他：汗不出，小儿发痫。

【配伍】

配
- 肾俞，治疗老人虚弱小便多，夜起频频。
- 肾俞、气海、然谷，治疗阳痿不起。
- 天枢、气海、关元，治疗肾泄，五更泻。
- 大肠俞、环跳、足三里、阳陵泉，治疗下肢痿痹。

【刺灸法】直刺 0.5～1 寸；可灸。

5. 悬枢(DU 5)

【定位】在腰部，当后正中线上，第 1 腰椎棘突下凹陷中。

【主治】腰脊强痛，泄泻，完谷不化。

【刺灸法】直刺 0.5～1 寸；可灸。

(三)胸背部穴(脊中、中枢、筋缩、至阳、灵台、神道、身柱、陶道、大椎)

主治：胸腹、神志、局部疾患。

定位关键词：胸椎、颈椎棘突。

6. 脊中(DU 6)

【定位】在背部,当后正中线上,第11胸椎棘突下凹陷中。

【主治】胃脘痛,腹泻,黄疸,痫证,腰脊强痛。

【刺灸法】斜刺0.5～1寸;可灸。

7. 中枢(DU 7)

【定位】在背部,当后正中线上,第10胸椎棘突下凹陷中。

【主治】胃脘痛,腰痛,脊强。

【刺灸法】斜刺0.5～1寸;可灸。

8. 筋缩(DU 8)

【定位】在背部,当后正中线上,第9胸椎棘突下凹陷中。

【主治】痫证,脊强,胃痛。

【刺灸法】斜刺0.5～1寸;可灸。

9. 至阳(DU 9)

【定位】在背部,当后正中线上,第7胸椎棘突下凹陷中。

【主治】黄疸,咳喘,脊强,胸背痛。

【刺灸法】斜刺0.5～1寸;可灸。

10. 灵台(DU 10)

【定位】在背部,当后正中线上,第6胸椎棘突下凹陷中。

【主治】咳嗽,气喘,疔疮,背痛项强。

【刺灸法】斜刺0.5～1寸;可灸。

11. 神道(DU 11)

【定位】在背部,当后正中线上,第5胸椎棘突下凹陷中。

【主治】健忘,惊悸,心痛,脊背强痛,咳嗽。

【刺灸法】斜刺0.5～1寸;可灸。

12. 身柱(DU 12)

【定位】在背部,当后正中线上,第3胸椎棘突下凹陷中。

【主治】咳嗽,气喘,痫证,腰脊强痛,疔疮。

【刺灸法】斜刺0.5～1寸;可灸。

13. 陶道(DU 13)

【定位】在背部,当后正中线上,第1胸椎棘突下凹陷中。

【主治】脊强,头痛,疟疾,热病。

【刺灸法】斜刺0.5～1寸;可灸。

14. 大椎(DU 14)

【定位】在后正中线上,第 7 颈椎棘突下凹陷中。

【主治】

- 外感疾患:发热恶寒,头项强痛,肩背痛,风疹;
- 胸肺疾患:肺胀胁满,咳嗽喘急;
- 心神疾患:癫狂,小儿惊风;
- 本经脉循行所过部位的疾患:颈项强直,角弓反张,肩颈疼痛。

【配伍】

配
- 合谷、中冲,治疗伤寒发热。
- 长强,治疗背脊强痛。
- 肺俞、列缺、膻中,治疗哮喘。

【刺灸法】斜刺 0.5～1 寸;可灸。

(四)头部穴(哑门、风府、脑户、强间、后顶、百会、前顶、囟会、上星、神庭)

主治:神志、五官疾患。

定位关键词:前后发际正中。

15. 哑门(DU 15)

【定位】在项部,当后发际正中直上 0.5 寸,第 1 颈椎下。

【主治】

- 口舌疾患:喑哑,舌缓不语,重舌,失语;
- 头项疾患:头风头痛,项强不得回顾,脊强反折。

【配伍】

配
- 通天、跗阳,治疗头重。
- 风府、通里、合谷,治疗喑哑。

【刺灸法】伏案正坐位,使头微前倾,项肌放松,向下颌方向缓慢刺入 0.5～1 寸。

16. 风府(DU 16)

【定位】在项部,当后发际正中直上 1 寸,枕外隆凸直下,两侧斜方肌之间凹陷中。

【主治】

- 外感疾患:太阳中风,头痛,振寒汗出;
- 头项五官疾患:颈项强痛,目眩,鼻塞,鼻衄,咽喉肿痛,中风舌强难言;
- 神志疾患:狂走,狂言,妄见。

【配伍】

配
- 二间、迎香,治疗鼽衄。
- 风市,治疗寒伤肌肤经络。
- 肺俞、太冲、丰隆,治疗狂躁奔走,烦乱欲死。

【刺灸法】伏案正坐位，使头微前倾，项肌放松，向下颌方向缓慢刺入 0.5～1 寸。针尖不可向上，以免刺入枕骨大孔，误伤延髓。不灸。

17. 脑户(DU 17)

【定位】在头部，当后发际正中直上 2.5 寸，风府上 1.5 寸，枕外隆凸的上缘凹陷处。

【主治】痫证，头晕，颈项强痛。

【刺灸法】平刺 0.5～0.8 寸；可灸。

18. 强间(DU 18)

【定位】在头部，当后发际正中直上 4 寸(脑户上 1.5 寸)。

【主治】头痛，项强，目眩，癫狂。

【刺灸法】平刺 0.5～0.8 寸；可灸。

19. 后顶(DU 19)

【定位】在头部，当后发际正中直上 5.5 寸(脑户上 3 寸)。

【主治】头痛，眩晕；癫狂，痫证。

【刺灸法】平刺 0.5～0.8 寸；可灸。

20. 百会(DU 20)

【定位】在头部，当前发际正中直上 5 寸，或两耳尖连线的中点处。

【主治】

- 头面疾患：眩晕，头痛，头胀；
- 神志疾患：角弓反张，小儿惊痫，癫狂，痫证，癔症，健忘；
- 脏气下陷：脱肛，子宫脱垂，泄泻，疝气，喘息，虚损。

【配伍】

配
- 胃俞、长强，主治脱肛，痔漏。
- 脾俞，主治久泻滑脱下陷。

【刺灸法】平刺 0.5～0.8 寸；可灸。

21. 前顶(DU 21)

【定位】在头部，当前发际正中直上 3.5 寸(百会前 1.5 寸)。

【主治】痫证，头晕，目眩，头顶痛，鼻渊。

【刺灸法】平刺 0.3～0.5 寸；可灸。

22. 囟会(DU 22)

【定位】在头部，当前发际正中直上 2 寸(百会前 3 寸)。

【主治】头痛，目眩，鼻渊，小儿惊痫。

【刺灸法】平刺 0.3～0.5 寸，小儿禁刺；可灸。

23. 上星(DU 23)

【定位】在头部，当前发际正中直上 1 寸。

【主治】头痛，目痛，鼻衄，鼻渊，癫狂。

【刺灸法】平刺 0.5～0.8 寸；可灸。

24. 神庭(DU 24)

【定位】在头部，当前发际正中直上 0.5 寸。

【主治】

- 神志疾患：角弓反张，癫狂，痫证，惊悸，失眠；
- 头面五官疾患：头晕目眩，鼻渊，鼻衄，鼻塞，流泪，目赤肿痛，目翳，雀目，吐舌。

【配伍】

配
- 四神聪、神门、三阴交，治疗失眠。
- 本神、鸠尾、太冲、丰隆、三阴交，治疗风痰癫痫。
- 缺盆、合谷、迎香，治疗鼻病。
- 上星、肝俞、肾俞、百会，主治雀目，目翳。

【刺灸法】平刺 0.3～0.5 寸；可灸。

(五)面部穴(素髎、水沟、兑端、龈交、印堂)

主治：神志、头面五官疾患。

定位关键词：鼻尖、人中沟、唇系带与上齿龈。

25. 素髎(DU 25)

【定位】在面部，当鼻尖的正中央。

【主治】昏厥，鼻塞，鼻衄，鼻渊，酒糟鼻。

【刺灸法】向上斜刺 0.3～0.5 寸，或点刺出血；不灸。

26. 水沟　(DU 26)

【定位】在面部，当人中沟的上 1/3 与中 1/3 交点处。

【主治】

- 神志疾患：昏迷，晕厥，癫痫猝倒，抽搐，小儿惊风；
- 头面疾患：中风口噤，口眼歪斜，面肿唇动，鼻塞鼻衄；
- 经脉循行所过部位的疾患：腰背强痛，闪挫腰痛；
- 其他：消渴，黄疸，遍身水肿。

【配伍】

配
- 中冲、合谷，治疗中风，不省人事
- 委中，治疗闪挫腰痛。

【刺灸法】向上斜刺 0.3～0.5 寸,或用指甲按掐;不灸。

27. 兑端(DU 27)

【定位】在面部,当上唇的尖端,人中沟下端的皮肤与唇的移行部。

【主治】癫狂口角瞤动,唇吻强,齿龈肿痛。

【刺灸法】斜刺 0.2～0.3 寸;不灸。

28. 龈交(DU 28)

【定位】在上唇内,唇系带与上齿龈的相接处。

【主治】癫狂,齿龈肿痛,鼻渊。

【刺灸法】向上斜刺 0.2～0.3 寸;不灸。

29. 印堂(DU 29)

【定位】在额部,当两眉头之中间。

【主治】头痛,眩晕,呕吐,失眠;鼻渊,鼻衄,目痛,眼昏,眉棱骨痛,颜面疔疮;小儿急、慢惊风;产后血晕,子痫。

【刺灸法】沿皮刺 0.5～1.0 寸;可灸。

任　　脉

一、经脉循行

(一)原文

《素问・骨空论》:任脉者,起于中极之下,以上毛际,循腹里上关元,至咽喉,上颐循面入目。

《灵枢・五音五味》:冲脉、任脉皆起于胞中,上循背里,为经络之海。其浮而外者,循腹(右)上行,会于咽喉,别而络唇口。

《灵枢・经脉》:任脉之别,名曰尾翳,下鸠尾,散于腹。

《难经・二十八难》:任脉者,起于中极之下,以上毛际,循腹里,上关元,至喉咽。

注释:中极:穴名,在腹正中线脐下 4 寸。

关元:穴名,在腹正中线脐下 3 寸。

上颐:指下颌部,承浆穴所在。

(二)循行路线简示

任脉起于小腹内,下出会阴部,向前上行于阴毛部,在腹内沿前正中线上行,经关元等至咽喉部,再上行环绕口唇,经过面部,进入目眶下,联系于目。(图 2-14)

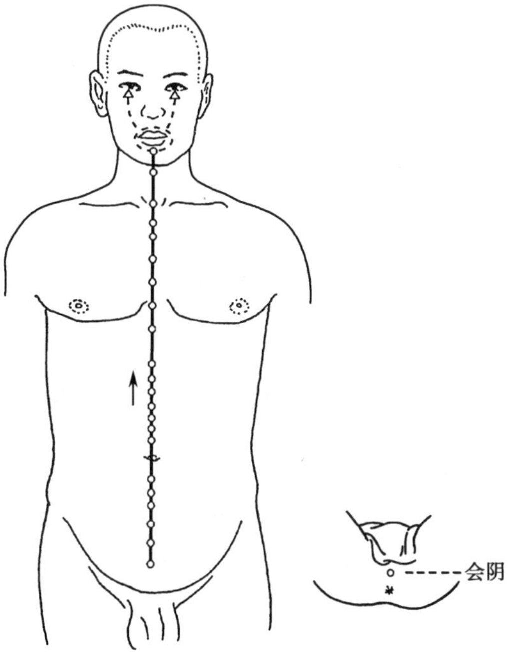

图 2-14　任脉循行图

二、病候、主治

(一)病候

《素问·骨空论》:任脉为病,男子内结七疝,女子带下瘕聚(《难经》作"任之为病,其内苦结,男子为七疝,女子为瘕聚")。

《素问·骨空论》:其女子不孕,癃痔遗溺嗌干。

《灵枢·经脉》:实则腹皮痛,虚则痒搔(络脉病)。

《脉经·平奇经八脉病》:苦少腹绕脐,下引横骨,阴中切痛。

(二)主治概要

1. 腹、胸、颈、头面的局部病证。
2. 相应的内脏器官疾病。
3. 部分腧穴具有强壮作用。
4. 部分腧穴具有治疗神志病的作用。

三、歌诀

十四任脉走腹胸,起于会阴承浆停。
强壮为主次分段,泌尿生殖作用宏。

四、腧穴

(一)外阴部穴(会阴)

主治:外阴部疾患;神志病证、急危症。

定位关键词:肛门、阴囊根部或大阴唇后联合。

1. 会阴(RN 1)

【定位】在会阴部,男性当阴囊根部与肛门连线的中点,女性当大阴唇后联合与肛门连线的中点。

【主治】

- 阴部疾患:阴痒,阴痛,阴部汗湿,阴门肿痛;小便难;大便秘结;闭经;
- 神志疾患:溺水窒息,产后昏迷不醒,癫狂。

【配伍】配中极、肩井,治疗难产,胞衣不下,宫缩无力,产门不开等。

【刺灸法】直刺0.5～1寸,孕妇慎用;可灸。

(二)下腹部穴(曲骨、中极、关元、石门、气海、阴交)

主治:肝肾、妇人疾患;虚证;肠胃疾患。

定位关键词:前正中线。

2. 曲骨(RN 2)

【定位】在下腹部,当前正中线上,耻骨联合上缘的中点处。

【主治】阴部疾患:小便淋沥、不通,遗尿,遗精,阳痿,赤白带下,月经不调,痛经,疝气。

【刺灸法】直刺0.5～1寸,穴位内为膀胱,故应在排尿后进行针刺,孕妇禁针;可灸。

3. 中极(RN 3)　膀胱之募穴

【定位】在下腹部,前正中线上,当脐中下4寸。

【主治】

- 水液代谢疾患:小便淋沥、不通,遗尿,尿频,尿闭;
- 腹部疾患:小腹热痛,脐下结块,奔豚抢心;
- 肝肾疾患:疝气偏坠,遗精,阳痿;
- 妇人疾患:经闭不通,阴挺,阴痛,阴痒,子门肿痛,崩中带下,产后恶露不止,胞衣不下,月经不调,痛经。

【配伍】

配
- 肾俞、阴陵泉,治疗小便滑数。
- 膀胱俞,治疗小便异常。
- 肾俞、合谷、三阴交,治疗月水断绝。
- 肾俞、气海、三阴交,治疗月经不调。
- 关元、三阴交、阴陵泉、次髎,治疗尿潴留,淋证。

【刺灸法】直刺 0.5～1 寸，穴位内为膀胱，故应在排尿后进行针刺，孕妇禁针；可灸。

4. 关元(RN 4)　小肠之募穴

【定位】在下腹部，前正中线上，当脐中下 3 寸。

【主治】

- 小腹疾患：脐腹绞痛，癥瘕，瞰胀；
- 肝肾疾患：小便赤涩，遗尿，遗精，阳痿；
- 妇人疾患：妇人带下，月经不调，经闭，绝嗣不育，阴门瘙痒，阴挺，胞衣不下，产后恶露不止；
- 肠胃疾患：腹痛，泄泻，痢疾，脱肛；
- 虚证：中风脱证，虚劳冷惫，羸瘦无力，眩晕。

【配伍】

配
- 阴陵泉，治疗气癃尿黄。
- 太溪，治疗泄痢不止。
- 关元、秩边、气海、阳纲，治疗小便赤涩。
- 三阴交，治疗妇人疾患。

【刺灸法】直刺 0.5～1 寸，需要排尿后进行针刺；可灸。

5. 石门(RN 5)　三焦之募穴

【定位】在下腹部，前正中线上，当脐中下 2 寸。

【主治】

- 小腹疾患：腹胀坚痛，小腹绞痛，阴缩入腹。
- 肝肾疾患：疝气，奔豚，绕脐痛，水肿，小便不利，遗精，阳痿。
- 妇人疾患：经闭，带下，妇人产后恶露不止，阴门瘙痒。
- 脾胃疾患：完谷不化，泄痢不禁，脱肛。
- 其他：中风脱证，高血压。

【配伍】

配
- 关元、气海，治疗消渴。
- 大肠俞，治疗大便不禁。
- 三焦俞，治疗腹胀，腹水，癃闭。
- 气海，治疗下元亏损，崩中漏下。

【刺灸法】直刺 0.5～1 寸，孕妇慎用；可灸。

6. 气海(RN 6)

【定位】在下腹部，前正中线上，当脐中下 1.5 寸。

【主治】

- 虚证：虚脱、乏力、形体羸瘦；
- 肠腑疾患：腹痛，泄泻，痢疾；
- 肝肾疾患：遗尿，遗精，阳痿，疝气，水肿；
- 妇人疾患：崩漏，带下，经闭，子宫脱垂。

【配伍】

配
- 血海，治疗小腹痞块，五淋，经闭不通。
- 小肠俞，治疗带下，淋浊。
- 三阴交，治疗白浊，遗精，经少。

【刺灸法】直刺0.8～1.2寸；宜灸。

7. 阴交（RN 7）

【定位】在下腹部，前正中线上，当脐中下1寸。

【主治】腹胀，水肿，疝气，月经不调，崩漏，带下，阴痒，产后出血，脐周痛。

【刺灸法】直刺0.5～1寸；可灸。

（三）上腹部穴（神阙、水分、下脘、建里、中脘、上脘、巨阙、鸠尾）

主治：肠腑、脾胃疾患，神志疾患。

定位关键词：前正中线、脐中。

8. 神阙（RN 8）

【定位】在腹中部，脐中央。

【主治】腹痛，肠鸣，中风脱证，脱肛，泄泻不止。

【刺灸法】禁刺；可灸。

9. 水分（RN 9）

【定位】在上腹部，前正中线上，当脐中上1寸。

【主治】腹痛肠鸣，泄泻，水肿，小便不通。

【刺灸法】直刺0.5～1寸；可灸。

10. 下脘（RN 10）

【定位】在上腹部，前正中线上，当脐中上2寸。

【主治】胃脘痛，腹痛，肠鸣，饮食不化，呕吐，泄泻。

【刺灸法】直刺0.5～1寸；可灸。

11. 建里（RN 11）

【定位】在上腹部，前正中线上，当脐中上3寸。

【主治】胃痛，呕吐，腹胀，肠鸣，食欲不振，水肿。

【刺灸法】直刺0.5～1寸；可灸。

12. 中脘（RN 12） 胃之募穴；八会穴之腑会穴

【定位】在上腹部，前正中线上，当脐中上4寸。

【主治】

- 脾胃疾患：腹痛腹胀，胃脘痛，翻胃吞酸，呕吐，呃逆，完谷不化，肠鸣，泄泻，赤白痢疾，霍乱，便秘，肠痈，黄疸，痞积；
- 神志疾患：中暑，脏躁，癫狂，尸厥，头痛；
- 其他：喘息不止，月经不调，经闭，妊娠恶阻。

【配伍】

配
- 胃俞，治疗胃脘胀满，食欲不振，呕吐呃逆。
- 建里，治疗霍乱肠鸣，腹痛胀满。
- 期门、上廉，治疗喘息不能行。
- 天枢，治疗霍乱吐泻。

【刺灸法】直刺 0.5～1 寸；可灸。

13. 上脘(RN 13)

【定位】在上腹部，前正中线上，当脐中上 5 寸。

【主治】胃痛，腹胀，翻胃，呕吐，痫证，失眠。

【刺灸法】直刺 0.5～1 寸；可灸。

14. 巨阙(RN 14)　心之募穴

【定位】在上腹部，前正中线上，当脐中上 6 寸。

【主治】

- 胸肺疾患：胸满短气，胸胁支满，胸痛心痛，咳逆上气；
- 心神疾患：心烦惊悸，健忘，尸厥，癫痫；
- 脾胃疾患：呃逆，胃痛，呕吐翻胃，吞酸，噎塞不通，腹痛息贲。

【配伍】

配
- 心俞，治疗心烦。
- 上脘，治疗腹胀，心腹满。
- 灵道、曲泽、间使，治疗心痛，怔忡。

【刺灸法】直刺 0.5～1 寸；可灸。

15. 鸠尾(RN 15)　络穴

【定位】在上腹部，前正中线上，当胸剑结合部下 1 寸。

【主治】

- 胸肺疾患：胸满咳逆，咽肿，喉痹，胸中痛不得卧；
- 心神疾患：心悸，心痛，癫狂，痫证；
- 脾胃疾患：胃痛，反胃吐食，呕血，食不下。

【配伍】

配
- 大椎，治疗痫证。
- 中脘、少商，治疗食痫，胃脘胀痛，不得眠。

【刺灸法】斜向下刺 0.5～1 寸；可灸。

(四)胸部穴(中庭、膻中、玉堂、紫宫、华盖、璇玑)

主治：心肺、胸胁、乳部疾患。

定位关键词：前正中线上，肋间隙。

16. 中庭(RN 16)

【定位】在胸部，当前正中线上，平第 5 肋间，即胸剑结合部。

【主治】胸胁胀满，噎膈，翻胃，饮食不下。

【刺灸法】平刺 0.2～0.3 寸；可灸。

17. 膻中(RN 17)　心包之募穴；八会穴之气会穴

【定位】在胸部，当前正中线上，平第 4 肋间，两乳头连线的中点。

【主治】

心胸疾患：气喘，胸痛，胸闷，心悸，呃逆，噎膈；
乳部疾患：乳少，乳痈，乳癖。

【配伍】

配 少泽，治疗无乳。
配 厥阴俞，治疗心痛，怔忡，失眠，喘息。

【刺灸法】平刺 0.3～0.5 寸；可灸。

18. 玉堂(RN 18)

【定位】在胸部，当前正中线上，平第 3 肋间。

【主治】胸痛，咳嗽，气喘，呕吐。

【刺灸法】平刺 0.3～0.5 寸；可灸。

19. 紫宫(RN 19)

【定位】在胸部，当前正中线上，平第 2 肋间。

【主治】胸痛，咳嗽，气喘。

【刺灸法】平刺 0.3～0.5 寸；可灸。

20. 华盖(RN 20)

【定位】在胸部，当前正中线上，平第 1 肋间。

【主治】胸胁胀痛，气喘，咳嗽。

【刺灸法】平刺 0.3～0.5 寸；可灸。

21. 璇玑(RN 21)

【定位】在胸部，当前正中线上，天突下 1 寸。

【主治】胸痛，咳嗽，气喘。

【刺灸法】平刺 0.3～0.5 寸；可灸。

(五)颈、面部穴(天突、廉泉)

主治：颈部疾患；舌喉疾患。

定位关键词：前正中线、胸骨上窝中央、结喉。

22. 天突(RN 22)

【定位】在颈部,当前正中线上,胸骨上窝中央。

【主治】

- 胸肺疾患:哮喘,咳嗽,咯吐脓血;
- 颈部疾患:暴喑,咽喉肿痛,瘿气,梅核气;
- 其他:心与背相控而痛,瘾疹。

【配伍】

配
- 膻中,治疗哮喘。
- 璇玑、风府、照海,治疗喉肿咽痛。
- 灵道、阴谷、复溜、丰隆、然谷,治疗咽痛久不愈,喑哑。

【刺灸法】首先直刺 0.2～0.3 寸,然后沿胸骨柄后缘、气管前缘缓慢向下刺入 0.5～1 寸;可灸。

23. 廉泉(RN 23)

【定位】在颈部,当前正中线上,结喉上方,舌骨上缘凹陷处。

【主治】舌喉疾患:舌下肿痛,舌根缩急,舌纵涎下,舌强不语,暴喑,喉痹,聋哑,口舌生疮。

【配伍】

配
- 中冲,治疗舌下肿痛。
- 通里、内关、哑门,治疗中风不语。
- 太冲、丰隆、金津、玉液,治疗风痰阻络,舌体失灵。

【刺灸法】直刺 0.5～0.8 寸,不留针;可灸。

(六)面部穴(承浆)

主治:面部疾患;神志疾患。

定位关键词:颏唇沟。

24. 承浆(RN 24)

【定位】在面部,当颏唇沟的正中凹陷处。

【主治】面肿,龈肿,流涎,口眼歪斜,癫狂。

【刺灸法】斜刺 0.3～0.5 寸;可灸。

冲　　脉

一、经脉循行

(一)原文

《灵枢·逆顺肥瘦》:夫冲脉者,五脏六腑之海也,五脏六腑皆禀焉。其上者,出于颃颡，渗诸阳，灌诸精；其下者，注少阴之大络，出于气街，循阴股内廉，入腘中，伏行骭骨内，下至内踝之后属而别；其下者，并于少阴之经，渗三阴；其前者，伏行出跗属，下循跗入大指间。

《灵枢·动输》：冲脉者，十二经脉之海也，与少阴之大络，起于肾下，出行气街，循阴股内廉，邪入腘中，循胫骨内廉，并少阴之经，下入内踝之后，入足下；其别者，斜入踝，出属跗上，入大指之间，注诸络以温足胫。

《难经·二十八难》：冲脉者，起于气冲，并足阳明之经，夹脐上行，至胸中而散也。

（二）循行总结

冲脉起于小腹内，下出于会阴部，向上行于脊柱内；其外行者经气冲与足少阴经交会，沿着腹部两侧，上行至胸中而散，并上达咽喉，环绕口唇。（图 2-15）

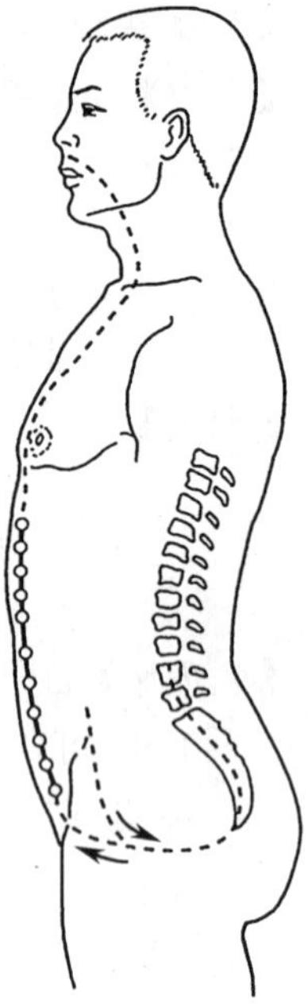

图 2-15　冲脉循行图

二、病候、主治

（一）病候

《灵枢·海论》：血海有余，则常想其身大，怫然不知其所病；血海不足，亦常想其身小，狭然不知其所病。

《素问·骨空论》：冲脉为病，逆气，里急。从少腹上冲心而痛，不得前后，为冲疝（《难经》作“冲之为病，逆气而里急”）。

《脉经·平奇经八脉为病》：苦少腹痛，上抢心，有瘕疝、绝孕、遗矢溺、胁支满烦也。

（二）主治概要

月经失调、不孕等妇科病证及腹部气逆上冲等。

三、交会腧穴

会阴、阴交（任脉），气冲（足阳明胃经），横骨、大赫、气穴、四满、中注、肓俞、商曲、石关、阴都、腹通谷、幽门（足少阴肾经）。

带　　脉

一、经脉循行

（一）原文

《灵枢·经别》：足少阴之正，至腘中，别走太阳而合，上至肾，当十四椎，出属带脉。

《难经·二十八难》:带脉者,起于季胁,回身一周。

(二)循行总结

带脉起于季胁部的下面,斜向下行到带脉、五枢、维道穴,横行绕身一周。(图 2-16)

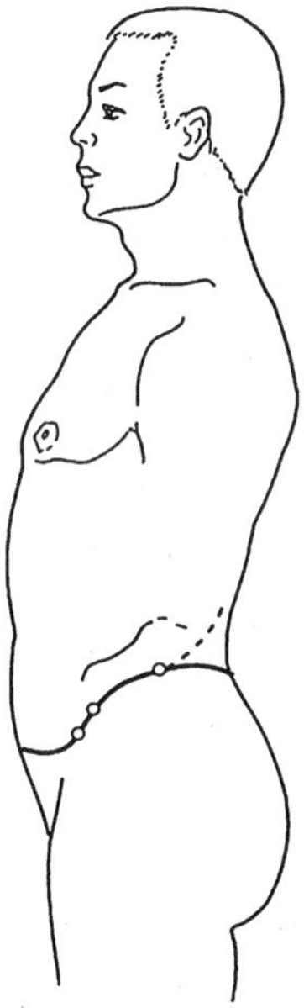

图 2-16　带脉循行图

二、病候、主治

(一)病候

《素问·痿论》:阳明虚则宗筋纵,带脉不引,故足痿不用也。

《难经·二十九难》:带之为病,腹满、腰溶溶若坐水中。

《脉经·平奇经八脉病》:左右绕脐腹,腰脊痛,冲阴股也。

《脉经·手检图》:苦少腹痛引命门,女子月水不来,绝继复下止(也),阴辟寒,令人无子;男子苦少腹拘急或失精也。

(二)主治概要

月经不调、赤白带下等妇科经带病证及痿证等。

三、交会腧穴

带脉、五枢、维道(均属足少阳胆经)。

阳　跷　脉

一、经脉循行

(一)原文

《灵枢·寒热病》:足太阳有通项入于脑者,正属目本,名曰眼系……在项中两筋间,入脑乃别。阴跷,阳跷,阴阳相交……交于目锐(应作"内")眦。

《难经·二十八难》:阳跷脉者,起于跟中,循外踝上行,入风池。

(二)循行总结

阳跷脉起于足跟外侧,经外踝上行腓骨后缘,沿股部外侧和胁后上肩,过颈部上夹口角,进入目内眦,再沿足太阳膀胱经上额,与足少阳经合于风池。(图 2-17)

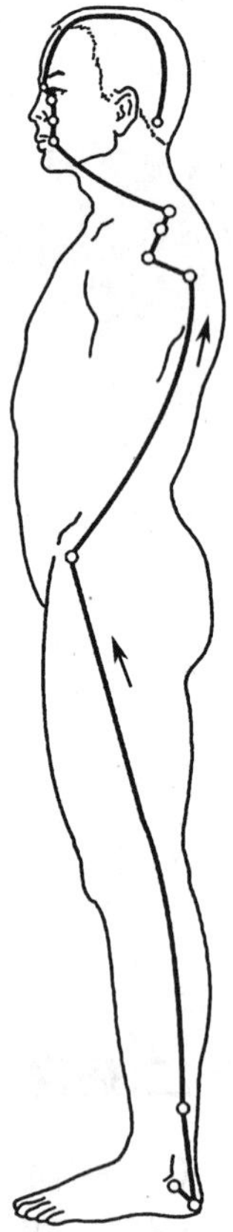

图 2-17　阳跷脉循行图

二、病候、主治

(一)病候

《灵枢·寒热病》:阳气盛则瞋目。

《难经·二十九难》:阳跷为病,阴缓而阳急。

《脉经·平奇经八脉病》:阳跷病拘急。

(二)主治概要

不眠及肢体筋脉出现阴缓阳急。

三、交会腧穴

申脉、仆参、跗阳(足太阳膀胱经),居髎(足少阳胆经),臑俞(手太阳小肠经),肩髃、巨骨(手阳明大肠经),天髎(手少阳三焦经),地仓、巨髎、承泣(足阳明胃经),睛明(足太阳膀胱经)。

阴　跷　脉

一、经脉循行

(一)原文

《灵枢·脉度》:(阴)跷脉者,少阴之别,起于然骨之后,上内踝之上,直上循阴股，入阴，上循胸里入缺盆，上出人迎之前，入頄，属目内眦，合于太阳、阳跷而上行。

《难经・二十八难》：阴跷脉者，亦起于跟中，循内踝上行，至咽喉，交贯冲脉。

（二）循行总结

阴跷脉起于足舟骨的后方，上行内踝的上面，沿小腿、大腿的内侧直上，经过阴部，向上沿胸部内侧，进入锁骨上窝，上经人迎的上面，过颧部，到目内眦，与足太阳膀胱经和阳跷脉相会合。（图 2-18）

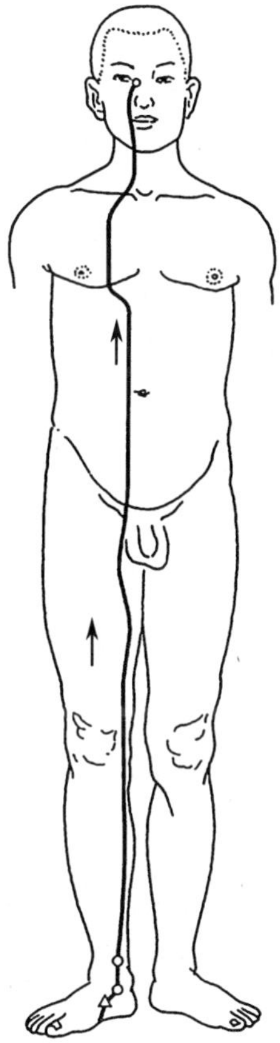

图 2-18　阴跷脉循行图

二、病候、主治

（一）病候

《灵枢・寒热病》：阴气盛则瞑目。

《难经・二十九难》：阴跷为病，阳缓而阴急。

《脉经・平奇经八脉病》：阴跷病缓。

（二）主治概要

多眠、癃闭及肢体筋脉出现阳缓阴急。

三、交会腧穴

照海、交信（足少阴肾经），睛明（足太阳膀胱经）。

阳　维　脉

一、经脉循行

（一）原文

《素问·刺腰痛》：刺阳维之脉，脉与太阳合腨下间，去地一尺所。

《难经·二十八难》：阳维，起于诸阳会也。

（二）循行总结

阳维脉起于足跟外侧，向上经过外踝，沿足少阳经上行至髋关节部，经胁肋后侧，从腋后上肩，至前额，再到项后，合于督脉。（图 2-19）

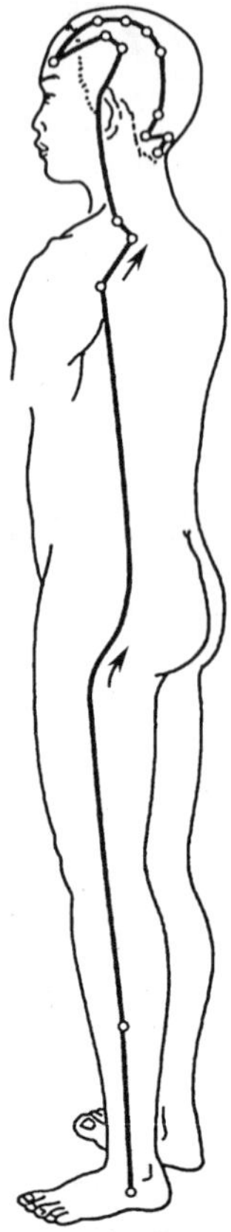

图 2-19　阳维脉循行图

二、病候、主治

（一）病候

《素问·刺腰痛》：阳维之脉令人腰痛，痛上怫然肿，刺阳维之脉。

《难经·二十九难》：阳维维于阳，阴维维于阴，阴阳不能自相维则怅然失志，溶溶不能自收持……阳维为病苦寒热。

《脉经·平奇经八脉病》：诊得阳维脉浮者，暂起目眩，阳盛实者，苦肩息，洒洒如寒。

（二）主治概要

恶寒发热等外感病及腰痛等。

三、交会腧穴

金门（足太阳膀胱经），阳交（足少阳胆经），臑俞（手太阳小肠经），天髎（手少阳三焦经），肩井（足少阳胆经），头维（足阳明胃经），本神、阳白、头临泣、目窗、正营、承灵、脑空、风池(足少阳胆经),风府、哑门(督脉)。

阴　维　脉

一、经脉循行

(一)原文

《素问·刺腰痛》:刺飞阳之脉,在内踝上五寸,少阴之前,与阴维之会。

《难经·二十八难》:阴维,起于诸阴交也。

(二)循行总结

阴维脉起于小腿内侧,沿大腿内侧上行到腹部,与足太阴经相合,过胸部,与任脉会于颈部。(图 2-20)

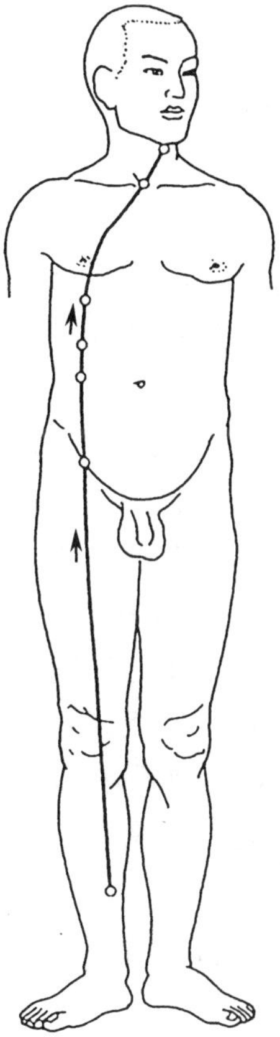

图 2-20　阴维脉循行图

二、病候、主治

(一)病候

《难经·二十九难》：阳维维于阳，阴维维于阴，阴阳不能自相维则怅然失志，溶溶不能自收持……阴维为病苦心痛。

《脉经·平奇经八脉病》：诊得阴维脉沉大而实者，苦胸中痛，胁支满，心痛。

(二)主治概要

心痛、胃痛、胸腹痛、忧郁等。

三、交会腧穴

筑宾(足少阴肾经)，府舍、大横、腹哀(足太阴脾经)，期门(足厥阴肝经)，天突、廉泉(任脉)。

第三节　十五络脉

《灵枢·经脉》原文：

手太阴之别，名曰列缺，起于腕上分间，并太阴之经直入掌中，散入于鱼际。其病实则手锐掌热，虚则欠㰦，小便遗数，取之去腕半寸，别走阳明也。

手少阴之别，名曰通里，去腕一寸半，别而上行，循经入于心中，系舌本，属目系。其实则支膈，虚则不能言，取之腕后一寸，别走太阳也。

手心主之别，名曰内关，去腕二寸，出于两筋之间别走少阳，循经以上系于心包，络心系。实则心痛，虚则为头强，取之两筋间也。

手太阳之别，名曰支正，上腕五寸，内注少阴；其别者，上走肘，络肩髃。实则节弛肘废，虚则生肬，小者如指痂疥，取之所别也。

手阳明之别，名曰偏历，去腕三寸，别走太阴；其别者，上循臂，乘肩髃，上曲颊偏齿；其别者，入耳合于宗脉。实则龋聋，虚则齿寒痹隔，取之所别也。

手少阳之别，名曰外关，去腕二寸，外绕臂，注胸中，合心主。病实则肘挛，虚则不收，取之所别也。

足太阳之别，名曰飞阳，去踝七寸，别走少阴。实则鼽窒头背痛；虚则鼽衄，取之所别也。

足少阳之别，名曰光明，去踝五寸，别走厥阴，下络足跗。实则厥，虚则痿躄，坐不能起，取之所别也。

足阳明之别，名曰丰隆，去踝八寸，别走太阴；其别者，循胫骨外廉，上络头项，合诸经之气，下络喉嗌。其病气逆则喉痹瘁瘖，实则狂巅，虚则足不收胫枯，取之所别也。

足太阴之别，名曰公孙，去本节之后一寸，别走阳明；其别者，入络肠胃。厥气上逆则霍乱，实则肠中切痛，虚则鼓胀，取之所别也。

足少阴之别，名曰大钟，当踝后绕跟，别走太阳；其别者，并经上走于心包，下外贯腰脊。其病气逆则烦闷，实则闭癃，虚则腰痛，取之所别者也。

足厥阴之别，名曰蠡沟，去内踝五寸，别走少阳；其别者，径胫上睾，结于茎。其病气逆则睾肿卒疝，实则挺长，虚则暴痒，取之所别也。

任脉之别，名曰尾翳，下鸠尾，散于腹。实则腹皮痛，虚则痒搔，取之所别也。

督脉之别，名曰长强，挟膂上项，散头上，下当肩胛左右，别走太阳，入贯膂。实则脊强，虚则头重，高摇之，挟脊之有过者，取之所别也。

脾之大络，名曰大包，出渊腋下三寸，布胸胁。实则身尽痛，虚则百节尽皆纵，此脉若罗络之血者，皆取之脾之大络脉也。

十五络脉联系器官、病证见表 2-1。

表 2-1　十五络脉联系器官、病证简表

络脉	联系器官	病证	
		实证	虚证
列缺		手锐掌热	欠㰦，小便遗数
通里	心中，舌本，目系	支膈	不能言
内关	心系	心痛	烦心
支正		节弛肘废	虚则生肬，小者如指痂疥
偏历	齿、耳	龋、聋	齿寒、痹隔
外关	胸中	肘挛	(肘)不收
飞扬		鼽窒头背痛	鼽衄
光明		厥	痿躄，坐不能起
丰隆	头项、喉嗌	病气逆则喉痹瘁	
		狂巅	虚则足不收，胫枯
公孙	肠胃	厥气上逆则霍乱	
		肠中切痛	虚则鼓胀
大锺	心包	其病气逆则烦闷	
		实则闭癃	虚则腰痛

续表

络脉	联系器官	病证	
		实证	虚证
蠡沟	睾、茎	其病气逆则睾肿卒疝	
		(睾)挺长	(阴部)暴痒
尾翳		腹皮痛	(腹皮)痒搔
长强		脊强	头重，高摇之
大包		身尽痛	百节尽皆纵

第四节　常用奇穴

一、头颈部穴

1. 四神聪(EX-HN1)

【定位】在头顶部，当百会前后左右各1寸，共4个穴位。

【主治】中风，头痛，眩晕，失眠，癫痫，狂乱。

【刺灸法】沿皮刺0.3～0.5寸；可灸。

2. 当阳(EX-HN2)

【定位】在头前部，当瞳孔直上，前发际上1寸。

【主治】头痛，眩晕；感冒，鼻塞，目赤肿痛。

【刺灸法】平刺0.3～0.5寸；可灸。

3. 鱼腰(EX-HN4)

【定位】在额部，瞳孔直上，眉毛中。

【主治】偏正头痛；目赤肿痛，眼睑下垂，目翳。

【刺灸法】沿皮刺0.3～0.5寸。

4. 太阳(EX-HN5)

【定位】在颞部，当眉梢与目外眦之间，向后约1横指的凹陷处。

【主治】头痛，面瘫，目疾，牙痛。

【刺灸法】直刺0.3～0.5寸，或沿皮刺0.5～1.0寸，或三棱针点刺出血。

5. 耳尖(EX-HN6)

【定位】在耳郭的上方，当折耳向前，耳郭上方的尖端处。

【主治】目赤肿痛，目翳，偏正头痛，颜面疔疮；高热。

【刺灸法】直刺 0.1 寸，或点刺出血。

6. 球后(EX-HN7)

【定位】在面部，当眶下缘外 1/4 与内 3/4 交界处。

【主治】目疾。

【刺灸法】沿眶下缘从外下向内上，向视神经管方向缓慢直刺 0.5～0.8 寸，不提插。

7. 上迎香(EX-HN8)

【定位】在面部，当鼻翼软骨与鼻甲的交界处，近鼻唇沟上端处。

【主治】鼻炎，鼻旁窦炎；久流冷泪，烂弦火眼。

【刺灸法】沿皮刺 0.3～0.5 寸。

8. 内迎香(EX-HN9)

【定位】在鼻孔内，当鼻翼软骨与鼻甲交界的黏膜处。

【主治】目赤肿痛，鼻痒，鼻塞；咽喉肿痛，中暑，头痛。

【刺灸法】点刺出血。

9. 聚泉(EX-HN10)

【定位】在口腔内，当舌背正中缝的中心处。

【主治】哮喘，咳嗽；消渴；舌强，舌肌麻痹。

【刺灸法】直刺 0.1～0.2 寸；或点刺出血。

10. 海泉(EX-HN11)

【定位】在口腔内，当舌下系带中点处。

【主治】呕吐，呃逆，腹泻，消渴；重舌肿胀，舌缓不收，喉闭。

【刺灸法】点刺出血。

11. 金津(EX-HN12)、玉液(EX-HN13)

【定位】在口腔内，当舌下系带左右两侧的静脉上。左侧为金津，右侧为玉液。

【主治】舌肿痛，口疮，喉痹，失语；呕吐，腹泻，黄疸，消渴。

【刺灸法】点刺出血。

12. 翳明(EX-HN14)

【定位】在项部，当翳风后 1 寸。

【主治】目疾，耳鸣；头痛，眩晕，失眠，精神病。

【刺灸法】直刺 1.0～1.5 寸。

13. 颈百劳(EX-HN15)

【定位】在项部，当大椎直上 2 寸，后正中线旁开 1 寸。

【主治】瘰疬；气喘，咳血，百日咳，肺痨；妇人产后浑身痛，落枕。

【刺灸法】直刺 0.3～0.6 寸；可灸。

二、胸腹部穴

子宫(EX-CA1)

【定位】在下腹部，当脐中下 4 寸，中极旁开 3 寸。

【主治】子宫脱垂，月经不调，痛经，不孕症。

【刺灸法】直刺 0.5～1.0 寸；可灸。

三、背部穴

1. 定喘(EX-B1)

【定位】在背部，当第 7 颈椎棘突下，旁开 0.5 寸。

【主治】哮喘，咳嗽；落枕；荨麻疹。

【刺灸法】直刺 0.5～1.0 寸；可灸。

2. 夹脊(EX-B2)

【定位】在背腰部，当第 1 胸椎～第 5 腰椎棘突下两侧，后正中线旁开 0.5 寸，一侧 17 穴，左右共 34 穴。

【主治】胸 1～胸 3 夹脊穴治疗上肢疾患；

胸 1～胸 8 夹脊穴治疗胸部疾患；

胸 6～腰 5 夹脊穴治疗腹部疾患；

腰 1～腰 5 夹脊穴治疗下肢疾患。亦可参照相应背俞穴应用。

【刺灸法】毫针斜刺 0.3～0.5 寸，或用梅花针叩刺；可灸。

3. 胃脘下俞(EX-B3)

【定位】在背部，当第 8 胸椎棘突下，旁开 1.5 寸。

【主治】消渴，咽喉干燥；腹痛，呕吐；胁痛。

【刺灸法】斜刺 0.3～0.5 寸；可灸。

4. 痞根(EX-B4)

【定位】在腰部，当第 1 腰椎棘突下，旁开 3.5 寸。

【主治】痞块，胃痛；腰痛。

【刺灸法】直刺 0.5～1.0 寸；可灸。

5. 下极俞(EX-B5)

【定位】在腰部，当后正中线上，第 3 腰椎棘突下。

【主治】腹痛，泄泻；腰痛，小便不利，遗尿。

【刺灸法】直刺 0.5～1.0 寸；可灸。

6. 腰宜(EX-B6)

【定位】在腰部，当第 4 腰椎棘突下，旁开 3 寸。

【主治】血崩；腰痛。

【刺灸法】直刺 1.0～1.5 寸；可灸。

7. 腰眼(EX-B7)

【定位】在腰部，当第 4 腰椎棘突下，旁开约 3.5 寸凹陷中。

【主治】痨瘵；腰痛；妇科疾患。

【刺灸法】直刺 1.0～1.5 寸；可灸。

8. 十七椎(EX-B8)

【定位】在腰部，当后正中线上，第 5 腰椎棘突下。

【主治】腰痛，腿痛，下肢瘫痪；转胞，痛经；肛门疾患。

【刺灸法】直刺 0.5～1.0 寸；可灸。

9. 腰奇(EX-B9)

【定位】在骶部，当尾骨端直上 2 寸，骶角之间凹陷中。

【主治】癫狂。

【刺灸法】向上沿皮刺 2～3 寸。

四、上肢穴

1. 肘尖(EX-UE1)

【定位】在肘后部，屈肘，当尺骨鹰嘴的尖端。

【主治】瘰疬。

【刺灸法】用灸法。

2. 二白(EX-UE2)

【定位】在前臂掌侧，腕横纹上 4 寸，桡侧腕屈肌腱的两侧，一侧各 1 穴，一臂 2 穴，左右两臂共 4 穴。

【主治】痔疮，脱肛。

【刺灸法】直刺 0.5～1.0 寸；可灸。

3. 中泉(EX-UE3)

【定位】在腕背侧横纹中，当指总伸肌腱桡侧的凹陷处。

【主治】心痛，胸闷；腹胀腹痛，胃脘痛；目中白翳；掌中热。

【刺灸法】直刺 0.3～0.5 寸；可灸。

4. 中魁(EX-UE4)

【定位】在中指背侧近侧指间关节的中点处。

【主治】呕吐，噎膈；鼻衄，牙痛；白癜风等。

【刺灸法】可灸。

5. 大骨空(EX-UE5)

【定位】在拇指背侧指间关节的中点处。

【主治】目痛，目翳，白内障，风眩烂眼，鼻衄；吐泻等。

【刺灸法】用灸法。

6. 小骨空(EX-UE6)

【定位】在小指背侧指间关节的中点处。

【主治】目疾，耳聋，喉痛；指痛。

【刺灸法】用灸法。

7. 腰痛点(EX-UE7)

【定位】在手背侧，当第2、3掌骨及第4、5掌骨之间，当腕横纹与掌指关节中点处，一侧2穴。

【主治】急性腰扭伤。

【刺灸法】向掌心方向斜刺0.5～1.0寸。

8. 外劳宫(EX-UE8)

【定位】在手背侧，第2、3掌骨之间，掌指关节后0.5寸(指寸)。

【主治】消化不良，腹泻，便溏；小儿急慢惊风；落枕，指不能伸，指掌麻痒。

【刺灸法】直刺0.3～0.5寸；可灸。

9. 八邪(EX-UE9)

【定位】在手背侧，微握拳，第1～5指间，指蹼缘后方赤白肉际处，左右共8穴。

【主治】手指关节麻木和疼痛，头痛，项强；咽痛，牙痛，目疾；疟疾；毒蛇咬伤。

【刺灸法】向上斜刺0.5～1.0寸，或点刺出血。

10. 四缝(EX-UE10)

【定位】在第2～5指掌侧，近端指关节的中央，一手4穴，左右共8穴。

【主治】小儿疳积，小儿消化不良；百日咳，肠蛔虫症；手指关节炎等。

【刺灸法】点刺，挤出黄白色黏液。

11. 十宣(EX-UE11)

【定位】在手10指尖端，距指甲游离缘0.1寸(指寸)，左右共10穴。

【主治】昏迷，晕厥，高热，中暑，癫痫，癔症，小儿惊厥。

【刺灸法】点刺出血。

五、下肢穴

1. 髋骨(EX-LE1)

【定位】在大腿前面下部，当梁丘两旁各1.5寸，一侧2穴，左右共4穴。

【主治】两脚红肿疼痛，寒湿走注，腿痛举动不得等。

【刺灸法】斜刺或直刺0.5～1.0寸；可灸。

2. 鹤顶(EX-LE2)

【定位】在膝上部，髌底的中点上方凹陷处。

【主治】膝痛，足胫无力，下肢瘫痪，脚气等。

【刺灸法】针刺0.5～1.0寸；可灸。

3. 百虫窝(EX-LE3)

【定位】屈膝，在大腿内侧，髌底内侧端上3寸，即血海上1寸。

【主治】风疹，湿疹，皮肤瘙痒症，下部生疮。

【刺灸法】直刺1.0～1.5寸；可灸。

4. 内膝眼(EX-LE4)

【定位】屈膝，在髌韧带内侧凹陷处。

【主治】膝痛，腿脚重痛，脚气，下肢麻痹。

【刺灸法】从前内向后外与额状面成45°斜刺0.5～1.0寸。

5. 膝眼(EX-LE5)

【定位】屈膝，在髌韧带外侧凹陷处。在内侧的称内膝眼，在外侧的称外膝眼。

【主治】膝痛，腿脚重痛，脚气，下肢麻痹。

【刺灸法】向膝中斜刺0.5～1.0寸，或内、外膝眼互透。

6. 胆囊(EX-LE6)

【定位】在小腿外侧上部，当腓骨小头前下方凹陷处(阳陵泉)直下2寸。

【主治】急慢性胆囊炎，胆石症，胆道蛔虫症；下肢麻痹或瘫痪。

【刺灸法】直刺1.0～1.5寸。

7. 阑尾(EX-LE7)

【定位】在小腿前侧上部，当犊鼻下5寸，胫骨前缘旁开1横指。

【主治】急慢性阑尾炎，急慢性肠炎；下肢麻木或瘫痪，足下垂。

【刺灸法】直刺1.0～1.5寸。

8. 内踝尖(EX-LE8)

【定位】在足内侧面，内踝的凸起处。

【主治】转筋，脚气；牙痛。

【刺灸法】用灸法。

9. 外踝尖(EX-LE9)

【定位】在足外侧面，外踝的凸起处。

【主治】转筋，脚气。

【刺灸法】用灸法。

10. 八风(EX-LE10)

【定位】在足背侧第 1～5 趾间，趾蹼缘后方赤白肉际处，一足 4 穴，左右共8 穴。

【主治】头痛，牙痛；毒蛇咬伤，脚背红肿，足趾麻木等。

【刺灸法】向上斜刺 0.5～1.0 寸，或点刺出血。

11. 独阴(EX-LE11)

【定位】在足第 2 趾的跖侧远侧趾间关节的中点。

【主治】女子呕哕，吐血，难产，死胎，胎衣不下，小肠疝气，经血不调等。

【刺灸法】直刺 0.1～0.2 寸；可灸。

12. 气端(EX-LE12)

【定位】在足 10 趾尖端，距趾甲游离缘 0.1 寸(指寸)，左右共 10 穴。

【主治】脚气，足趾麻痹，足背红肿，并用于急救。

【刺灸法】直刺 0.1～0.2 寸，或点刺出血；可灸。

第三章 刺灸法

刺灸法是通过刺法或灸法刺激人体的一定部位(腧穴),以起到疏通经络、扶正祛邪、调和阴阳的作用,从而达到防治疾病目的的治疗方法。

刺法,亦称"针法",古称"砭刺",是指采用不同的针具或非针具,通过一定的手法或方式刺激人体的一定部位(腧穴),以防治疾病的方法。临床最常用的刺法是毫针刺法,此外,还包括三棱针、皮肤针、皮内针、电针、穴位注射、耳针、头针、埋线等方法。

灸法,又称"艾灸",古称"灸焫",是指采用艾绒或其他药物制成的灸炷或灸条,点燃后烧灼、熏熨(熏烤)体表的一定部位,或采用其他光、电等刺激体表一定的部位,以起防治疾病作用的方法。临床常用的灸法是艾灸。此外,还有灯火灸、电子灸、激光灸等。

刺法、灸法的操作方法不同,但都是在人体的特定部位上施术,给予一定的刺激,从而达到治疗疾病的目的,且常配合应用,相互补充,故合称针灸。

另外,拔罐法,古称"角法",也是临床常用的外治方法。

《灵枢·九针十二原》中记载的九针及其功效见表 3-1,图 3-1。

表 3-1 《灵枢·九针十二原》中记载的九针及其功效

名称	形状	用途
镵针	长 1 寸 6 分,末端 1 分尖锐	浅刺皮肤出血,治疗头身热证 后人发展为皮肤针
圆针	长 1 寸 6 分,针身圆柱形,针头卵圆	揩摩体表,用治分肉间气滞,不伤肌肉
鍉针	长 3 寸半,针头如黍粟状,圆而微尖	按压经脉,不能深入

续表

名称	形状	用途
锋针	长1寸6分，针身圆柱形，针头锋利、三角形	泻血，治疗痈肿、热病 后人发展为三棱针，用于放血泻热
铍针	长4寸，宽2分半，形如剑	治疗痈脓外证，割治用
圆利针	长1寸6分，针尖微大，针身反细小，圆而且利	治疗痈肿、痹证，深刺
毫针	长3寸6分，针细如毫毛	治疗寒热、痛痹 为目前临床最常用的针具
长针	长7寸	深刺，治疗“深邪远痹” 后人发展为芒针
大针	长4寸，针身粗圆	泻水 后人作火针用，治疗瘰疬、乳痈、痹证

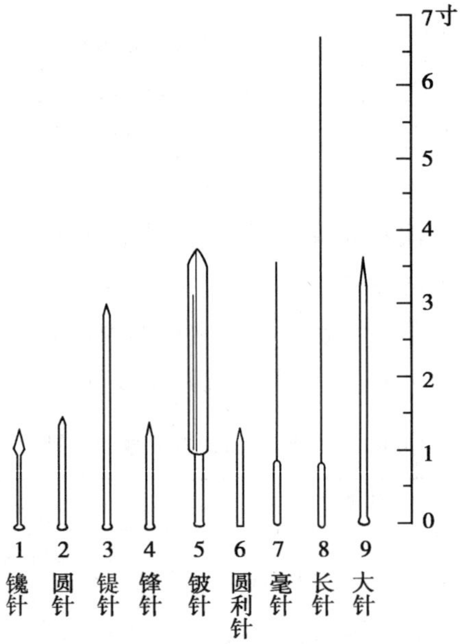

图3-1 九针图

第一节 毫 针 刺 法

毫针是针刺治病的主要用具，临床上应用最广。目前临床上所用的毫针，源于古代“九针”中的毫针。

一、毫针的结构和规格

（一）毫针的结构

1. 制针材料　目前的毫针多是用不锈钢制成，也有用金、银或合金等为制针原料的。

2. 毫针结构　毫针由针尖、针身、针根、针柄、针尾5个部分构成（图3-2）。

毫针构成
- 针尖：针身的尖端锐利部分。是刺入穴位的关键部位。又叫针芒。
- 针身：针尖与针柄之间的主体部分。是刺入穴内的主要部分，又叫针体。
- 针根：针身与针柄连接的部分。是观察刺入深度与提插幅度的标志。
- 针柄：针根至针尾的部分，金属丝缠绕而成。是持针、运针、温针的部位。
- 针尾：针柄的末端部分，又称针顶。可作捻转角度的标志。

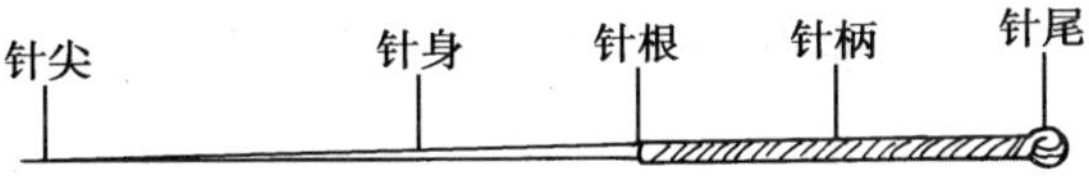

图3-2　毫针结构图

（二）毫针的规格

毫针的规格，主要是以针身的粗细和长短来区分的。

1. 毫针的粗细规格　毫针的粗细，过去用“号数”表示，现在按法定单位“mm”表示。临床上以28～30号（0.32～0.38mm）的毫针最为常用（表3-2）。

表3-2　毫针粗细规格表

号数	26	27	28	29	30	31	32	33
直径(mm)	0.45	0.42	0.38	0.34	0.32	0.30	0.28	0.26

2. 毫针的长短规格　毫针的长短，过去用“寸”表示，现在按法定单位“mm”表示。临床上以1～3寸（25～75mm）的毫针较为常用。其中又以1.5寸（40mm）的毫针用得最多（表3-3）。

表3-3　毫针的长短规格表

寸	0.5	1.0	1.5	2.0	2.5	3.0	3.5	4.0	4.5
毫米(mm)	15	25	40	50	65	75	90	100	115

3. 针具规格的选择　临床上一般根据患者的年龄、体质、体形、病情、腧穴部位选用不同规格的毫针。年轻、体壮、肥胖、实证、皮厚肉多的穴位，选较粗、较长者。老幼、体弱、瘦小、虚证、皮薄肉少的穴位，选较细、较短者。

二、针刺前的准备

（一）选择体位

选择正确的体位，对于取穴准确、操作方便、持久留针和防止针刺意外，都有着重要的意义。若体位选择不当，取穴不准，操作不方便，不能持久留针，甚至容易出现晕针、弯针、断针等异常情况。

临床针刺时的常用体位：

1. 仰卧位　适用于前身部的腧穴。仰卧位舒适自然，全身放松，不易疲劳，宜于持久，为临床最佳体位。对初次针刺，精神紧张、体虚病重者尤为适宜（图 3-3）。

2. 俯卧位　适用于后身部的腧穴（图 3-4）。

3. 侧卧位　适用于侧身部的腧穴（图 3-5）。

4. 仰靠坐位　适用于前头、颜面、颈前、上胸部以及肩部与上、下肢前面、侧面的腧穴（图 3-6）。

5. 俯伏坐位　适用于头顶、后头、项背、肩部的腧穴（图 3-7）。

6. 侧伏坐位　适用于侧头、面颊、颈侧、耳部的腧穴（图 3-8）。

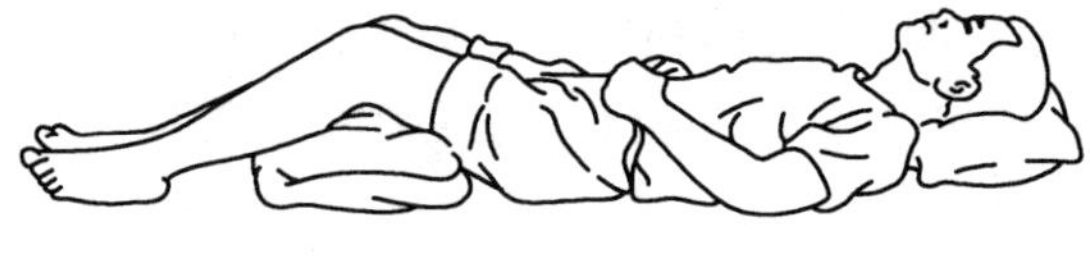

图 3-3　仰卧位

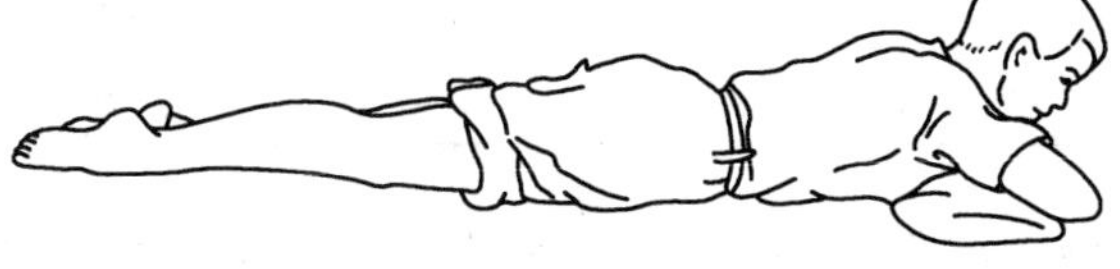

图 3-4　俯卧位

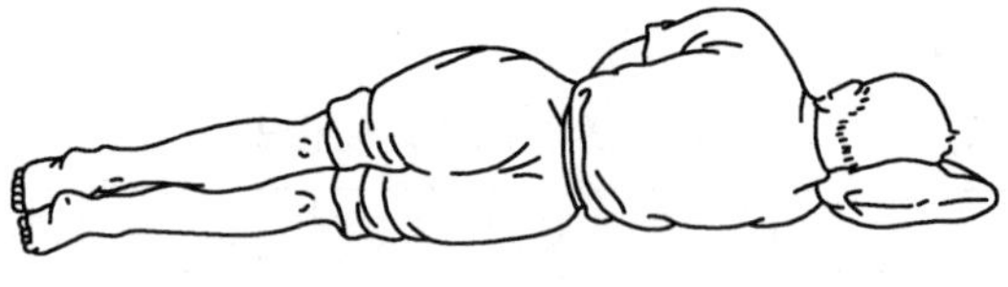

图 3-5　侧卧位

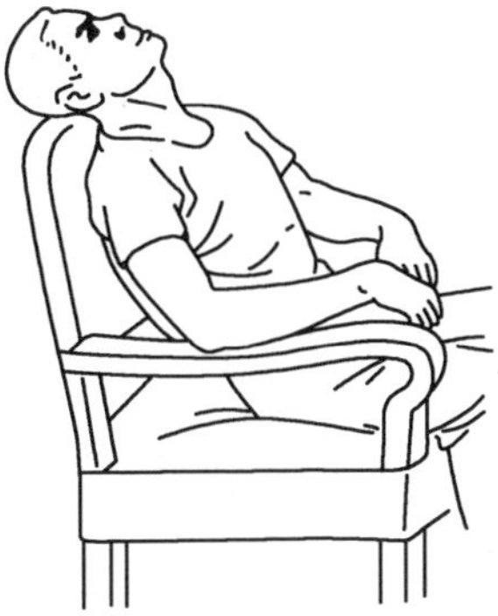
图 3-6 仰靠坐位

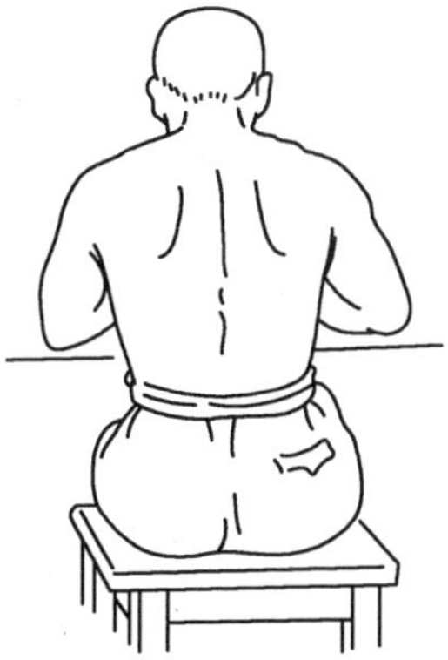
图 3-7 俯伏坐位

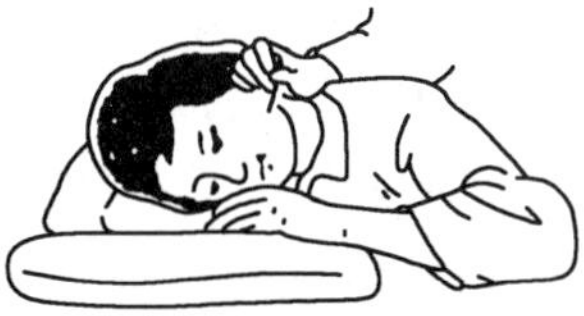
图 3-8 侧伏坐位

(二)消毒

针刺要有严格的无菌观念,针刺前的消毒范围应包括:

1. 针具器械消毒

(1)高压蒸汽灭菌法:一般用高压蒸汽锅消毒,在 103kPa 气压、120℃高温下、15 分钟以上,即可达到消毒目的。

(2)药液浸泡消毒法:①将针具放入 75%酒精内浸泡 30～60 分钟。②也可置于器械消毒液内,如“84”消毒液,按规定浓度、时间进行浸泡消毒。经过消毒的毫针,要放在消毒后的针盘内,消毒巾盖好,或放在消毒后的针盒内。③其他与毫针接触的针管、针盘、针盒、镊子等,可放入 2%甲酚溶液浸泡 1～2 小时。

(3)煮沸消毒法:将针具用纱布包扎后,放在盛有清水的消毒煮锅内,水沸后煮 10～15 分钟。

(4)一次性针具:目前为严防乙肝、艾滋病交叉感染,大多采用一次性使用的无菌针灸针。也可采用一人一套针具制度。

2. 医生手指消毒　先用肥皂水洗手,并冲洗干净,再用 75%酒精棉球拭擦。施术时尽量避免手指接触针身,需要接触时可用消毒棉球作为间隔物。

3. 针刺部位消毒　用 75%酒精棉球在穴位皮肤上由中心向周围擦拭。或先擦 2%碘酊,再擦 75%酒精脱碘。穴位皮肤消毒后,切忌接触污物,防止重新污染。

4. 治疗室内消毒　治疗台上的床垫、枕巾、毛毯、垫席、床单等物品,要经常换洗晾晒。治疗室内保持空气流通,卫生洁净,并定期用专用消毒灯照射消毒。

三、毫针刺法

针刺方法指从进针到出针的针刺技法全过程，具有很高的技术要求和严格的操作规程。

(一)进针法

进针法指将毫针刺入腧穴皮下的方法。进针时要求刺手与押手密切配合，指力、腕力、臂力协调一致，做到无痛进针。

1. 刺手与押手　将持针施术的手称“刺手”，多为右手。临床上多用拇、食、中3指持针，状如执持毛笔。刺手的作用是掌握针具，实施手法操作。进针时，运指力于针尖，使针刺入皮肤，行针时便于左右捻转、上下提插和弹震刮搓以及出针时的手法操作等。将按压辅助的手称“押手”，多为左手。其作用是固定穴位位置，使毫针能准确刺入穴位；也可使针身有所依托，保持针垂直，不致摇晃、弯曲，以利于进针，减少刺痛；还可辅助刺手控制针感(图3-9)。

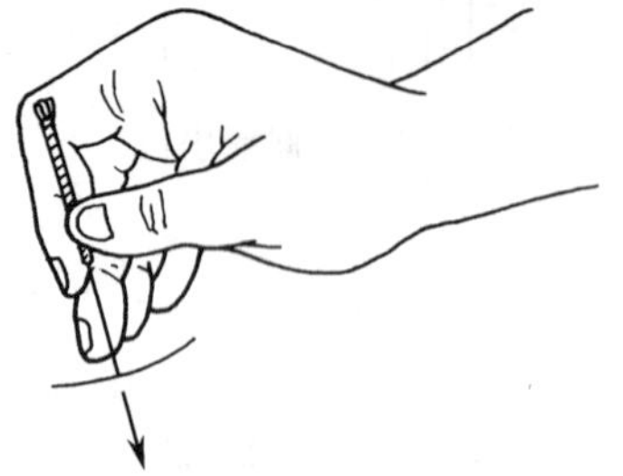

图3-9　持针姿势

针刺操作时，一般应双手协同操作，紧密配合，才能使进针与行针顺利，减少疼痛，加强、调控针感，提高疗效。《难经·七十八难》说：“知为针者信其左，不知为针者信其右。”《标幽赋》说：“左手重而多按，欲令气散；右手轻而徐入，不痛之因。”均阐述了刺手、押手的重要意义。

2. 临床常用进针方法

(1)单手进针法：多用于较短的毫针。用右手拇指、食指持针，中指端紧靠穴位，指腹抵住针体中部，当拇、食指向下用力时，中指也随之屈曲，将针刺入，直至所需的深度。还有用拇、食指夹持针体，中指即离开应针之穴，此时拇、食、中指可随意配合，施行补泻。

(2)双手进针法：

1)指切进针法：又称爪切进针法，用左手拇指或食指指甲掐切穴位上，右手持针将针紧靠左手指甲缘刺入腧穴的手法。适用于短针的进针(图3-10)。

2)夹持进针法：用左手拇、食指持消毒干棉球，捏住针身下端，将针尖固定在所刺腧穴的皮肤表面位置，右手捻动针柄，将针刺入腧穴。此法适用于长针的进针。临床上也有采用插刺进针的，即单用右手指拇、食两指夹持消毒干棉球，夹住针身下端，使针尖露出2～3分，对准腧穴位置，将针迅速刺入腧穴，然后将捻转刺入一定深度，并根据需要选用适当押手配合行针(图3-11)。

3)舒张进针法:用左手拇、食指或食、中指将穴位皮肤向两侧撑开,使之绷紧,右手持针从两指中间刺入皮下。此法适用于皮肤松弛部位的腧穴进针(图3-12)。

4)提捏进针法:用左手拇、食指将腧穴皮肤捏起,右手持针从捏起部的上端刺入。此法适用于皮肉浅薄部位,如面部的腧穴进针(图3-13)。

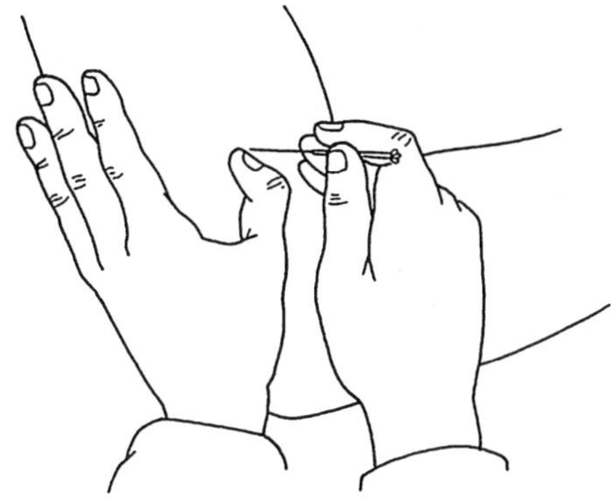

图 3-10 指切进针法

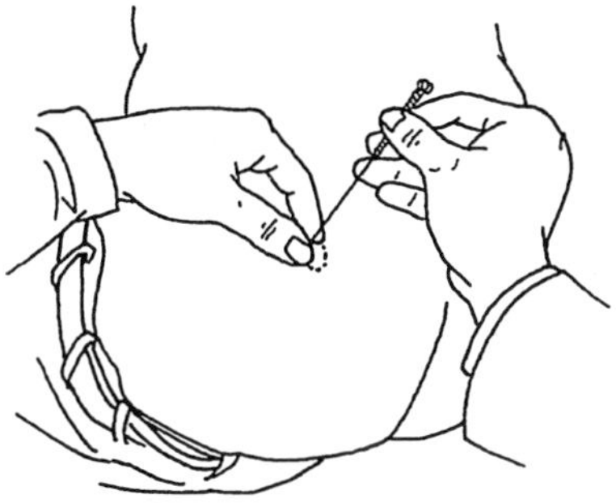

图 3-11 夹持进针法

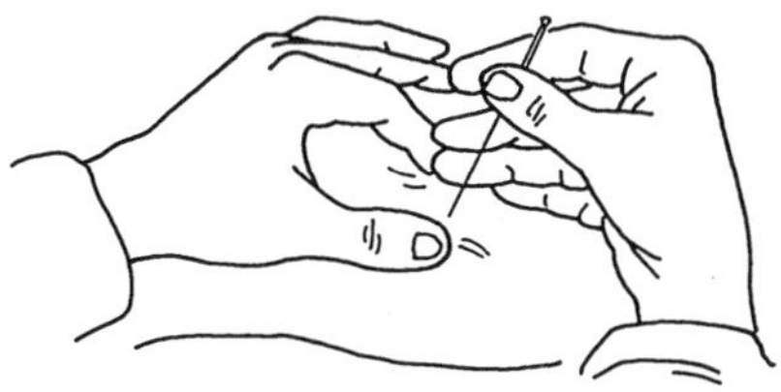

图 3-12 舒张进针法

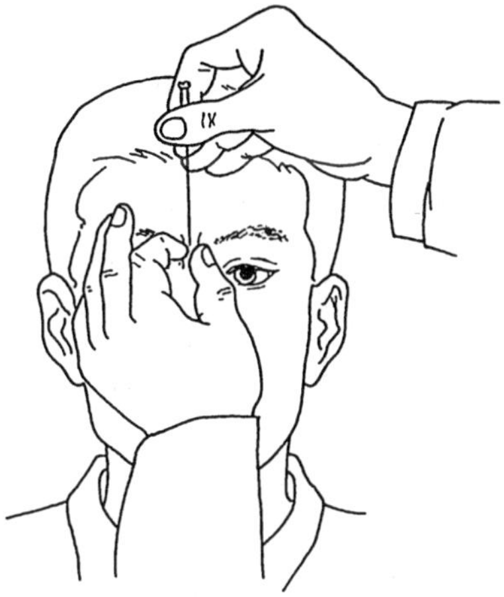

图 3-13 提捏进针法

(3)针管进针法:将针先插入比针短 0.3 寸左右的小针管内,放在穴位皮肤上,左手压紧针管,右手食指对准针柄快速向下一击,使针尖迅速刺入皮肤,然后将针管去掉,再将针深入穴内。此法进针不痛,多用于儿童和惧针者。也有用安装弹簧的特制进针器进针者。

进针法小结：

- 进针法
  - 单手进针法……多用于较短的毫针
  - 双手进针法
    - 指切进针法(爪切进针法)……适用于短针的进针
    - 夹持进针法……适用于长针的进针
    - 舒张进针法……适用于皮肤松弛部位的腧穴进针
    - 提捏进针法……适用于皮肉浅薄部位的腧穴进针
  - 针管进针法……进针不痛，多用于儿童和惧针者

(二)针刺的角度、深度

掌握正确的针刺角度、方向和深度，是获得针感、施行补泻、提高疗效、防止针刺意外发生的重要环节。

腧穴定位的正确，不应仅限于体表的位置，还必须与正确的进针角度、方向、深度等有机结合起来，才能充分发挥其应有的效应。临床上针刺同一个穴位，如果角度、方向、深度不同，所产生的针刺感应和治疗的效果就会有一定的差异。

1. 针刺的角度　针刺的角度，指进针时针身与皮肤表面形成的夹角。如图3-14所示。

(1)直刺：针身与皮肤表面成90°垂直刺入腧穴。此法适用于人体大部分腧穴。

(2)斜刺：针身与皮肤表面成45°左右，倾斜刺入腧穴。此法适用于肌肉较薄处或内有重要脏器或不宜直刺、深刺的腧穴。

(3)平刺：又称横刺、沿皮刺，即针身与皮肤表面成15°左右沿皮刺入。此法适用于皮薄肉少部位的腧穴，如头部的腧穴等。

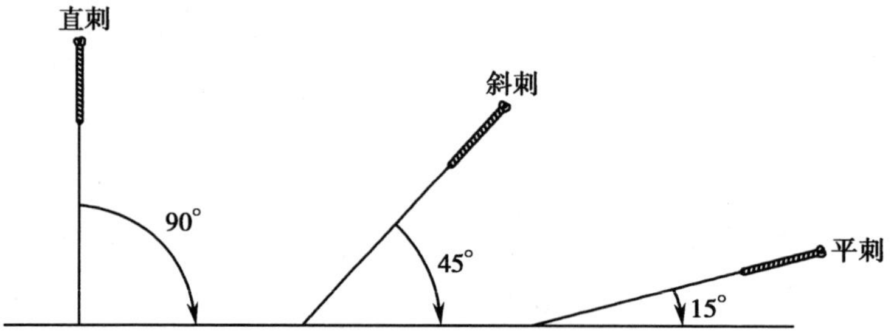

图3-14　针刺的角度

2. 针刺深度　针刺深度是指针身刺入腧穴皮肉的深浅。每一腧穴具体的针刺深度，要以既针下得气，又不伤及脏腑、组织、器官为原则，要根据患者的体质、年龄、病情、腧穴的部位而定。

—体质：身体瘦弱，宜浅刺；身强体胖者，宜深刺。
—年龄：年老体弱及小儿娇嫩之体，宜浅刺；中青年身强体壮者，宜深刺。
—病情：阳证、新病宜浅刺；阴证、久病宜深刺。
—部位：头面和胸背及皮薄肉少处的腧穴，宜浅刺；四肢、臀、腹及肌肉丰满处的腧穴，宜深刺。有“胸背如饼，腰腹如井”之说。

针刺的角度和深度关系极为密切，一般深刺多用直刺，浅刺多用斜刺或平刺。

（三）行针手法

进针后为获得针感、调控针感采取的操作方法叫行针，又称运针。行针手法包括基本手法和辅助手法两类。

1. 基本手法

（1）提插法：将针刺入腧穴的一定深度后，使针在穴内进行上、下进退的操作方法。使针从浅层向下刺入深层为插；由深层向上退到浅层为提。幅度的大小，频率的快慢，操作时间的长短，应根据病人的体质、病情和腧穴部位以及医者目的灵活掌握。一般要求指力均匀一致，幅度不宜过大，一般 0.3～0.5 寸，频率每分钟 60 次左右，保持针身垂直，不改变针刺的角度、方向、深度（图 3-15）。

（2）捻转法：是将针刺入腧穴的一定深度后，以右手拇指和中、食两指持住针柄，进行来回旋转捻动操作。捻转角度的大小，频率的快慢，操作时间的长短等，应根据病人的体质、病情和腧穴部位以及医者目的灵活掌握。一般捻转 180°～360°，不能单向捻针，否则针身易被肌纤维等缠绕（图 3-16）。

以上两种手法，可单独应用，也可相互配合运用。

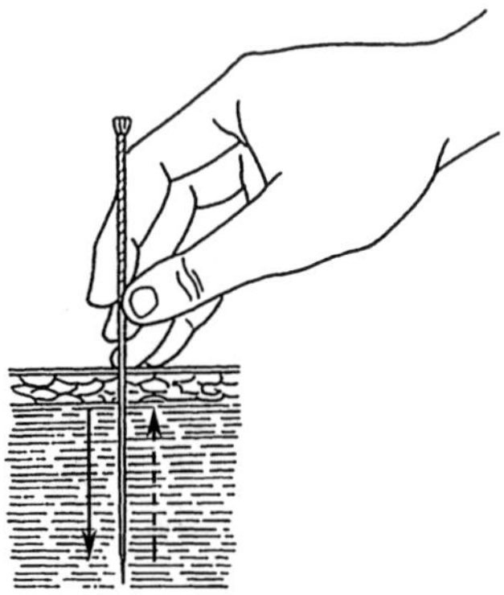

图 3-15 提插法

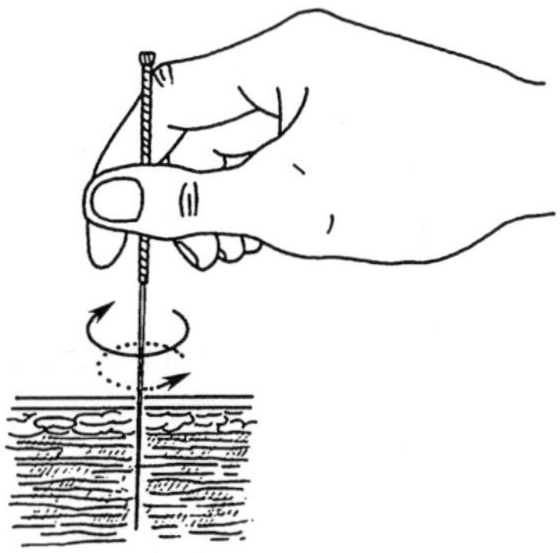

图 3-16 捻转法

2. 辅助手法 是为了针后得气和加强针感的操作手法。

（1）循法：是以左手或右手于所刺腧穴的四周或沿经脉循行部位，进行徐和的循按或循摄的方法。此法在未得气时用可以通气活血，有行气、催气作用。若针下过于沉紧时，用之可宣散气血，使针下徐和。

(2)刮柄法：是将针刺入腧穴一定深度后，用拇、食或中指的指腹抵住针尾，用拇指、食指或中指的指甲由下而上或自上而下频频刮动针柄的方法。此法在不得气时，用之可激发经气，促使得气。

(3)弹柄法：是将针刺入腧穴的一定深度后，以手指轻轻叩弹针柄，使针身产生轻微的震动，而使经气速行。

(4)搓柄法：是将针刺入腧穴达到一定深度后，以右手拇、食、中 3 指持针柄单向捻转，如搓线状，每搓 2～3 周或 3～5 周，但搓进应与提插法同时配合应用，以免使肌肉纤维缠绕针身。

(5)飞法：先用拇、食指以较大幅度捻转数次(一般 3 次左右)，然后放手，拇、食两指张开，如飞鸟展翅之状，一捻一放，反复操作。可加强针感，用于催气、行气。

(6)摇柄法：是将针刺入腧穴的一定深度后，手持针柄进行摇动，如摇橹或摇辘轳之状。其法有二：一是直立针身而摇，多自深而浅地随摇随提，以加强得气感应；二是卧针斜刺或平刺而摇，一左一右，不进不退，如青龙摆尾，可使针感向一定方向传导。

(7)震颤法：是将针刺入腧穴的一定深度后，右手持针柄，用小幅度、快频率的提插、捻转手法，使针身产生轻微的震颤，以促使得气或增强祛邪、扶正的作用。

将辅助手法总结如表 3-4。

表 3-4 辅助手法表

<table>
<tr><th>名称</th><th colspan="2">操作要点</th><th colspan="2">作 用</th></tr>
<tr><td>循 法</td><td rowspan="7">将针刺入腧穴一定深度后</td><td>在所刺腧穴的四周或沿经脉循行部位，徐和地循按或循摄</td><td rowspan="7">催气
行气
加强针感</td><td>针下过于沉紧时，可宣散气血；引导针感传递的方向</td></tr>
<tr><td>飞 法</td><td>用拇、指以较大幅度捻转数次，然后放手，拇、食两指张开，一捻一放，反复操作</td><td></td></tr>
<tr><td>刮柄法</td><td>以拇指或食指的指腹抵住针尾，用食指、中指或拇指的指甲自下而上或自上而下频频刮动针柄</td><td></td></tr>
<tr><td>弹柄法</td><td>轻轻叩弹针柄，使针身产生轻微的震动</td><td></td></tr>
<tr><td>搓柄法</td><td>单向捻转，如搓线状，每搓 2～3 周或 3～5 周</td><td></td></tr>
<tr><td>摇柄法</td><td>手持针柄进行摇动，直立针身而摇，或卧针斜刺或平刺而摇</td><td>斜刺或平刺而摇可使针感向一定方向传导</td></tr>
<tr><td>震颤法</td><td>小幅度、快频率地提插捻转，使针身微颤</td><td></td></tr>
</table>

(四)针刺得气

得气指毫针刺入腧穴一定深度后，施以提插或捻转等行针手法，使针刺部位获得的经气感应。古代文献称为“气至”，现在多称为“针感”。

1. 得气的表现　当这种经气感应产生时，医患双方会有不同的感觉：医者会感到针下有徐和或沉紧的感觉；同时患者也会在针下出现相应的酸、麻、胀、重感等，甚或沿着一定部位，向一定方向扩散传导的感觉。若无经气感应而不得气时，医者则感到针下空虚无物，患者亦无酸、麻、胀、重等感觉。正如《标幽赋》所说：“轻滑慢而未来，沉涩紧而已至……气之至也，如鱼吞钩饵之浮沉；气未至也，如闲处幽堂之深邃。”是对得气与否所做的最形象的描述。

得气
- 医者的感觉——针下徐和或沉紧
- 患者的感觉——酸、麻、胀、重；扩散传导等

2. 得气的意义　得气与否，直接关系到治疗效果的好坏。《灵枢·九针十二原》说：“为刺之要，气至而有效。效之信，若风之吹云，明乎若见苍天。”得气与否还与疾病的预后有一定关系，《金针赋》说：“气速效速，气迟效迟。”说明针刺后得气与否，是治疗的关键。

若针刺不得气，就要分析不得气的原因：定位是否准确；针刺的角度、深度是否正确；刺激量是否得当等。如因病久体虚、经气不足等原因不易得气者，可采用催气、候气的方法促使得气。若得气后，可根据病情需要，持针守气，《素问·宝命全形论》言：“经气已至，慎守勿失。”《灵枢·小针解》说：“上守机者，知守气也……针已得气，密意守气勿失也。”

留针候气：静留候气；也采用间歇运针，施以提插、捻转等手法，以待气至。

行针催气：运用各种手法，催促经气速至。如采用前述的辅助手法。

3. 得气与补泻手法的关系　得气是补泻的基础和前提。也就是说，补泻手法要在针刺得气的基础上进行。当针下感觉紧涩而疾速时，表示邪气来至，要采用泻法祛邪；当针下感觉徐缓而舒和时，表示正气来至，要采用补法扶正。

(五)治神与守神

针刺必须以神为根本。经过历代医家的体察，将“神”在针刺过程中的重要作用总结为“治神”与“守神”。治神，指医生在针刺过程中必须全神贯注，聚精会神，不可分心；守神，指医生在进针后所持的专心态度。守神包括两个方面：一是医生专心体察针下得气情况，并注意病人神情变化，及时施行补泻手法；二是要求患者宁神凝意，精神专一，体会针感，专注病所。同时，医生注意患者眼睛，引导其精神专一，意守病所使之经气畅达，脉道易行。

(六)针刺补泻

《备急千金要方》说:“凡用针之法,以补泻为先。”说明针灸补泻是针刺治病的一个重要环节,是针刺治病取得疗效的重要因素,也是毫针刺法的核心内容。

1. 针刺补泻概念　针刺补泻法,是通过针刺腧穴,采用与机体状态和疾病性质相适应的手法,以激发经气,起到扶正或祛邪的作用,最终达到调整脏腑经络的功能,促使阴阳平衡,达到恢复健康的目的。

补法,指凡能够使机体虚弱的功能状态恢复正常的针刺方法;
泻法,指凡能够使机体亢进的功能状态恢复正常的针刺方法。

2. 常用针刺补泻法　包括单式补泻手法、复式补泻手法。单式补泻手法介绍7种常用的手法,其中提插补泻法和捻转补泻法为基本的补泻手法。复式补泻手法介绍烧山火、透天凉两种。

(1)提插补泻法:提插补泻法是根据提插力度的强弱、幅度的大小、频率的快慢、操作时间的长短,区分补泻的针刺手法。补法,针下得气后,先浅后深,重插轻提,提插幅度小,频率慢,操作时间短,以下插用力为主者为补法。泻法,针下得气后,先深后浅,轻插重提,提插幅度大,频率快,操作时间长,以上提用力为主者为泻法(表3-5)。

表3-5　提插补泻简表

		补法	泻法
针刺得气后	力度	先浅后深; 下插时用力大、速度快; 上提时用力小,速度慢	先深后浅; 下插时用力小,速度慢; 上提时用力大,速度快
	幅度	小	大
	频率	慢	快
	时间	短	长

(2)捻转补泻法:有两种方法。

1)根据捻转力度的强弱、角度的大小、频率的快慢、操作时间的长短,区分补泻的针刺手法。

补法,针下得气后,捻转角度小,频率慢,用力轻,操作时间短;泻法,针下得气后,捻转角度大,频率快,用力重,操作时间长(表3-6)。

表 3-6　捻转简表

		补法	泻法
针下得气后	角度	小	大
	频率	慢	快
	力度	轻	重
	时间	短	长

2)以左捻为主或右捻为主区分补泻的针刺手法。

补法:左捻为主,即拇指向前时用力重,向后时用力轻(轻轻退回);
泻法:右捻为主,即拇指向后时用力重,向前时用力轻(轻轻退回)。

(3)徐疾补泻法:是根据进针、出针、行针的快慢区分补泻的针刺手法。

补法:进针时徐徐刺入,少捻转,疾速出针。
泻法:进针时疾速刺入,多捻转,徐徐出针。

具体操作是,补法,先在浅部候气,得气后将针缓慢向内推进到一定深度,退针时快速提至皮下。其原理是引导阳气由浅入深,由表入里。泻法,快速进针,一次刺入应刺深度候气,得气后引气外出,缓慢退针。其原理是使邪气由深出浅,由里出表。

(4)迎随补泻法:是根据针尖与经脉循行方向之顺逆区分补泻的针刺手法。

补法:进针时针尖随着经脉循行去的方向刺入;
泻法:进针时针尖迎着经脉循行来的方向刺入。

(5)呼吸补泻法:是将针刺手法与患者呼吸相配合以区分补泻的方法。

补法:患者呼气时进针、转针,吸气时退针、出针;
泻法:患者吸气时进针、转针,呼气时退针、出针。

(6)开阖补泻法:是以出针时是否按压针孔分补泻的针刺手法。

补法:出针后速按针孔;
泻法:出针时摇大针孔,出针后不按针孔。

(7)平补平泻法:针下得气后,均匀捻转、提插的操作手法。这种不快不慢,均匀适中的捻转、提插手法,感觉较为舒适,可以调理经络气血,促进阴阳平衡。

(8)烧山火、透天凉

烧山火:将针刺入腧穴应刺深度的上 1/3(天部),得气后行捻转补法,再将针刺入中 1/3(人部),得气后行捻转补法,然后将针刺入下 1/3(地部),得气后行捻转补法，即慢慢地将针提到上 1/3，如此反复操作 3 次。在操作过程中，或配合呼吸补泻法中的补法。多用于治疗冷痹顽麻、虚寒性疾病等。简示如下：

刺入天部，得气后行捻转补法
↓
刺入人部，得气后行捻转补法
↓
刺入地部，得气后行捻转补法
↓
慢慢地提到天部

（以上）反复操作 3 次，将针紧按至地部留针。

透天凉：将针刺入腧穴应刺深度的下 1/3（地部），得气后行捻转泻法，再将针紧提至中 1/3（人部），得气后行捻转泻法，然后将针紧提至上 1/3（天部），得气后行捻转泻法，将针缓慢地按至下 1/3，如此反复操作 3 次，将针紧提至上 1/3 即可留针。在操作过程中，或配合呼吸补泻法中的泻法。多用于治疗热痹、急性痈肿等实热性疾病。简示如下：

刺入地部，得气后行捻转泻法
↓
紧提至人部，得气后行捻转泻法
↓
紧提至天部，得气后行捻转泻法
↓
缓慢地按至地部

（以上）反复操作 3 次，将针紧提至天部留针。

（七）留针与出针

将针刺入腧穴行针施术后，使针留置穴内称为留针。留针的目的是加强针刺作用和便于继续行针施术。留针的时间应根据患者的体质、病情、腧穴的位置而定。一般病证施术完毕后即可出针或留针 10～30 分钟。特殊病证可延长留针时间，如急性腹痛、角弓反张、持续哮喘等。老人、小儿、危重病证不宜久留针。留针的方法，慢性病、虚证、寒证以及针刺敏感者，可采用静留针法，即留针过程中不再行针，到时出针。急性病、实证、热证以及针感迟钝者，可采用动留针法，即留针过程中反复行针，以增强针刺感应。

在针刺施术或留针达到治疗目的后，即可出针。出针是毫针刺法过程中的最后一个操作程序。出针的方法，左手持消毒干棉球压在针刺部位，右手持针轻微捻转后将针提到皮下，然后拔针，并用消毒干棉球按压针孔。出针的要求，采用徐疾补泻、开阖补泻手法者，按补泻要求出针，然后用消毒棉球擦拭所按压针孔。出针后检查核对针数，注意针孔是否出血，询问针刺局部有无不适，全身有无晕针延迟反应。

四、针刺异常情况的处理与预防

在临床针刺过程中，可能会出现以下几种异常情况。

(一)晕针

针刺过程中的晕厥现象，称为晕针。

表现：
- 轻者精神疲倦，头晕目眩，胸闷气短，心慌心跳，恶心欲呕，面色苍白，四肢发冷，出冷汗，脉细弱。
- 重者神志不清，四肢厥冷，唇甲青紫，呼吸微弱，二便失禁，血压下降，脉微欲绝。

原因：
- 患者因素：多见于初诊者，紧张、体弱、过劳、饥饿、汗吐下或大出血之后等。
- 医生因素：体位选择不当、手法过重等。
- 环境因素：室内空气不流通；室温太低等。

处理：可分5个步骤。

- 立即停针、起针。
- 让患者平卧(头低脚高位)、松解衣带，注意保暖。
- 饮温开水和糖开水。
- 针刺或指掐患者人中、合谷、内关、涌泉、足三里、中冲等，或灸百会、气海、关元、神阙等穴。
- 必要时采用现代急救处理。

轻者，经前3个步骤处理即可渐渐恢复；重者，应及时进行后两个步骤。

预防：要针对晕针的原因进行预防。

患者方面：
- 初诊者因紧张而畏针，做好解释工作，消除恐惧心理。对体质虚弱者手法宜轻。饥饿者进餐后治疗。过度劳累者休息后治疗，手法宜轻。汗吐下或大出血后，暂时不进行针刺治疗。
- 医生方面：选择舒适的体位，初诊者以仰卧位为佳。初次针刺治疗者取穴宜少，手法宜轻。在整个针刺过程中，要注意观察患者的表情，一有异常，及时处理。

环境方面：保持室内空气流通，温度适宜，防止过热或过冷。

(二)滞针

针刺过程中发生的针下滞涩,行针困难现象。

表现:针下滞涩,捻转、提插、出针均感困难,勉强捻转、提插时,病人感到疼痛。

原因:
- 病人紧张,针刺入后局部肌肉强烈收缩。
- 医生捻转角度过大过快,或持续单向捻转,肌纤维缠绕针身所致。

处理:
- 因病人紧张,局部肌肉强烈收缩造成的,可延长留针时间,或局部循按、弹击针柄,或在附近再刺一针。
- 因单向捻转造成的,应反向捻回。

预防:
- 对精神紧张者,针前做好解释工作,消除紧张情绪。
- 行针手法适宜,避免单向捻转。

(三)弯针

针身在病人体内形成弯曲,称为弯针。

表现:针柄改变了刺入时的方向和角度,提插、捻转、出针均感困难,患者感到针处疼痛。

原因:
- 医生针刺手法过猛,针尖碰到坚硬组织;或针感突然增强,或电针时电流量突然增大,肌肉强烈收缩,牵拉针身。
- 病人在针刺过程中移动体位,或针柄受到外力碰撞。
- 滞针后未及时处理。

处理:
- 针身轻微弯曲,将针慢慢拔出;弯曲角度过大,顺着针柄倾斜的方向,慢慢出针;若针身多处弯曲者,顺着针柄扭转倾斜的方向,分段慢慢出针。
- 因病人体位移动所致者,恢复原来的体位后,慢慢拔针。

预防:
- 医生的手法要熟练、轻巧,不要过猛过快操作。
- 患者体位要适宜,不要移动体位,注意保护针柄不受外力碰撞。
- 及时处理滞针。

(四)断针

针身折断,残留于所刺穴内,称为断针。

表现:行针或出针时发现针身断裂,断端部分针身露于皮肤之上,或断端全部没入皮肤之下。

原因:
- 针具质量欠佳,针身或针根有损伤、锈蚀、裂痕。
- 行针时手法过强过猛,使局部肌肉剧烈收缩所致。
- 留针时病人改变体位,或针柄受到外力碰撞。
- 滞针、弯针未及时处理。

处理：
- 嘱病人不要惊慌、乱动，防止断针陷入深层。
- 如残端显露，可用镊子取出。
- 若残端与皮肤相平，用手挤压针孔两旁，促使断端显露于皮肤之上，用镊子取出。
- 若残端完全陷没在皮肤之下，断针较长，在皮下或在前臂、小腿下部，可揉按针孔，使针从另一端冒出来后取出。
- 断针完全陷没在皮肤之下，无法取出者，应在X线下定位，手术取出。

预防：
- 针前认真检查针具质量，不合要求者剔除不用。
- 针刺手法熟练、轻巧，不可强力猛刺。使用电针时切忌突然增强电流量。
- 留针时嘱患者不要移动体位，保护针柄免受外力碰撞。
- 操作时针身留0.3～0.5寸于皮肤之外，不要全部刺入。
- 及时处理滞针、弯针。

(五)针刺异常感

1. 血肿

表现：出针后针孔出血，局部青紫肿胀疼痛。

原因：
- 针刺时损伤小血管，尤其是针尖弯曲带钩时。
- 个别患者由血友病等血液病引起。对经常出血、瘀肿者，可做血液学检查。

处理：
- 针孔出血者，用消毒干棉球压迫止血。
- 内出血青紫肿胀明显，先冷敷止血，再热敷以消散瘀血。

预防：
- 针具要经常检修，消除针尖钩曲。
- 熟悉穴位局部解剖，针刺手法柔和适度，眼区穴位更需注意，不要刺伤小血管。

2. 针刺后遗感

表现：出针后局部遗留酸痛、胀重、麻木不适。

原因：行针手法过重，或留针时间太长。

处理：
- 轻者能耐受者，可不处理。
- 重者难以忍受，可做局部按揉、施灸、热敷、磁疗等以消除。

预防：针刺手法不宜过重，留针时间不宜过长。

(六)刺伤重要器官

1. 脑脊髓损伤

表现：
- 刺伤延脑表现为：头痛、恶心、呕吐、呼吸困难，甚至昏迷、抽搐、休克、以至死亡。
- 刺伤脊髓表现为：触电感向四肢末端放射，甚至引起肢体瘫痪，严重者可危及生命。

原因：
- 针刺后项区风府、哑门、风池、天柱等穴，针刺方向、角度与深度不当，误伤延脑生命中枢，导致脑实质损伤，颅内出血；
- 针刺督脉穴（胸、腰椎段）、华佗夹脊穴，针刺过深或针刺方向不当，或针刺手法太强，误伤脊髓、椎间组织与血管。

处理：
- 及时出针。
- 轻者静卧休息，待其自行恢复，并密切观察。
- 重者及时采取急救措施。

预防：
- 后项区穴位注意针刺方向与深度，不能向上斜刺，不能深刺，如风府、哑门穴的深度不得超过1寸。
- 胸、腰椎段督脉穴与华佗夹脊穴注意针刺方向与深度，不宜深刺，如督脉穴不得超过1寸。以上穴位均不宜提插，禁用捣针。

2. 针刺引起创伤性气胸　将从临床表现、原因、处理和预防4个方面进行阐述。

表现：
- 症状：胸闷、胸痛、咳嗽、气短、心悸，甚至呼吸困难、发绀、出现休克等危急现象。
- 检查：肋间隙变宽，叩诊呈鼓音，听诊呼吸音减弱或消失，气管偏向健侧。
- X线胸透可确定气胸的程度。

原因：胸背部穴位针刺过深，刺伤了肺组织，肺内空气进入胸腔，造成气胸。

处理：
- 出针，半卧位休息。胸腔进入空气少者可自行吸收。
- 对症处理：镇咳、消炎。防止肺组织因咳嗽扩大创面，加重漏气与感染。
- 严重者组织抢救：胸穿排气减压，输氧，抗休克等处理。

预防：胸背部腧穴应注意针刺方向、角度与深度。一般平刺或斜刺，不宜直刺、深刺，不宜长时间留针。

3. 刺伤内脏　从临床表现、原因、处理和预防4个方面进行阐述。

表现：
- 刺伤肝脾：肝区或脾区疼痛，可向背部放射。内脏出血，若出血不止，腹腔聚血过多会出现腹痛、腹肌紧张、压痛、反跳痛等急腹症症状，严重者可出现失血性休克。
- 刺伤心脏：轻者可出现心胸憋闷、强烈刺痛，重者可出现剧烈撕裂痛，心外射血，导致休克，甚至死亡。
- 刺伤肾脏：可出现腰痛、肾区叩击痛、血尿，严重者血压下降，甚至休克。
- 刺伤胆囊、膀胱、胃、肠：可引起疼痛、急性腹膜炎等。

原因：不熟悉腧穴局部解剖知识，针刺过深，提插幅度过大。

处理：
- 损伤较轻者，卧床休息，一般可自愈。
- 损伤较重者，或有继续出血倾向者，加用止血药，局部冷敷，密切观察血压等情况。
- 损伤严重出血较多，出现休克时，迅速进行输血等急救措施，必要时外科手术止血。

预防：熟悉穴位局部解剖。针刺胸腹、腰背穴位时，掌握好针刺方向与深度，提插幅度不宜过大。

五、针刺的注意事项

针刺治病时应注意以下几个事项。

（一）避免刺伤脏器

1. 避免刺伤内脏　《素问·刺禁论》说："脏有要害，不可不察。"《素问·诊要经终论》也说："凡刺胸腹者，必避五脏。"在针刺胸背腰腹部穴位时，一定要注意针刺的角度、方向和深度，不可刺伤内脏，否则将出现严重后果。

2. 避免刺伤重要血管　《素问·刺禁论》说："刺跗上大动脉（足背动脉），血出不止死。"对于重要血管附近的穴位，必须慎重操作，注意针刺方向与深度，避免大幅度捻转提插，以防刺伤血管引起大出血。

3. 避免刺伤延髓　针刺后项部的风府、哑门、风池、天柱等穴时，一定要注意针刺方向与深度，以免刺伤延髓，引起剧烈头痛、昏迷、休克甚至死亡。

（二）患者特殊情况

1. 孕妇　孕妇不宜刺小腹部、腰骶部腧穴，以及合谷、三阴交、昆仑、至阴等活血通经穴，以免造成流产。

2. 小儿　小儿囟门未合时，囟门部位的穴位不宜针刺。

3. 体质　肥胖、强壮、年轻者宜多刺、深刺、留针；瘦小、虚弱、老幼者宜少刺、浅刺、疾出。孕妇、习惯性流产者慎用针刺。

4. 病情

（1）"五夺"气血大亏，不宜针刺：五夺指夺肉、夺血、夺汗、夺液、新产大出血。由于五夺使元气耗损，气血大亏，此时针刺（古代针粗）将更伤气血，故不宜针刺。

（2）脉证不符，不宜针刺：五逆指 5 种脉证不符危重病证。如热病汗出之后当脉静身凉，若汗出后脉盛躁，属脉证不符危重病证，不宜针刺。

（3）大醉、大怒、大惊、大渴、大劳（包括房劳）、过饥、过饱等：不宜立即针刺。因为立即针刺，容易引起脉气逆乱，营卫失和，经气失调，最终导致元气大亏而"失气"。

（4）皮肤禁忌：皮肤有感染、溃疡、瘢痕、肿瘤的部位，不宜针刺。

（三）禁刺腧穴宜慎针

古代文献记载的禁刺穴位，多与局部解剖特点有关。如承泣穴，位于眶内，血管丰富，针刺后容易引起出血。但是，现代针具较细，操作时小心谨慎，手法轻柔，不捻转、提插，就不会引起出血。

第二节　灸　　法

一、灸法的概念、特点、材料

（一）灸法的概念

灸法又称灸焫，攻法，火法。《说文解字》指出："灸，灼也，从火音'久'，灸乃治病之法，以艾燃火，按而灼也。"可见灸法是一种用艾火持续熏灼治疗疾病的方法。施灸的材料除了艾绒之外，还有桑枝、灯草等非艾材料。施灸的方法多种多样。治疗原理主要是通过腧穴、经络传导，起到温通气血，扶正祛邪作用。灸法不仅能治疗疾病，而且能预防疾病，如灸气海、关元、足三里等穴位培补元气，增强体质，预防疾病。

（二）灸法的特点

1. 适应证广，疗效显著　根据《内经》的记载，灸法可以治疗寒性腹痛腹胀、泄泻等；治疗气血不足、亡阳虚脱等；治疗局部瘀血肿块等。此外，王焘在《外台秘要》中还指出，灸法特别善于祛风。古今某些医家认为，灸法还可以治疗热证。

2. 操作安全，容易掌握　针刺操作不慎，容易造成医疗事故，灸法在这方面要安全得多。而且，灸法在操作技术方面，也较针刺简单，容易掌握。因此，历史上很多中医都常用灸法治病。

3. "针所不为，灸之所宜"　某些出血性疾病，不能用针刺治疗，用针刺治疗往往出血不止。这时，可以采用灸法治疗。

（三）灸用的材料

施灸用的材料叫灸材或灸料，灸材以艾绒为主，故灸法又称艾灸。同时，很多药物也可作为灸材。

艾为菊科多年生草本植物，艾叶中纤维质较多，水分较少，并有很多的可燃有机物，芳香易燃，火力温和，穿透力强，可深入脏腑或透达病所；是理想的施灸材料。《本草从新》说："艾叶苦辛，生温，熟热，纯阳之性，能回垂绝之阳，通十二经，走三阴，理血气，逐寒湿，暖子宫，止诸血，温中开郁，调经安胎……以之灸火，能透诸经而除百病。"艾叶作为施灸材料，有温经散寒，祛风解表，行气活血，回阳救逆等作用。

二、灸法的主治作用和适用范围

《医学入门》说："寒热虚实，皆可灸之。"因此，灸法的主治作用十分广泛，除了能治虚证、寒证之外，还可以治疗实证和某些热证（表 3-7）。

表 3-7　灸法主治作用、适应证

主治作用	适应证
疏风解表，温散寒邪	风寒表证、寒性胃痛、腹痛、呕吐、泄泻
温经止痛，活血逐痹	风寒湿痹、痛经、经闭、寒疝、肩凝、肘劳
回阳固脱，升阳举陷	亡阳虚脱证；内脏下垂、脱肛、子宫脱垂、久泻、久漏；阳痿、早泄、遗精、遗尿、神疲、乏力、自汗
清热解毒，消瘀散结	外科痈疮疖肿初起、疮疡久溃不敛、阴性疮疡、瘰疬、鼻衄
防病保健，延年益寿	灸关元、气海、足三里等穴培补元气，预防疾病

三、常用的灸法

灸法以艾灸为主，还有灯火灸等非艾灸法。艾灸主要分为艾炷灸、艾条灸、温针灸、温灸器灸 4 种。艾炷灸根据隔不隔药物，分为直接灸与间接灸；直接灸又分为灸后化脓留瘢痕的化脓灸和不化脓、不留瘢痕的非化脓灸；间接灸根据间隔的药物又有隔姜灸、隔蒜灸、隔盐灸、隔药饼灸等。艾条灸按操作方式分为悬起灸和实按灸两大类，悬起灸又有温和灸、回旋灸、雀啄灸之分；实按灸又有太乙针、雷火针等（图 3-17）。

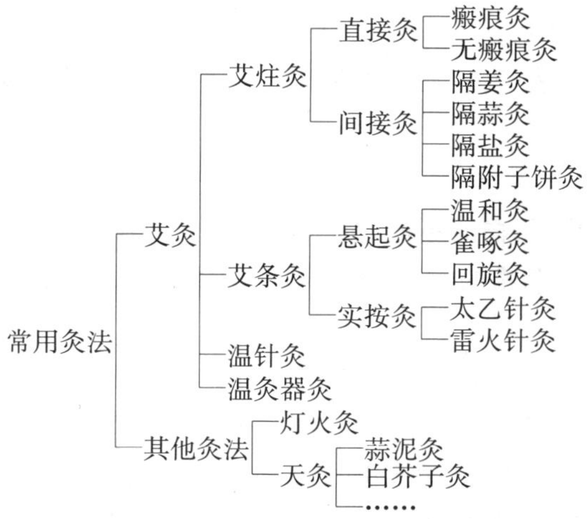

图 3-17　常用灸法图

(一)艾炷灸

把纯净陈久的艾绒捻成上尖下平、紧实的圆锥状艾团,称为艾炷。艾炷大小一般分小、中、大3种规格。大者如半截橄榄;中者,如半截枣核;小者如麦粒。施灸时,每燃尽1个艾炷,称为1壮。施灸时,即以艾炷的大小和壮数的多少来掌握刺激量的轻重。

1. 直接灸　又称明灸、着肤灸。是将艾炷直接放在皮肤上施灸的一种方法。直接灸有瘢痕灸、无瘢痕灸两种。

两者的区别在于:

瘢痕灸——将皮肤烧伤化脓,愈后留有瘢痕;
无瘢痕灸——不使皮肤烧伤化脓,愈后不留瘢痕。

(1)瘢痕灸:又称化脓灸。

方法:在所要施灸的穴位上,涂以少量的大蒜汁,再选择大小适宜的艾炷置于穴上,用火点燃艾炷。要点:每个艾炷必须燃尽后方可继续易炷再灸。在正常情况下,灸后1周左右,施灸部位化脓,形成灸疮,5～6周左右,灸疮自行痊愈,结痂脱落后留下瘢痕。为促使灸疮的透发,可以多吃一些营养较丰富的食物。

作用:局部组织经烫伤后产生无菌性化脓现象,可以改善体质,增强机体的抗病能力,达到防治疾病的目的。

适应证:常用于哮喘、肺痨、瘰疬、慢性胃肠炎、体质虚弱、发育障碍等慢性疾患。

(2)无瘢痕灸:又称非化脓灸。

方法:在所要施灸的穴位上,涂以少量的凡士林,再选择大小适宜的艾炷(多选用中小艾炷)置于穴上用火点燃。要点:当艾炷燃剩2/5或1/4而患者感到微有灼痛时,即可易炷再灸,直至灸完规定的壮数;一般应灸至局部皮肤红晕而不起疱为度。

适应证:多种虚寒性的疾患。

2. 间接灸　根据间隔药物的不同,间接灸又有多种灸法,以所间隔的药物直接命名。它具有艾灸和药物的双重作用,而且施灸时火力温和,没有灼痛,患者易于接受,为临床常用。

(1)隔姜灸

方法:将鲜生姜切成直径2～3cm、厚0.2～0.3cm的薄片,中间针刺数孔;将姜片置于应灸的腧穴部位或患处,再将艾炷放在姜片上点燃施灸;艾炷燃尽,易炷再灸,直至灸完规定的壮数。一般应灸至局部皮肤红晕而不起疱为度(图3-18)。

作用：温胃止呕，散寒止痛。

适应证：因寒而致的呕吐、腹痛、腹泻以及风寒痹痛。

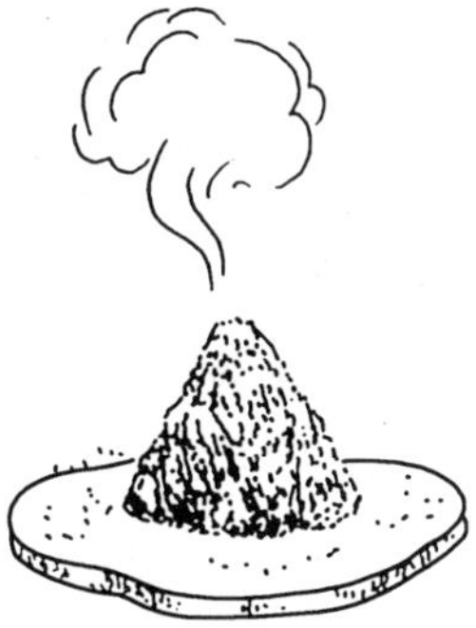

图 3-18 隔姜灸

(2)隔蒜灸

方法：选用新鲜大头蒜，制作方法与隔姜灸相同。

作用：清热解毒，杀虫。

适应证：瘰疬、肺痨、初期的肿疡。

(3)隔盐灸

方法：用纯净的食盐填敷于脐部，或于盐上再置一薄姜片，上置大艾炷施灸。一般 3～7 壮。救急时，不拘壮数，以待脉起、肤温、证候改善(图 3-19)。

作用：回阳、救逆、固脱。

适应证：急性寒性腹痛、吐泻、痢疾、淋病、中风脱证等。

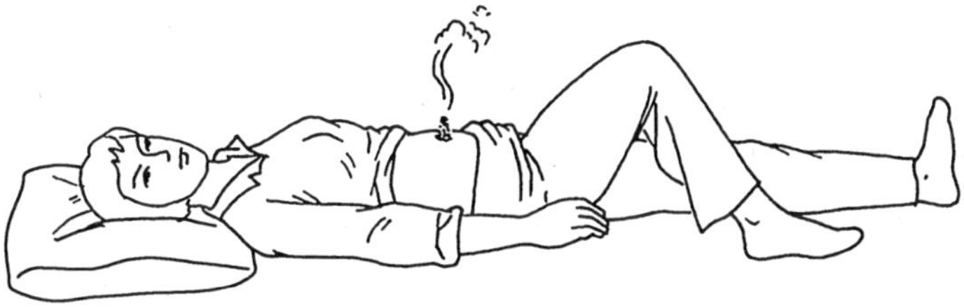

图 3-19 隔盐灸

(4)隔附子饼灸

方法：将附子研成粉末，以黄酒调和，做成直径约 3cm、厚约 0.8cm 的附子饼，中间针刺数孔，将艾炷置于附子饼上，放在应灸的腧穴部位或患处，点燃施灸。艾炷燃尽，易炷再灸，直至灸完规定的壮数。

作用：附子辛温大热，温肾补阳。

适应证：命门火衰而致的阳痿、早泄、遗精、疮疡久溃不敛等。

(二)艾条灸

艾条灸是指用特制的艾条在穴位上熏烤或熨烫的施灸方法。根据艾条是否含药，又分为纯艾条和含药艾条。

常用的艾条包括：

- 艾条
  - 纯艾条
  - 药艾条
    - 普通药艾条
    - 太乙针
    - 雷火针

1. 艾条的制作

纯艾条:把制好的陈艾绒 24g,平铺在 26cm 长、26cm 宽的桑皮纸上,四周 3cm 处不放艾绒,然后把它卷成直径 1.5cm 的圆柱形长条,越紧越好,胶水封口。

药艾条:在艾绒中加入温通走窜性质的药物粉后制成。包括普通药艾条、太乙针、雷火针 3 种。普通药艾条:取肉桂、干姜、木香、独活、细辛、白芷、雄黄、苍术、没药、乳香、川椒各等份,研粉后混入艾绒中,每支艾条加药末 6g。制法同纯艾条。

太乙针:太乙针产生于清代,所用药物各家不一。通用方:艾绒 100g,硫黄 6g,麝香、乳香、没药、松香、桂枝、杜仲、枳壳、皂角、细辛、川芎、独活、穿山甲、雄黄、白芷、全蝎各 1g。上药研粉和匀。以 30cm×30cm 的桑皮纸 1 张,摊平,先取艾绒 24g,均匀铺在纸上,次取药末 6g,均匀掺在艾绒里,然后卷紧如爆竹状,外用鸡蛋清涂抹,再糊上桑皮纸 1 层,两头留空 3cm,捻紧即成。

雷火针:雷火针产生于明代,所用药物各家不一。通用方:沉香、木香、乳香、茵陈、羌活、干姜、穿山甲各 9g,麝香少许,艾绒 100g。其制法与太乙神针相同。

2. 施灸的方法　根据操作的方法,分为悬起灸、实按灸。悬起灸是将点燃的艾条悬于灸穴上方熏烤的一种施灸方法。悬起高度约为 2～3cm,施灸时间 10～20 分钟,以皮肤红晕而不烫伤为度。悬起灸又包括温和灸、雀啄灸、回旋灸等。按在穴位上熨烫者叫实按灸。是在施灸部位垫上布或纸,点燃药条一端后,趁热按到施术部位,使热力透达到深部的一种灸法。实按灸主要有太乙针和雷火针两种。

艾条灸分类:

- 艾条灸
  - 悬起灸
    - 温和灸
    - 雀啄灸
    - 回旋灸
  - 实按灸
    - 太乙针
    - 雷火针

(1)温和灸:点燃艾条一端,距穴位皮肤 2～3cm 处,高度相对固定不变,进行熏烤,每穴灸 5～7 分钟,以患者局部有温热感而无灼痛,皮肤出现红晕为度。多用于慢性病、虚证(图 3-20)。

(2)雀啄灸:点燃艾条一端,对准穴位,与施灸部位的皮肤并不固定,像鸟雀啄食一样上下移动。多用于急性病、实证(图 3-21)。

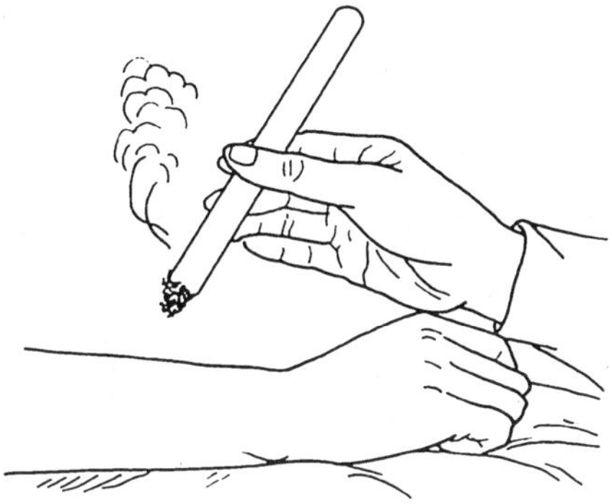

图 3-20 温和灸

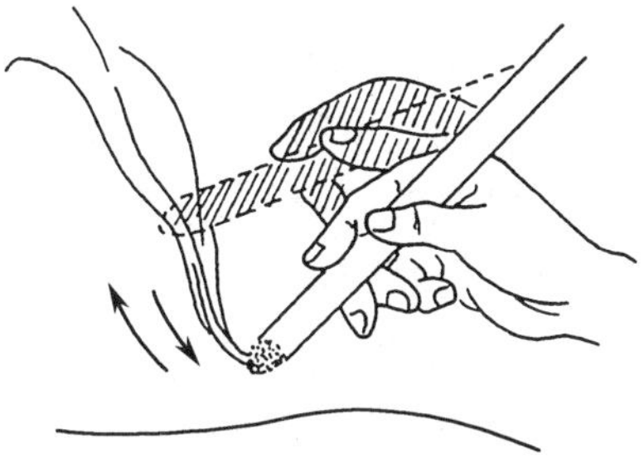

图 3-21 雀啄灸

(3)回旋灸：点燃艾条一端，与施灸部位的皮肤保持一定的距离，在穴区上方平行地左右移动或反复旋转。用于面积较大的风湿痹痛、损伤、麻木、皮肤病。

(4)太乙针：点燃药条一端，以 7 层棉布包裹，趁热按熨施术部位，太热时可稍微上提一点，冷却熄灭后，点燃再熨。每次每穴灸 5～7 次。或者先将 7 层棉布垫在施术部位上，点燃药条后再按熨。多用于风寒湿痹、痿证、虚寒证等。

(5)雷火针：本法除药物处方不同外，操作方法与应用基本上与太乙针相同。

(三)温针灸

是一种针刺与艾灸相结合的治疗方法。

操作方法：针刺得气后留针至适当深度，在针柄上装上约 2cm 长的艾条一段，或在针尾处搓捏少许艾绒，点燃施灸。待艾段燃尽后，除去灰烬，再将针取出。若装艾绒者，可灸 3～5 壮。艾段与皮肤的高度为 2～3cm，以患者感到温热舒适而不烫为度。留针燃艾过程中，嘱患者不要移动体位，以防艾绒脱落烫伤皮肤(图 3-22)。

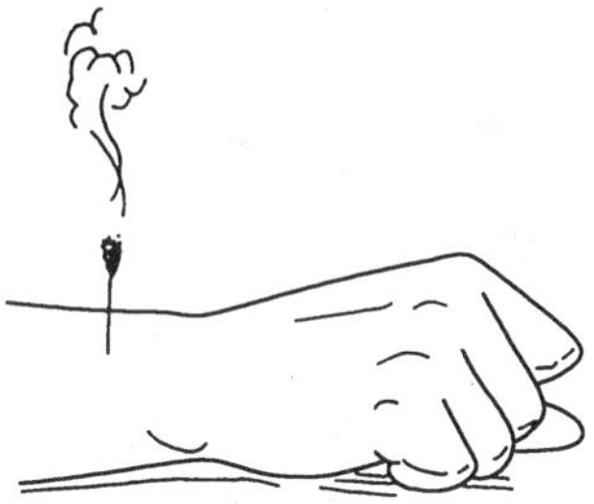

图 3-22 温针灸

温针灸具有针与灸的双重作用，适用于既需要艾灸又需要针刺留针的疾病。如各种寒证、虚证、痛证，如风寒湿痹、肩凝症、胃腹冷痛、痛经等。

(四)温灸器灸

将艾绒放入特制的温灸器内，点燃后施灸的方法。温灸器为金属制成(铁、铝)，形状为圆柱筒形，上下四周有孔，上有顶盖，可取下装艾绒，筒壁装有一木质长柄，便于操作。

操作：取下顶盖，装入艾绒，点燃后盖上，待器具烧热后手持长柄在施术部位上方来回熨灸，一般灸 15～30 分钟，局部皮肤红晕为度。

适应证:面积较大的痹痛、麻木、痿证;腰、腹部多穴同取;妇女、儿童、畏灸者。

(五)其他灸法

1. 灯火灸 又称灯草灸、灯草焠、油捻灸,也称神灯照。取10~15cm长的灯心草蘸麻油或植物油,浸渍长3~4cm,点燃起火后用快速动作对准穴位猛一接触,听到“叭”的一声迅速离开,如无爆焠之声可以重复1次。

灯火灸有祛风解表、清热解毒、化痰开窍的作用。用于小儿惊风、痄腮、小儿消化不良、胃痛等病的治疗。小儿惊风可点灸囟门、百会、印堂、涌泉;痄腮可点灸角孙、风池。

2. 天灸 又称药物灸、发泡灸。是将一些具有刺激性的药物涂敷于穴位或患处,敷后皮肤可起疱,或仅使局部充血潮红。

常用的天灸法有蒜泥灸、白芥子灸等数十种。

蒜泥灸:将大蒜捣烂如泥,取3~5g敷贴于穴位上,敷灸1~3小时,以局部皮肤发痒发红起疱为度。敷于不同的穴位治疗不同的病证,如敷于涌泉穴治疗咯血、衄血;敷于合谷穴治疗扁桃体炎;敷于鱼际穴治疗喉痹。

白芥子灸:将白芥子适量研成细末,用水调和成糊状,敷贴于腧穴或患处,外敷以油纸,胶布固定。一般可用于治疗关节痹痛、口眼歪斜,或配合其他药物治疗哮喘等。

四、灸法补泻

(一)灸法补泻的操作

《灵枢·背俞》记载:“气盛则泻之,虚则补之。以火补者,毋吹其火,须自灭也。以火泻者,疾吹其火,传其艾,须其火灭也。”指出了灸法补泻的基本操作方法。

(二)灸材不同,补泻有别

艾灸以温补为主,多用于虚证、寒证。但有些灸法也有泻的作用,可用于某些实证、热证。如隔蒜灸有清热解毒、消肿散结、逐瘀排脓的作用,可用于外科痈疮肿疖、腹中积块。不同的灸法,补泻有别。

五、灸法的注意事项

(一)施灸的体位、先后顺序

1. 体位 宜平正舒适,便于准确定穴,有利于艾炷安放和施灸。

2. 施灸的顺序 要先阳后阴,先左后右,先上后下,先少后多。

(二)施灸的禁忌

1. 部位的禁忌

(1)颜面五官、阴部、大血管分布处等部位不宜直接灸。

(2)妊娠期妇女的腹部、腰骶部不宜施灸。

(3)古代文献记载的禁灸穴位，选用时应从实际出发，不必拘泥。

(4)若需施瘢痕灸时，必须先征得患者同意。

2. 病情的宜忌　阴虚阳亢、邪实内闭、热毒炽盛等病证，应慎用灸法。

(三)灸后的处理

1. 施灸时要注意防止艾火脱落，以免造成皮肤、衣物的烧损。

2. 灸后若局部出现水疱，小水疱可不处理，任其自然吸收，注意不要擦破。

3. 若水疱过大，可用消毒针从疱底刺破，放出水液后，涂甲紫药水。

4. 瘢痕灸者，灸疮化脓期间，要保持清洁，保护疮面，防止感染。

第三节　拔　罐　法

一、拔罐的概念、作用

(一)概念

拔罐法是以罐为工具，利用燃烧、抽气等方法造成罐内的负压，使之吸附于施术部位，通过负压、温热等作用治疗疾病的方法。

(二)作用

拔罐法主要有五大作用：温经散寒、祛风除湿、行气活血、消肿止痛、清热解毒。拔罐法适用范围很广。

1. 治疗作用显著，适应证广。拔罐法具有祛风散寒、行气活血、消肿止痛、清热拔毒等作用，广泛用于内、外、妇、儿、五官、皮肤等各科病证。

2. 使用安全，操作简便。拔罐法无痛无创，不会造成内脏损伤等异常情况，操作简便易学。

3. 经济实惠，便于推广。

二、罐的种类

罐的材质有多种，古代“角法”所用的兽角罐，近代的金属罐已被淘汰，现在主要有竹罐、玻璃罐、陶罐、抽气罐等。

竹罐：用直径3～5cm坚固无损的竹子，截成6～10cm不同长度磨光而成。其优点是取材容易，制作简便，轻巧价廉，不易摔碎。缺点是易爆裂漏气。

玻璃罐：为临床所常用。用耐热透明玻璃制成，中央呈球形，罐口厚实平滑。

分大、中、小3型。其优点是可直接观察罐内皮肤充血、瘀血等情况，便于掌握时间。缺点是容易破碎。

陶罐：用陶土烧制而成。罐口平滑厚实，大小不一。其优点是吸附力强，缺点是质重易碎。

抽气罐：抽气罐分为连体式和分体式两类。连体式抽气罐将罐与抽气器连结为一体，其上半部为圆柱形抽气唧筒，下半部为碗形罐体，采用双逆止阀产生负压，负压值为0～18kg/cm^2。其优点是吸附力可随意调节，不易破损，不会烫伤。其缺点是没有火罐的温热刺激。

三、吸罐方法

拔罐的方法有多种，可分为火罐法、水罐法、抽气法等。

（一）火罐法

火罐法是利用燃烧时的热力，排出罐内部分空气，造成负压（罐内气压低于外面大气压），使罐吸附于施术部位皮肤。

影响吸附力大小的因素：罐具的大小与深度；罐内燃火的时间；扣罐的速度。一般来说，罐具大而深，罐内燃火时间长，扣罐速度快，吸附力就大；反之，吸附力就小。

常见的操作方法如下。

闪火法：用镊子或止血钳夹住浸有95%酒精的棉球，点燃后在罐内中部绕1～2圈，或停留片刻，迅速退出后拔在施术部位。注意投火时必须伸进罐内，不要烧在罐口，以免烫伤皮肤。闪火法不受体位限制，吸附力大，为临床常用（图3-23）。

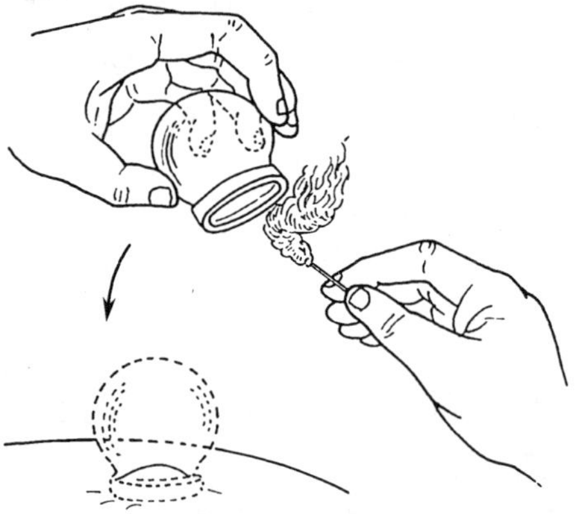

图3-23 闪火法

投火法：将纸折成宽筒条状，点燃后燃端朝罐底，投入罐内后迅速将罐扣在施术部位。多用于侧面拔罐。

贴棉法：将直径约为2cm的棉花片浸少量95%酒精，贴在罐内壁中段，点燃后扣在施术部位。注意酒精不要浸得太多，以免滴下烫伤皮肤。本法多用于侧面拔罐。

(二)水罐法

将竹罐放在水中或药液中煮沸，然后用镊子夹住罐底，将罐口朝下取出，用湿毛巾迅扪罐口，乘热拔在施术部位。本法适用于任何部位拔罐，但吸附力较小，操作时宜快捷。

(三)抽气法

将连体抽气罐扣在施术部位，用抽气筒将罐内空气抽出，产生负压，吸附于皮肤。适用于任何部位的拔罐。

四、拔罐法的运用

常用的拔罐法有以下几种。

(一)闪罐

方法：将火罐拔上后立即取下，反复拔取多次，直至皮肤潮红为度。

适用范围：①皮肤麻木、功能减退者。②施治面积宜大者。③肌肉松弛、吸拔不紧，或留罐困难的部位。本法为临床常用。

(二)留罐

方法：拔罐后留置于施术部位5～15分钟再起罐。夏季、肌肉浅薄部位、吸附力强的大罐，留罐时间不宜过长，以免起疱。

适用范围：一般疾病均可应用，为临床常用。

(三)走罐

走罐法又称推罐法。方法：将玻璃罐口涂一些润滑油或活血化瘀类药物油剂，拔上后手握罐底，后边着力，前方稍提起，慢慢向前推动，来回推动数次，视病情推至皮肤潮红、充血，甚或瘀血为度(图3-24)。

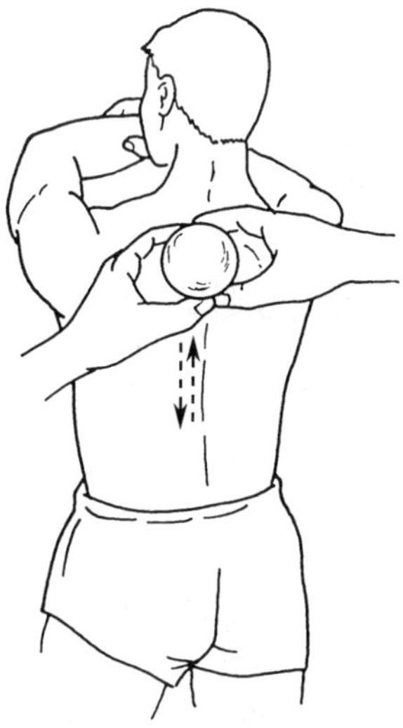

图3-24 走罐法

适用范围：适用于面积较大、肌肉丰厚的部位，如腰背、大腿处。

(四)留针拔罐

方法：是将针刺与拔罐相结合的一种方法。针刺得气后留针时，以针为中心拔罐，留置 10～15 分钟，然后起罐。

适用范围：适用于病位较局限，既需针刺又需拔罐者，一般用于肌肉丰厚的部位。本法为临床常用。

（五）刺血拔罐

又称刺络拔罐。

方法：用三棱针、皮肤针、粗毫针等针具在施术部位多点放血后，在放血部位拔罐。

适用范围：本法可加强放血疗效，适用于软组织损伤、痤疮、神经性皮炎、丹毒等多种病证。注意勿在大血管上刺血拔罐，以免出血过多。

小结：拔罐的分类方法简示如下。

- 拔罐分类
  - 根据罐的材质
    - 竹罐
    - 玻璃罐
    - 陶罐
    - 抽气罐
  - 根据吸拔的方法
    - 火罐法（闪火法、投火法、贴棉法）
    - 水罐法
    - 抽气法
  - 拔罐的操作方式
    - 闪罐
    - 留罐
    - 走罐
    - 留针拔罐
    - 刺血拔罐

五、起罐法

一手拿住火罐，另一手将罐口边缘的皮肤轻轻按下，空气进入罐内后，火罐自然落下。抽气罐则将进气阀拉起，空气进入后，罐即脱落。切忌用力猛拔，防止损伤皮肤。

六、注意事项

施术部位：选用肌肉丰满，毛发较少，无骨骼凸凹的部位。

禁忌部位：皮肤有溃疡、感染、肿瘤、瘢痕、静脉曲张、过敏处；五官部位、大血管处、心尖冲动处；孕妇腰骶与腹部。

禁忌证：出血倾向疾病、高热、抽搐等。

拔罐要求：动作要稳、准、轻、快；体位要舒适，患者要合作，拔罐后不要移动体位；罐间距离不宜太近；针罐时避免火罐碰压针柄。烫伤的处理同灸法。

第四节　其 他 针 法

一、三棱针

三棱针刺法是用三棱针点刺穴位或浅表血络，放出少量血液或挑断皮下白色纤维组织，以防治疾病的方法。

1. 针具　三棱针源于古代九针中的“锋针”。现在使用的三棱针是由不锈钢制成，柄粗而圆，针身呈三棱形，针尖锋利，针柄长约 6cm，针身长约 1.2cm。三棱针使用前必须严格消毒。用一次性无菌针具更佳(图 3-25)。

2. 操作方法　右手拇、食两指持住针柄，中指扶住针尖部，露出针尖 0.1～0.2 寸，以控制针刺深度，针刺时左手捏住指(趾)部，或夹持、舒张皮肤，右手持三棱针针刺(图 3-26)。

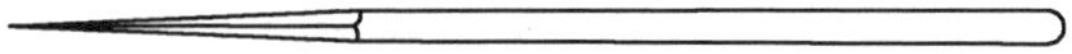

图 3-25　三棱针

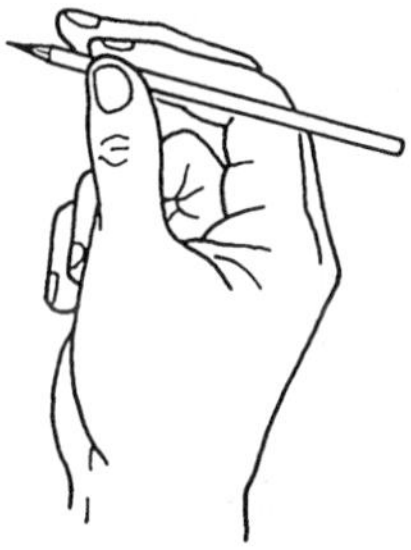

图 3-26　三棱针持针式

较常用的刺法有以下几种：

(1)腧穴点刺

操作：先在腧穴部位上下推按，使血聚集于穴部，常规消毒后，右手持针对准穴位迅速刺入 0.3cm 左右，立即出针，轻轻挤压针孔周围，出血数滴，然后用消毒干棉球按压针孔止血。

适用部位：多用于四肢末端、耳尖、头面部腧穴放血，如十二井穴、十宣、太阳、印堂等处。

(2)刺络

操作：用三棱针缓慢刺入已经消毒的较细的浅静脉，使之少量出血，然后用消毒干棉球按压止血。

适用部位：多用于曲泽、尺泽、委中等穴处；急性淋巴管炎在红丝上多针刺血。

(3)散刺

操作：又称豹纹刺。《灵枢・官针》曰："豹纹刺者，左右前后针之，中脉为故，以取经络之血者。"可见散刺是对病变局部、周围进行点刺出血的一种方法。

适用部位：患部。常用于局部瘀血、血肿、水肿、顽癣等。

(4)挑刺

操作：用左手按压施术部位两侧，或夹起皮肤，使皮肤固定，迅速消毒后，右手持针快速刺入皮肤1～2mm，随即将针身倾斜挑破皮肤，使之出少量血液或少量黏液。也可再刺入5mm左右，将针身倾斜并使针尖轻轻挑起，挑破皮下部分纤维组织，然后出针，覆盖敷料。

适用部位：可选用腧穴或病证反应点。常用于血管神经性头痛、肩周炎、失眠、胃脘痛、颈椎病、支气管哮喘等。

3. 作用、适用范围　三棱针刺法具有开窍醒神、泄热解毒、活血化瘀、消肿止痛等作用，多用于急证、热证、实证、瘀证、痛证。

4. 注意事项

(1)严格无菌操作，防止感染，一般先用2%碘酒消毒，再用75%酒精脱碘。

(2)点刺、散刺手法宜轻宜快，出血不宜过多，勿伤深部动脉。

(3)体虚、贫血、孕妇、有出血性疾病者不宜使用。

(4)皮肤有溃疡、感染、瘢痕、肿瘤处不宜使用。

二、皮肤针

皮肤针又叫"梅花针"、"七星针"，是由5～7枚不锈钢针集成一束而成。皮肤针刺法是在古代的"半刺"、"浮刺"、"毛刺"、"扬刺"的基础上发展而来的，通过刺激皮部，激发经气，从而调节脏腑经络功能。

1. 针具　皮肤针外形呈小锤状，由针柄和针盘组成。针柄长15～20cm，有硬柄和软柄两种，由牛角或塑料制成。针盘为多支不锈钢针散嵌而成，集针的数目多为7支，故又称"七星针"，集针5支者称"梅花针"，集针18支者称"罗汉针"。针尖要平齐、无钩、无缺损、无锈蚀，不可太锐，状如松针(图3-27)。

2. 操作方法

(1)持针式：硬柄者，手握针柄的后部，是指压在针柄上；软柄者，拇、食指捏紧针柄的后部(图3-28)。

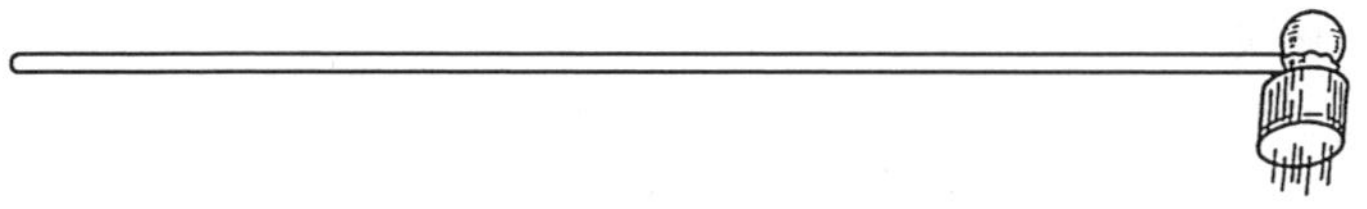

图 3-27 七星针

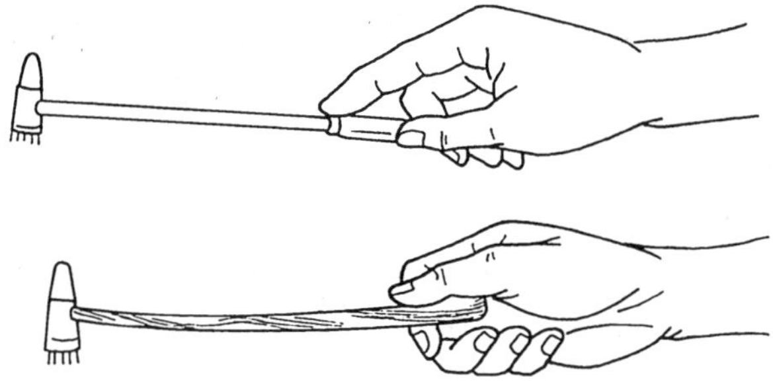

图 3-28 软、硬柄皮肤针持针式

(2)叩刺方法:将针具及皮肤消毒后,针尖对准叩刺部位,使用手腕之力,将针尖垂直叩打在皮肤上,并立即提起,反复进行。

(3)刺激强度:根据体质、年龄、病情、叩刺部位等不同,分为弱、中、强 3 种刺激。

- 弱刺激:用较轻腕力叩刺,局部皮肤略有潮红,患者无疼痛感为度。
- 强刺激:用较重腕力叩刺,局部皮肤隐隐出血,患者有疼痛感为度。
- 中刺激:介于两者之间,皮肤潮红,但无渗血,患者稍觉疼痛为度。

临床上要根据不同的部位和病情,选择不同的刺激强度:

- 弱刺激:老弱妇儿、虚证患者,头面部,肌肉浅薄处。
- 强刺激:年轻体强、实证患者,肩背腰臀等肌肉丰厚处。
- 中刺激:一般疾病和多数患者均可选用。

(4)叩刺部位:皮肤针叩刺部位一般分为循经、穴位、局部叩刺 3 种。

循经叩刺:指循着经脉进行叩刺的一种刺法。常用于项背腰骶部的督脉、膀胱经、四肢肘膝以下经络。

穴位叩刺:指在穴位上进行叩刺的一种刺法。主要根据穴位的主治作用,选择适当的穴位进行叩刺。常用于华佗夹脊穴、各种特定穴、阿是穴等。

局部叩刺:指在患部进行叩刺的一种刺法。如扭伤和顽癣在病患局部进行散刺或围刺。

3. 适用范围　凡毫针适应证大多可用皮肤针治疗,皮肤针尤其对疼痛、麻木、皮肤病、目疾、肠胃病有较好的疗效。

4. 注意事项

(1)施术前检查针具,有钩曲、不齐、缺损者,必须修理或更换。

(2)叩刺前后必须严格消毒,预防感染。

(3)叩刺时针尖垂直上下,避免斜、钩、挑。

(4)孕妇腰骶、小腹部禁叩。

(5)皮肤有创伤、溃疡、瘢痕、感染、肿瘤者不宜在患部叩刺,有出血性疾病者不宜叩刺。

三、皮内针

是把特制的小型针具埋入皮内或皮下,留置一定的时间,以防治疾病的方法。皮内针刺法的依据是《素问・离合真邪论》的"静以久留"。通过对皮部持续微弱的刺激,以激发经气,调节脏腑经络功能。

1. 针具　皮内针是由直径 0.28～0.32mm 的不锈钢丝制成的小型针具,有麦粒型和图钉型两种(图 3-29)。

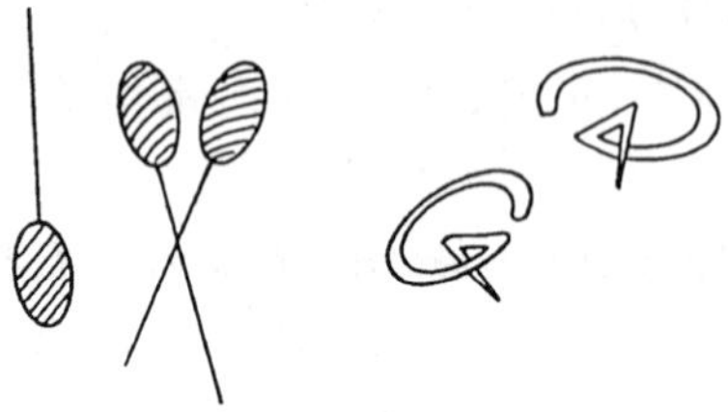

图 3-29　麦粒型、图钉型皮内针

2. 操作方法、适用部位

(1)麦粒型皮内针

操作方法:施术部位常规消毒,左手拇、食指将穴位皮肤撑开固定,右手用镊子夹针柄,将皮内针平行刺入穴位皮下 0.5～1cm,针刺方向与经脉循行方向垂直,使环状针柄平整留在皮肤上,再用方块胶布贴在针柄上固定。

适用部位:适用于全身各个部位的腧穴埋针。

(2)图钉型皮内针

操作方法:局部常规消毒后,用镊子夹住针柄,将针尖对准穴位垂直刺入,再用方块胶布贴在针柄上固定。

适用部位:适用于面部、耳部的穴位埋针。

3. 适用范围

(1)经常发作的疼痛性疾病:偏头痛、三叉神经痛、牙痛、胃痛、胆绞痛、肋间神经痛、关节炎、痛经等。

(2)慢性顽固性疾病:高血压、神经衰弱、面肌抽搐、咳喘、哮喘、遗尿、月经不调等。

4. 注意事项

(1)关节附近不宜埋针。

(2)埋针期间不要浸水,防止感染。

(3)夏天出汗较多,埋针时间宜短。

(4)埋针后若感到针处疼痛,可取出后重新埋针。

5. 埋针时间　埋针期间,每隔4小时按压1次,埋针时间3天左右,夏季不超过2天,冬季可长达1周。

四、电针

电针刺法是在毫针刺入腧穴得气后,针上通以脉冲电流,以防治疾病的方法。其作用原理是指在极短时间内出现电压和电流的突然变化,即电量的突然变化构成了电的脉冲,由于脉冲电对机体产生电的生理效应,可维持较长时间的针感,减少手法捻转的工作量,普遍为病者所接受。

1. 电针刺法的特点　为毫针与脉冲电流两种刺激的结合,既可提高疗效,又扩大了毫针的治疗范围;能准确地掌握刺激量;脉冲电流可代替人工行针。

2. 电针操作方法

(1)操作程序

第一步:电针治疗仪在使用前必先把强度调节旋钮调至零位(无输出);

第二步:再将电针器上每对输出的2个电极分别连接在2根毫针上。

注意点:①一般将同一对输出电极连接在身体的同侧,在胸、背部的穴位上使用电针时,更不可将2个电极跨接在身体两侧,避免电流经过心脏。②通电时应注意逐渐加大电流强度,以免给患者造成突然的刺激。

(2)治疗时间:①一般持续通电15～20分钟,从低频到中频,使患者出现酸、胀、热等感觉,或局部肌肉节律性收缩。②如进行较长时间的电针治疗,患者会逐渐产生适应性,即感到刺激渐渐变弱,此时可适当增加刺激强度,或采用间歇通电的方法。③各种不同疾病的疗程不尽相同,一般5～10天为1疗程,每日或隔日治疗1次,急症患者每天可以电针2次。2个疗程中间可以间隔 3～5 天。

(3)电针选穴

1)选穴的方法除了按经络辨证、脏腑辨证取穴外，通常还可用神经干通过处和肌肉神经运动点取穴。如：

头面部：翳风(面神经)；下关(三叉神经)。

上肢部：天鼎(臂丛神经)；小海(尺神经)；曲池(桡神经)；内关(正中神经)。

下肢部：环跳、(坐骨神经)；委中(胫神经)；阳陵泉(腓总神经)。

腰骶部：气海俞(腰神经)；八髎(骶神经)。

2)穴位的配对，如属神经功能受损，可按照神经分布特点取穴。如面神经麻痹，可取听会、翳风为主，皱额障碍配阳白、鱼腰；鼻唇沟变浅配人中；口角歪斜配地仓、颊车；坐骨神经痛取环跳、大肠俞，配殷门、委中、阳陵泉等穴。

3)通常电针都取 2 个穴位以上，如遇只需单穴电针时，可选取有主要神经干通过的穴位(如下肢环跳穴)，将针刺入后，接通电针仪的一个电极上，另一针则接在用水浸湿的纱布上，作为无关电极，固定在同侧经络的皮肤上。相邻的一对穴位通电时距离不宜太近，电流强度也应稍小些，以免刺激过强。

(4)电针刺激参数的选择：电针刺激参数包括波形、波幅、波宽、频率等(表 3-8)。

波形：常见的脉冲波形有方形波、尖峰波、三角波和锯齿波，也有正向是方形波，负向是尖峰波的。单个脉冲可以不同方式组合而形成连续波、疏密波、断续波和锯齿波等。

波幅：波幅一般指脉冲电压或电流的最大值与最小值之差，也指它们从一种状态变化到另一种状态的跳变幅度值。电针的刺激强度主要取决于波幅的高低，波幅的计量单位是伏(V)，如电压从 0～30V 间进行反复的突然跳变，则脉冲的幅度为 30V，治疗时通常不超过 20V。若以电流表示，一般不超过 2mA，多在 1mA 以下。也有以电压和电流乘积表示的。

刺激强度因人而异，一般以中等强度、患者能耐受为宜，过强或过弱的刺激都会影响疗效。

波宽：波宽即指脉冲的持续时间，脉冲宽度也与刺激强度有关，宽度越宽则意味着给患者的刺激量越大。

电针仪一般采用适合人体的输出脉冲宽度 0.4ms 左右。

频率：脉冲电流的频率不同，其作用也不同，频率由每分钟几十次至每秒钟几百次不等。频率快的叫密波，一般 50～100 次/秒；频率慢的叫疏波，一般是 2～5次/秒。密波和疏波都属于连续波，还有疏密波、断续波、锯齿波等，临床使用时应根据不同病情选择适当波形。其频率、功能、适应证见表 3-8。

表 3-8　电针刺激参数、功能、适应证简表

波形		频率	功能	适应证
连续波	密波	50～100 次/秒	能降低神经应激功能	常用于止痛、镇静、缓解肌肉和血管痉挛，也用于针刺麻醉等
	疏波	2～5 次/秒	刺激作用较强，能引起肌肉收缩，提高肌肉韧带张力	常用于治疗痿证、各种肌肉、关节及韧带的损伤
疏密波		是疏波和密波交替出现的一种波形，疏密交替持续的时间各约 1.5 秒	能克服单一波形易产生适应性的缺陷，并能促进代谢、促进血液循环，改善组织营养，消除炎症水肿等	常用于外伤、关节炎、痛证、面瘫、肌肉无力等
断续波		是有节律的时断时续自动出现的疏波。断时在 1.5 秒内无脉冲电输出；续时，密波连续工作 1.5 秒	不易产生适应性，其作用较强，能提高肌肉组织的兴奋性，对横纹肌有良好的刺激收缩作用	常用于治疗痿证、瘫痪
锯齿波		是脉冲波幅按锯齿自动改变的起伏波。每分钟16～20 次，或 20～25 次	频率接近人体呼吸频率。可用于刺激膈神经，做人工电动呼吸	配合抢救呼吸衰竭

3. 适用范围　电针的适用范围和毫针刺法基本相同，可广泛应用于内、外、妇、儿、五官、骨伤等各种疾病，并可用于针刺麻醉，尤常用于各类痛证、骨关节病变、肢体瘫痪、脏腑疾患、五官疾患、神经官能症、预防保健等。

4. 注意事项

(1)电针仪使用前必须检查其性能是否良好，输出是否正常。

(2)调节电流量应仔细，开机时应逐渐从小到大，切勿突然增大，以免发生意外。

(3)靠近延脑、脊髓等部位使用电针时，电流量宜小，不可过强刺激，孕妇慎用电针。

(4)作为温针使用过的毫针，针柄表面往往氧化而不导电，应用时须将输出线夹在毫针的针体上。

(5)年老、体弱、醉酒、饥饿、过饱、过劳等，不宜行电针。

第四章　针灸治疗

第一节　治疗总论

一、针灸治疗原则

针灸治疗原则是运用针灸治疗疾病所必须遵循的基本法则，是根据八纲理论，结合疾病的病位、病性确定的治疗大法，可以概括为补虚泻实、清热温寒、治病求本、三因制宜。

(一)补虚泻实

补虚是扶助正气，补益人体阴阳气血以抗御疾病；泻实是祛除邪气，以利于正气的恢复。《灵枢·经脉》载有："盛则泻之，虚则补之"，"不盛不虚，以经取之"，"陷下则灸之"，《灵枢·九针十二原》曰："宛陈则除之"，都是针对虚证、实证制定的补虚泻实的治疗原则。具体方法是：

1. 选穴配伍

(1)选择某些具有偏补或偏泻作用的穴位。如阳虚取命门、关元，气虚取气海，祛痰取丰隆，泻热取大椎。

(2)补虚者，可通过补其本经、补表里经、虚则补其母的方法选穴配伍；泻实者，可通过泻其本经、泻表里经、实则泻其子的方法选穴配伍。

2. 选择一定的针具以达到补虚泻实的目的　如灸法偏补，故"陷下则灸之"，刺血法多泻，故"宛陈则除之"。

3. 选用一定的刺灸方法　如选用适当的补泻手法，虚证用补法，实证用泻法。

(二)清热与温寒

清热指热证用清法,用针法疏热、清热、泻热,即以寒治热;温寒指寒证用温法,用针灸温通经络,温养阳气,温中散寒,回阳救逆,即以热治寒。《灵枢·经脉》曰:“热则疾之,寒则留之”,即是针对热性病证和寒性病证制定的清热、温寒的治疗原则。本法是建立在补虚泻实基础之上,具体方法是:

1. 选穴配伍　选择某些偏清热或偏温寒作用的穴位。如热证取荥穴、井穴,寒证取关元、腰阳关。

2. 选择一定的针具以达到清热与温寒的目的　如艾灸、火罐、火针等方法可以温寒;三棱针、皮肤针、毫针放血可以泻热。

3. 选用一定的刺灸方法　刺热者浅刺疾出或点刺出血,手法宜轻而快,少留针;刺寒者深刺而久留针,以候气散寒。透天凉治疗热证,烧山火治疗寒证是典型代表。

(三)治病求本

治标与治本是根据标本学说及疾病的缓急情况而制定的治标、治本及标本同治的基本原则。治标是在应急情况下缓解病情、解除新病的治疗;治本是对疾病根本原因的治疗。具体方法是:

1. 急则治标　在紧急情况下,标病急于本病时,应先治标病,后治本病。

2. 缓则治本　在一般病势不急的情况下,应根除本病,正虚者扶正,邪盛者祛邪。

3. 标本兼治　当标病与本病并重时,要二者兼顾。

(四)三因制宜

三因制宜指因时、因地、因人制宜。

1. 因时制宜　即根据不同的季节和时辰特点,制定适宜的治疗方法。包括三方面内容:一是春夏宜浅刺,秋冬宜深刺。这是因为春夏之季,阳气升发,人体气血趋向体表,病邪伤人也多在浅表;秋冬之季,阴气渐盛,人体气血潜藏于内,病邪伤人也多在深部。《灵枢·终始》曰:“春气在毛,夏气在皮肤,秋气在分肉,冬气在筋骨,刺此病者,各以其时为齐。”二是注重取穴和时辰的关系。因为人体气血流注呈现与时辰变化相应的规律,因此针灸治疗时强调择时选穴。三是应把握针灸的有效时机。对于一些发作有时间规律的疾病,如疟疾、痛经、不孕症等,选择合适的治疗时机可以提高治疗效果。

2. 因地制宜　即根据不同的地理环境特点制定适宜的治疗方法。由于不同的地理环境，不同的气候条件和生活习惯，人的生理和病理特点也不尽相同，所以治疗方法也不尽相同。

3. 因人制宜　根据患者的年龄、性别、体质等不同特点，制定适宜的治疗方法。如《灵枢·终始》曰："故刺肥人者，以秋冬之剂；刺瘦人者，以春夏之剂。"再如妇女患者在经期、怀孕、产后治疗时也应注意选择适宜的治疗方法。

二、针灸的治疗作用

针灸的治疗作用可以概括为疏通经络、扶正祛邪、调和阴阳三大方面。

(一)疏通经络

经络"内属于府藏，外络于肢节"，主要生理功能是运行气血。针灸治疗主要是根据经络与脏腑在生理病理上相互影响的机制，在腧穴部位施以针刺或艾灸等治疗手段，通其经脉，调其血气，使经络通畅，促进气血运行正常，从而祛除病理因素，治愈疾病。

所以，疏通经络是针灸最基本和最直接的作用。

(二)扶正祛邪

疾病的发生、发展、转归过程，实质上是正邪相争的过程。扶正祛邪是指扶助机体正气及祛除病邪。扶正就是利用针灸方法扶助正气，增强抗病能力，使正气得复而有利于抗邪；祛邪就是利用针灸方法祛除病邪，消除致病因素。

在临床上，扶正祛邪是通过补虚泻实来实现的，具体方法如：选用适当的治疗方法；选用适当的针刺手法；选用偏于补泻作用的穴位；根据邪正消长转化，病证标本缓急，决定扶正与祛邪的主次先后等。

可以说，扶正祛邪是针灸治病的根本法则和手段。

(三)调和阴阳

疾病的发生，从根本上说是阴阳的相对平衡遭到破坏，即阴阳的偏盛偏衰代替了正常的阴阳消长，导致"阴胜则阳病，阳胜则阴病"等病理变化。针灸治病在于运用针灸方法调节阴阳的偏盛偏衰，使机体转归于"阴平阳秘"的状态，恢复脏腑经络的正常生理功能，而达治愈疾病的目的。

针灸调和阴阳的作用，同样是通过针刺补泻手法和经穴配伍来完成的。

可以说，调和阴阳是针灸治疗最终要达到的根本目的。

三、配穴处方

严格来说，一张针灸处方应该包括腧穴、刺灸方法、治疗时间三大要素，刺灸方法在“刺灸法”部分详述，在此主要对配穴处方加以论述。

（一）取穴原则

腧穴分为三大类，计有数百个穴位，其主治作用各不相同，但归纳起来不外乎近治、远治、特殊作用三方面。根据这三方面的作用，治疗时就可以遵循三条规律去组方配穴，即近部取穴、远部取穴、随证取穴。在此我们从这三条规律的概念、产生依据、应用范围、选经取穴、举例几个方面加以叙述（表 4-1）。

1. 近部取穴　近部取穴指选取病痛局部或邻近部位的腧穴。这一原则是根据腧穴普遍具有近治作用的特点提出来的。其应用范围非常广泛，多适用于治疗体表部位较明显、病变范围较局限的病证。如：五官病中，鼻病取睛明、上星，耳病取听宫、翳风；脏腑病中，胃痛取中脘，哮喘取膻中、中府；皮肤病中，神经性皮炎、带状疱疹在患部周边围刺等；另如“以痛为腧”在压痛点处取穴等都属于近部取穴。可见近部取穴不受经脉制约，凡是病变局部或邻近的穴位，无论属于哪条经脉均可选取。

2. 远部取穴　远部取穴是指选取距离病痛较远处部位的腧穴。这一原则是根据腧穴普遍具有远治作用的特点提出来的，是“经脉所过，主治所及”治疗规律的具体体现，是针灸处方选穴的基本方法。通常以肘膝关节以下的穴位为主。应用范围也非常广泛，广泛用于脏腑病、五官头身疾患。

远部取穴所含内容丰富，应用时又可分为本经取穴、异经取穴。

（1）本经取穴是指病变属于何经何脏腑，即可选取该经的穴位。如头痛要根据前额痛、侧头痛、后头痛、巅顶痛的不同而依部分别取阳明经、少阳经、太阳经、厥阴经的穴位。本经取穴的规律是“越远越远，越近越近”，即一条经脉的病变部位和取穴之间的关系，是由两头向中间靠拢，如足太阳膀胱经的穴位中，申脉常用于治疗头痛，昆仑治疗项背痛，委中治疗腰痛，殷门治疗腰骶痛。

（2）异经取穴包括表里经、同名经、其他相关经脉取穴。

表里经取穴：是指某经或所属脏腑器官发生病变时，取其相表里经上的腧穴进行治疗。如：喉病属手太阴经病证，取手阳明大肠经的合谷；胃痛属足阳明经的病证，取足太阴经的公孙。一般都是以本经和表里经配合应用。

同名经取穴：是指某经或所属脏腑器官发生病变时，取其阴阳名称相同的经脉上的腧穴进行治疗。如：腰痛属于足太阳经病证，可取手太阳经的养老穴；胁痛属足少阳经病证，可取手少阳经的支沟穴。一般都是两经配合应用。

相关经脉取穴：临床上脏腑、经脉之间在生理、病理上有密切的联系，因此某一经某一脏腑发生病变时，可以取与之相关的经脉上的腧穴进行治疗。如胃痛可取内关（通于阴维脉，可以治疗心、胸、胃的病证），若为肝胃不和之证，又可取太冲（属于足厥阴肝经，经脉"夹胃"而行）。

3. 随证取穴　随证取穴是针对某些全身症状或疾病的病因、病机而选取腧穴。这一原则是根据某些腧穴具有特殊治疗作用的特点提出来的。随证取穴所含内容丰富，应用时主要是针对不同的病因、病机、证型而选取不同的穴位。如：

针对病因：无论外风、内风所致的病证，均可取风池以祛风；痰邪所致的各种病证，可取丰隆以化痰；湿邪所致的疾病可以取阴陵泉以祛湿；瘀血致病，可取三阴交、膈俞。

针对病机：百会有升举阳气的作用，阴挺、遗尿、脱肛等若因气虚不能固摄所致者可取之；虚证多选相应的俞穴、原穴，实证又多选募穴。

针对某些全身症状：临床上有许多病证，如发热、昏迷、虚脱、癫狂、失眠、健忘、自汗、盗汗等均无明显局限的病变部位，而呈现全身症状。此时，就需辨证选穴，如发烧取大椎、曲池、合谷；失眠取神门、三阴交、四神聪；肝阳上亢导致的头晕、失眠均可以选太冲、阳陵泉。

特定穴、经外奇穴、某些十二经穴位的应用，属于随证取穴范围，这些腧穴均与某一方面的病证有密切关系。

4. 对症选穴　对症选穴是指针对个别具体的症状，选用一些具有特殊功效的腧穴来治疗的方法，又称"经验取穴"。这是腧穴特殊治疗作用及临床经验在针灸处方中的具体运用，如哮喘选定喘穴，虫证选百虫窝穴，腰痛选腰痛点，落枕选外劳宫穴，便秘取支沟、天枢等。这是大部分奇穴的主治特点。

以上四条原则是传统的针灸处方要遵循的基本规律，现在临床上，也有根据西医学的神经解剖理论而选择穴位的，其观点是位于神经干上的穴位可以治疗该神经分布范围的病证。①四肢部的疾患，可以取位于神经根和较高神经干上的腧穴，如：手、前臂部疾患可取内关（正中神经）、曲池（桡神经）、颈臂（臂丛神经)、颈 5～胸 1 夹脊穴(神经根);下肢疾患可以取环跳(坐骨神经)、足三里(腓深神经)、阳陵泉(腓浅神经)、腰 3～骶 2 夹脊穴(神经根)。②脏器病变,可以根据神经节段性分布,取其相应节段的夹脊穴。此外,也可以根据现代的研究成果而选择腧穴,如:内关穴有调整心率的作用,心动过缓、过速均可以选用(表 4-1,图 4-1)。

表 4-1 取穴原则简表

	近部取穴	远部取穴	随证取穴	对症取穴
概念	在病变局部或距离较近的范围选取穴位	选取距离病痛较远处部位的腧穴组成处方	针对某些全身症状或疾病的病因、病机而选取腧穴	针对个别具体的症状,选用一些具有特殊功效的腧穴
产生依据	腧穴的近治作用	腧穴的远治作用	腧穴的特殊作用	腧穴的特殊作用
应用范围	治疗体表部位较明显的病变范围较局限的病证	广泛用于脏腑病、五官头身疾患	广泛用于脏腑病、五官头身疾患	应用广泛
选经取穴	不受经脉制约,取病变局部或邻近穴位	通常以肘膝关节以下的穴位为主。包括本经取穴、异经取穴	特定穴、经外奇穴、某些十二经穴位	经外奇穴
举例	略	略	略	略

- 取穴原则
  - 近部取穴
  - 远部取穴
    - 本经取穴
    - 异经取穴
      - 表里经
      - 同名经
      - 相关经脉
  - 随证取穴
    - 针对症状
    - 针对病因
    - 针对病机
  - 对症取穴
  - 现代医学理论(神经解剖理论、研究成果)

图 4-1 取穴原则主要内容

以上所述的几条选穴原则，既可单独使用，更应注意配合使用，要视病情症候而有机地结合在一起。

(二)配穴方法

是指在选穴原则的指导下，针对疾病的病位、病因、病机等，选取主治作用相同或相近，或对于治疗疾病具有协同作用的腧穴进行配伍应用的方法。方法多样，主要包括按经配穴、按部配穴两大类。

按经配穴，即按经脉理论和经脉之间的联系进行配穴的方法，主要包括本经配穴法、表里经配穴法、同名经配穴法。按部配穴是结合身体上腧穴的分布部位进行配穴的方法，主要包括上下配穴法、前后配穴法、左右配穴法。

1. 本经配穴法　当某一脏腑、经脉发生病变时，即选该脏腑、经脉的腧穴配成处方。如咳嗽取中府、太渊；急性胃痛取足三里、梁丘；下肢外侧痛，取环跳、阳陵泉。

2. 表里经配穴法　本法是以脏腑经脉的阴阳表里络属关系作依据，当某一脏腑、经脉发生病变时，即选该经和与其相表里的经脉腧穴配成处方。如：胃痛取三阴交、足三里。原络配穴法是典型代表，如咳嗽取合谷、列缺。

3. 同名经配穴法　是将手足同名经的腧穴配合应用组成处方。如：牙痛取合谷、内庭；肝气郁结证取太冲、内关。

4. 上下配穴法　是指将位于腰以上或上肢腧穴与腰以下或下肢腧穴配合应用的方法，临床应用广泛。如：眩晕上取百会，下取太冲；咽痛上取鱼际、下取太溪。八脉交会穴的配合应用是典型代表。

5. 前后配穴法　是将位于人体前部和后部的腧穴配合应用的方法，主要是将胸腹部和背腰部的腧穴配合应用，本法主要用于治疗内脏疾病。《灵枢・官针》所指的“偶刺”属本法的范畴，俞募配穴法是典型代表，如肝俞配期门治疗肝的疾患。

6. 左右配穴法　是将位于人体左侧和右侧的腧穴配合应用的方法。既可以左右同取，也可以左病取右、右病取左。本法不限于左右取同一个腧穴，如右侧面瘫取左侧合谷同样属左右配穴。《灵枢・官针》中的“缪刺”、“巨刺”属本法的范畴。

选穴原则和配穴方法为临床组成针灸处方提供了基本思路，几种方法之间存在互相渗透现象，应用时要根据证候、症状灵活掌握，综合应用。

附一:治疗时间的选定

治疗时间影响针灸的疗效。主要包括每次治疗时间、治疗时间的选择、治疗间隔时间、疗程的长短等。

1. 每次治疗时间　一般情况下留针20～30分钟,临诊时还要根据病情或"疾出"或"久留",必要时可留针1小时至数小时。

2. 选择治疗时机　选择恰当的治疗时机可以提高疗效。如:疟疾在发作前2小时针刺效果较好;月经不调、痛经于经前5～7天开始治疗,连续治疗7～10天效果较好;失眠患者以下午治疗为好。

3. 治疗间隔时间　要考虑两种情况:一是治疗期间的间隔问题。通常情况下,急性病每天治疗一次或两次;慢性病隔日一次或每周两次。二是疗程之间的间隔时间。一般7～10天为一疗程,休息3～4天。

4. 总体治疗时间　掌握总的治疗时间很重要,前提是医生要能够很好地了解病情发展的基本规律,根据病情需要分阶段进行治疗,以便在不同的阶段施用不同的治疗方法,同时能够征得患者较好的合作,有利于提高疗效和巩固疗效。

(1)急性病证:所需治疗时间较短,为数天、数周,如急性扭伤治疗1～2次可愈;感冒发热需要治疗2～3次;周围性面瘫一般在1个月左右,可分三期分别施予轻刺激、中等刺激、轻刺激手法。

(2)慢性病证:所需治疗时间较长,为数周、数月、数年。中风偏瘫后遗症需要治疗2～3个月,甚至0.5～1年。

附二:常用针灸处方符号

补法:⊤	泻法:⊥	平补平泻:|	三棱针刺血:↓
艾条灸:×	艾炷灸3壮:$\triangle_3$	温针灸:⇧	拔罐:○
皮肤针:※	皮内针:ɵ—	电针:IN	穴注:IM

在针灸处方中,上述符号直接在腧穴后面。如补足三里:足三里⊤。

四、特定穴的内容和应用

五　输　穴

(一)概述

五输穴是指十二经脉在肘、膝关节以下的井、荥、输、经、合穴,简称"五输",

每经5穴，共60穴。因五输穴对内脏疾病、五官病等有独特的治疗作用，是临床上应用非常广泛的一类特定穴。

五输穴首见于《灵枢》。《灵枢·九针十二原》曰："所出为井，所溜为荥，所注为腧，所行为经，所入为合。"但尚未指出具体的穴名和位置。《灵枢·本输》指出了除心经以外的11条经脉五输穴的位置。《难经·六十二难》、《难经·六十九难》进一步详细说明了五输穴的阴阳五行属性，指出了五输穴的主治病证，记载了补母泻子、刺井泻荥等针法。至《针灸甲乙经》又补充了心经的五输穴才至完备。以后历代医家对五输穴的理论研究和临床应用均有发展，近世对五输穴的研究则主要集中在五输穴的作用方面。

(二)内容及分布规律

五输穴的内容主要见于《灵枢·本输》，其中记载了手太阴肺经等11条经脉的五输穴，如肺经五输穴"肺出于少商，少商者，手大指内侧端也，为井木；溜于鱼际，鱼际者，手鱼也，为荥；注于太渊，太渊，鱼后一寸陷者中也，为腧；行于经渠，经渠，寸口中也，动而不居，为经；入于尺泽，尺泽，肘中之动脉也，为合……"对于手少阴心经的五输穴则未予记述，而代之以心包经的五输穴。故《灵枢·九针十二原》统计五输穴为："五藏五俞，五五二十五俞；六府六俞，六六三十六俞"，共得61穴(包括阳经的6个原穴)。至《针灸甲乙经》分别以少冲、少府、神门、灵道、少海，填补了手少阴心经五输穴的空白。

一般认为，五输穴的分布和排列是标本、根结理论的具体体现。《灵枢·根结》指出，"四肢为阴阳之本"，十二经脉原气皆以四肢末端为本为根，向上结聚于头、胸、腹部为标为结。古人根据十二经脉这种标本、根结关系，把经脉原气的运行情况比喻为流水之象，用水流的大小、动向说明经气的运行由小到大，由少到多，由浅入深之不同，所起的作用亦不同。因此在《灵枢·九针十二原》中提出："经脉十二，络脉十五，凡二十七气，以上下，所出为井，所溜为荥，所注为腧(所过为原)，所行为经，所入为合，二十七气所行，皆在五腧也。"

"所出为井"：指水之初流，形容经脉之气血开始流注时的状态，脉气初发浅而小，为经脉原气所出的根本。"所溜为荥"：指水出于井泉之后，形成微流之状，形容经脉之气血流注开始，脉气稍大。"所注为输"：指小水流逐渐成为较大的水流，形如灌入之状，又似转输、运送，形容经脉之气流注渐盛的状态，脉气较大。"所行为经"：指水之通畅流行，形容经脉气血流注大盛之状态，脉气较盛。"所入为合”：指百川入海，形容经脉之气血越行越深越盛，汇合于脏腑，脉气充盛，作用于内脏和躯干部位。概而言之，经气由四肢末端向心性地流注于肘膝关节，经气由小到大，由浅入深，由远及近。

五输穴分布在从手足末端至肘膝关节之间，各经井、荥、输、经、合的位置有基本相同的分布规律，这种位置分布上的共性与各穴在针感、主治作用方面表现出的共性有着内在联系：

井穴多位于手足之端；

荥穴多位于掌指或跖趾关节之前；

输穴多位于掌指或跖趾关节之后；

经穴多位于腕踝关节以上；

合穴位于肘膝关节附近。

（三）五输穴与阴阳五行的配合

五腧穴的阴阳五行属性首载于《灵枢·本输》，但只记载了阴阳经井穴的五行属性。在《难经·六十四难》记述了五输穴的全部五行属性，“阴井木，阳井金；阴荥火，阳荥水；阴俞土，阳俞木；阴经金，阳经火；阴合水，阳合土。”认为五输系以五脏为主，六腑为附属，腑与脏相表里，阳与阴，刚与柔相对，因而阴经的井穴属木，阳经的井穴就属金，阳克阴经。以下四个腧穴，则按照五行生克规律依次排列。这种搭配既说明五输穴如水流的连续性又说明阳经对阴经的五行排列是相克的。这种制中有生，刚柔相济的关系，是符合阴阳交泰观点和阴阳互根道理的（表 4-2、表 4-3）。

表 4-2 六阴经五输穴与五行配属表

六阴经	井（木）	荥（火）	输（土）	经（金）	合（水）
肺（金）	少商	鱼际	太渊	经渠	尺泽
心（火）	少冲	少府	神门	灵道	少海
心包（相火）	中冲	劳宫	大陵	间使	曲泽
脾（土）	隐白	大都	太白	商丘	阴陵泉
肝（木）	大敦	行间	太冲	中封	曲泉
肾（水）	涌泉	然谷	太溪	复溜	阴谷

表 4-3 六阳经五输穴与五行配属表

六阳经	井(金)	荥(水)	输(木)	经(火)	合(土)
大肠(金)	商阳	二间	三间	阳溪	曲池
小肠(火)	少泽	前谷	后溪	阳谷	小海
三焦(相火)	关冲	液门	中渚	支沟	天井
胃(土)	厉兑	内庭	陷谷	解溪	足三里
胆(木)	足窍阴	侠溪	足临泣	阳辅	阳陵泉
膀胱(水)	至阴	通谷	束骨	昆仑	委中

五输穴配属于阴阳五行，就与中医学的生理、病理以及辨证论治规律发生了特定关系，构成一个统一的系统。按照阴阳变化五行生克的法则，就能演绎出许多错综复杂的变化，而在疾病的诊断和治疗上，五输穴也就能发挥其特殊作用。

(四)临床应用

1. 诊断

(1)知热感度测定法：本法是以经络理论为根据的一种诊断方法，由日本人赤羽幸兵卫开始应用，是以线香点火烘烤两侧十二井穴或背俞穴，测定其对热的敏感度，并比较左右的差别，从而分析各经的虚实和左右不平衡现象。

(2)经穴电测定法：近代从皮肤电现象的研究中，发现穴位部的皮肤电阻一般较低。利用经穴测定仪可测定穴位的导电量。分析各经代表性穴位的导电量高低，可以推断各经气血的盛衰。其代表性穴位，一般采用原穴，此外也可用于井穴、郄穴、背俞穴以及耳穴探查。

2. 治疗　五输穴临床应用极为广泛，对治疗内脏疾病及相关的五官、皮肉筋骨的疾病都有良好效果。选穴方法较多，主要有以下几种：

(1)根据五输穴的主治作用特点单独选用或与其他腧穴配合：五输穴在部位分布和脉气流注的深浅上有着明显的规律性。古人在长期临床实践中观察到，一些分别位于指端、掌指(跖趾)关节前后，腕踝关节及肘膝关节附近的腧穴，在主治作用上有共同的规律可循。五输穴的产生，正是对这些主治特点进行归纳、总结、组合、分类的结果。历代医家对五输穴的研究颇多，总体上来说，五输穴均位于肘膝关节（附近）以下，根据十二经脉循行理论和根结标本理论，充分体现了四肢腧穴治疗远端头面五官、躯干内脏疾病的远治作用。临床应用时五输穴具有广泛的适用性且疗效独特。

1）五输穴主治特点：最早明确提出五输穴主治作用的首推《难经·六十八难》，篇中载曰："井主心下满，荥主身热，俞主体重节痛，经主喘咳寒热，合主逆气而泄"，这对后世有很大的影响。

2）古人根据天人合一的观点，将五输穴气血流注的特点，结合四时气候变化对五脏生理功能的影响作为五输穴分类主治的准则。

《灵枢·顺气一日分为四时》明确提出："藏主冬，冬刺井；色主春，春刺荥；时主夏，夏刺输；音主长夏，长夏刺经；味主秋，秋刺合。是谓五变，以主五输……病在藏者，取之井；病变于色者，取之荥；病时间时甚者，取之输；病变于音者，取之经；经满而血者，病在胃，以及饮食不节得病者，取之合，故命曰味主合，是谓五变也。"

《灵枢·四时气》载："……秋取经俞；邪在府，取之合；冬取井荥，必深以留之。"认为冬刺井穴有下阴逆，刺荥穴有实阳气之功。至于"冬取井荥，必深以留之"，因井荥穴处肌肤浅薄，不可能深刺，故当理解为冬季阳气伏沉深藏，刺时应予留针。

《难经·七十四难》则根据五时分主五脏五输的原则，提出"春刺井"之说。"春刺井者，邪在肝；夏刺荥者，邪在心；季夏刺俞者，邪在脾；秋刺经者，邪在肺；冬刺合者，邪在肾。"认为春夏人的阳气在上，可刺肌肤浅表处的井荥，以应肝、心；秋冬阳气在下，当刺肌肉深厚处的经合，以应肺肾。

"冬刺井"与"春刺井"这两种观点各据其理，孰对孰谬，不可简单言之，需在实践中验证。

3）根据病变部位阴阳属性之不同作为五输穴分类主治的准则。如《灵枢·寿夭刚柔》论曰："审知阴阳，刺之有方，得病所始，刺之有理，谨度病端，与时相应，内合于五脏六腑，外合于筋骨皮肤……病在阴之阴者（指五脏），刺阴之荥输；病在阳之阳者（指皮肤）刺阳之合；病在阳之阴者（指筋骨），刺阴之经……"说明五输穴不但是治疗内脏病的主穴，同时也可用以治疗外经病及筋骨皮肉的病变。《灵枢·邪气脏腑病形》所载"荥输治外经，合治内腑"，更是临床上所广泛遵循的选穴法则之一。

4)某些五输穴具有明显的相对特异性，为临床所常用。如至阴转胎，少商治喉痹，少泽通乳，隐白止崩漏，太渊治无脉症，间使治疟疾，复溜治汗症，支沟治便秘，委中治腰痛等。

(2)补母泻子法：《难经・六十九难》根据五行相生相克规律，结合脏腑经脉的五行属性和五输穴的五行属性，提出了“虚则补其母，实则泻其子”的取穴原则。所谓“虚则补其母”即生我者为母，根据五行学说“母能令子虚”的理论，对某一脏(经)的虚证，可采用补其母脏(经)或母穴的方法治疗。所谓“实则泻其子”，即我生者为子，根据五行学说“子能令母实”的理论，对某一脏(经)的实证，可以采用泻其子脏(经)或子穴的方法治疗。

五行的相生相克规律见图 4-2，脏腑经脉的五行属性见图 4-3。

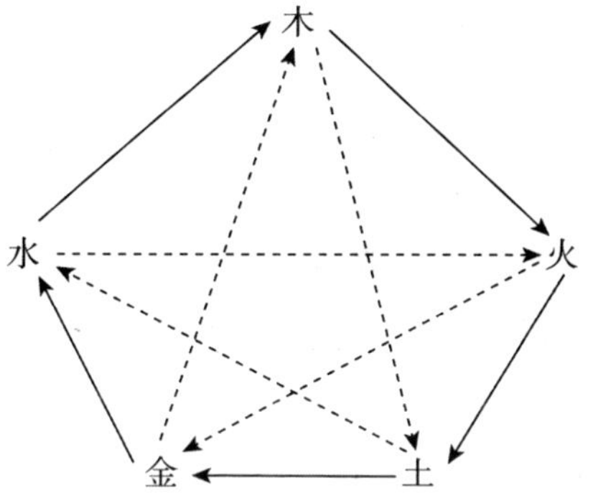

注：——→为相生；-------→为相克

图 4-2　五行的相生相克规律

肺、大肠——金　　肾、膀胱——水　　肝、胆——木

心、小肠——火——心包、三焦　　脾、胃——土

图 4-3　脏腑经脉的五行属性

五输穴的五行属性：如前文所述，阴阳经的五输穴属性不同。

补母泻子法临床应用很广泛。应用时，首先要辨明病在何经何脏何腑，病性属虚属实，然后根据“虚则补其母，实则泻其子”的法则取穴。分为本经补泻和异经补泻两种。

(1)本经补泻法:所谓本经补泻法,即是选择病变经脉上的五输穴进行补泻。为便于临床选穴,列各经的母穴、子穴如表4-4。

表4-4 子母补泻取穴表(本经补泻)

五行	金		水		木		火				土	
							君火		相火			
经脉	肺经	大肠经	肾经	膀胱经	肝经	胆经	心经	小肠经	心包经	三焦经	脾经	胃经
母穴	太渊	曲池	复溜	至阴	曲泉	侠溪	少冲	后溪	中冲	中渚	大都	解溪
子穴	尺泽	二间	涌泉	束骨	行间	阳辅	神门	小海	大陵	天井	商丘	厉兑

例如:

肺之虚证取本经的输穴太渊,是因为肺属金,太渊属土,土为金之母,施以针刺补法,即虚则补其母。反之肺之实证,取本经的合穴尺泽,即实则泻其子。同样,脾之虚证取本经的输穴大都,因为脾属土,大都属火,火为土之母,施以针刺补法,即虚则补其母。而脾之实证取本经经穴商丘,因为商丘属金,金为土之子,施以针刺泻法,即实则泻其子(图4-4)。

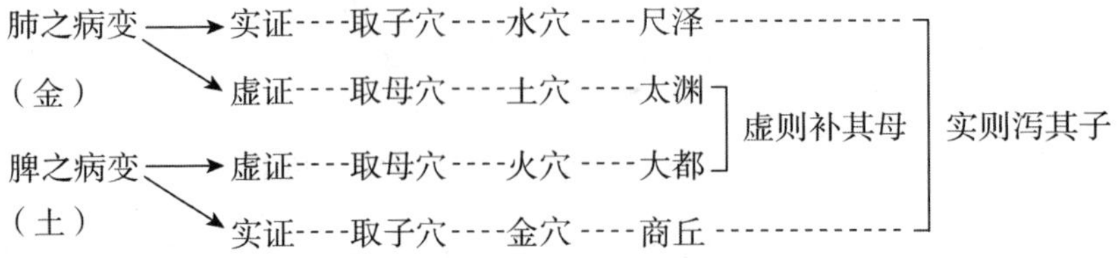

图4-4 肺、脾虚、实证本经补泻取穴举例

(2)异经补泻法:所谓异经补泻法,即是指取病变经脉的母经上的母穴或子经上的子穴治疗。内容较为繁杂。仍以肺之病变为例:

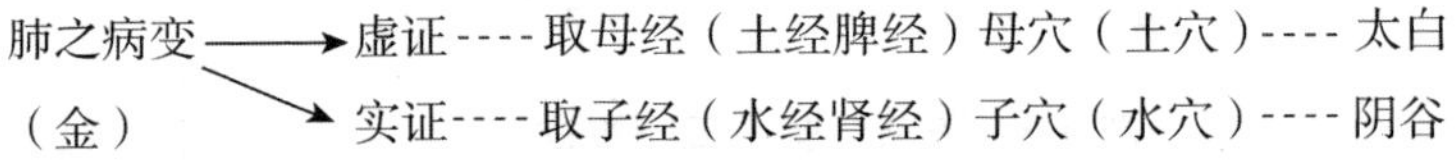

本经补泻法和异经补泻法可以并用。

(3)刺井以泻荥,补井当补合:这是五输穴子母补泻法的一种变通应用。

刺井以泻荥:《难经·七十三难》记载:“诸井者,肌肉浅薄,气少,不足使也,刺之奈何?然,诸井者,木也;荥者,火也。火者,木之子,当刺井者,以荥泻之。

故经言补者不可以泻，泻者不可以为补，此之谓也。”说明因井穴位于四肢末端，肌肉浅薄，气少，不宜行补泻手法。另外，因井穴针感多为剧烈锐痛，病者较难接受，故临诊时可以变通应用。阴经井穴属木，荥穴属火，荥为水之子，故在需要用井穴行泻法时，可用荥穴代之。如肺之实热致咳嗽气喘、胸胁满闷、咳血鼻衄等，临床可选井穴少商，也可配用荥穴鱼际，或改取鱼际。阳经井穴属金，荥穴属水，水为金之子，故需用阳经井穴行泻法时，可用荥穴代之，如胃火亢盛致口渴引饮，大便燥结，舌苔黄或黄厚而燥等症者，可取胃经井穴厉兑或配用荥穴内庭，也可单取内庭。

补井当补合：《难经》之后的医家，在“刺井以泻荥”的基础上加以发挥，提出“补井当补合”之说。如滑寿《难经本义》明确提出：“若当补井，则必补其合。”《难经集注》引宋代医家丁德用之说，对刺井以泻荥，补井当补合，做了进一步说明：“井为木，是火之母；荥为火，是木之子。故肝木实，泻其荥；肝木气虚不足，补其合。泻之复不能补，古言不可以为补也。”阴经井穴属木，合穴属水，水为木之母，故应刺阴井穴时，可配取或改取合水穴施补法。如肺虚而咳满者，可取井穴少商配取合水穴尺泽或改取尺泽施补。阳经井穴属金，合穴属土，土为金之母，故应取阳经井穴时，可配取或改取合土穴施补。如脾胃虚寒致胃脘胀满，疼痛，呕恶时，可取井穴厉兑配取合土穴足三里或改取足三里。

3. 子午流注针法　将五输穴的五行属性与天干地支配合，结合脏腑气血流注时间，根据虚则补其母、实则泻其子的理论形成了独特的时间治疗医学——子午流注针法。本书不做详述。

将五输穴的相关内容进行小结，如表 4-5：

（五）配穴方法

因五输穴有广泛的适用性且疗效独特，临床应用极多，配穴方法也多种多样，不可拘于一端。如募合配穴，原合配穴，郄合配穴，荥募配穴等，详见于后。

附：五输穴歌

肺少鱼际与太渊，经渠尺泽穴相连。大肠商阳与二间，三间阳溪曲池牵。
胃经厉兑内庭随，陷谷解溪足三里。脾经隐白大都连，太白商丘阴陵泉。
心经少冲少府邻，神门灵道少海寻。小肠少泽前谷溪，阳谷为经小海依。
膀胱至阴通谷从，束骨昆仑与委中。肾经涌泉然谷宜，太溪复溜阴谷毕。
心包中冲劳宫乐，大陵间使连曲泽。三焦关冲与液门，中渚支沟天井匀。
肝经窍阴侠溪行，临泣阳辅与阳陵。肝经大敦与行间，太冲中封与曲泉。

表 4-5　五输穴内容小结表

<table>
<tr><th rowspan="2"></th><th colspan="2">五行相配</th><th rowspan="2">原文</th><th rowspan="2">自然界水流状</th><th rowspan="2">脉气状况</th><th rowspan="2" colspan="2">腧穴位置</th><th rowspan="2">临床应用</th></tr>
<tr><th>阳经</th><th>阴经</th></tr>
<tr><td>井</td><td>金</td><td>木</td><td>所出为井</td><td>水之初流</td><td>经气所出，脉气浅小</td><td>手、足之端</td><td rowspan="5">手足末端
↓
肘膝</td><td rowspan="5">①根据五输穴的主治作用单独选用或与其他腧穴配合：
《难经·六十八难》原文
《灵枢·顺气一日分为四时》原文
《灵枢·寿夭刚柔》原文
相对特异性
②补母泻子法
本经补泻法
异经补泻法
刺井以泻荥，补井当补合
③子午流注针法</td></tr>
<tr><td>荥</td><td>水</td><td>火</td><td>所溜为荥</td><td>水之微流</td><td>经气流注，脉气稍大</td><td>掌指或跖趾关节之前</td></tr>
<tr><td>输</td><td>木</td><td>土</td><td>所注为输</td><td>水流较大</td><td>经气渐盛，脉气较大</td><td>掌指或跖趾关节之后</td></tr>
<tr><td>经</td><td>火</td><td>金</td><td>所行为经</td><td>水之畅流</td><td>经气通畅，脉气较盛</td><td>腕、踝关节以上</td></tr>
<tr><td>合</td><td>土</td><td>水</td><td>所入为合</td><td>百川入海</td><td>经气盛大，脉气充盛汇合脏腑</td><td>肘、膝关节附近</td></tr>
</table>

俞、募穴

(一)概述

俞穴、募穴常总称为俞募穴。俞穴是脏腑经气输注于背部的腧穴，各脏腑均有一个，共12个。募穴是脏腑经气结聚于胸腹部的腧穴，各脏腑也均有一个，共12个。俞穴位于背腰部，故又称背俞穴，募穴位于胸腹部，故又称腹募穴（图4-5）。因为两者均与某一脏腑在生理功能、病理变化方面有密切联系，其主治作用具有相同之处，临床应用时又多同时配合使用，故多同时出现。

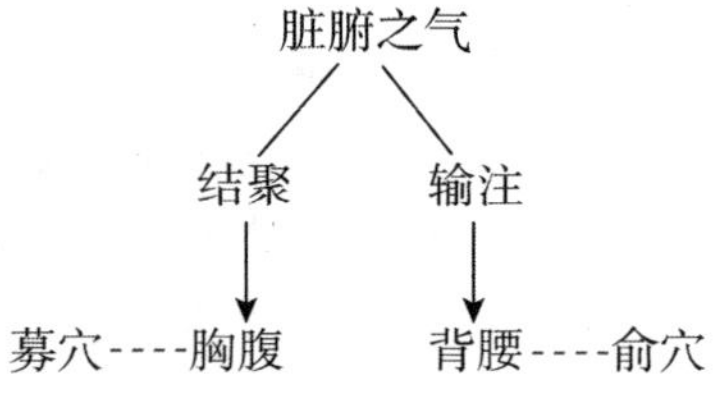

图 4-5　俞、募穴概念

俞穴首见于《灵枢·背腧》，篇中载有肺、心、肝、脾、肾五脏背俞穴的名称和位置。《脉经》明确了肺俞、肾俞、肝俞、心俞、脾俞、大肠俞、膀胱俞、胆俞、小肠俞、胃俞十个背俞穴的名称和位置。《针灸甲乙经》又补充了三焦俞，并记载有俞穴的刺灸法。《备急千金要方》又补充了厥阴俞，始而完备。

募穴首见于《素问·奇病论》："胆虚气上溢而口为之苦，治之以胆募、俞。"《难经·六十七难》虽有"五脏募皆在阴，而俞皆在阳"的记载，但无具体穴名。同样至《脉经》才明确了期门、日月、巨阙、关元、章门、太仓（中脘）、中府、天枢、京门、中极的名称和位置。《针灸甲乙经》又补充了三焦募石门，后人又补充了心包募膻中，始臻完备。募，募集、招募之意，引申为结聚，说明募穴是脏腑经气汇集于胸腹部的腧穴。

中医学认为："背为阳"，"人头者，诸阳之会也"，说明在人体正常生理活动中，头及脊背起着主导作用，能影响机体及内脏，而内脏疾病又能反映到背部。从经脉的循行来看，督脉与足太阳膀胱经之间的关系是密切相关的，两者一居脊柱正中，一居脊柱两旁，两者经气相互交会，督脉为"阳脉之海"，足太阳膀胱经为"诸阳之属"，王冰更认为督脉能"督领经脉之海"，因此不难看出五脏六腑之背俞穴之所以位于膀胱经内侧线上，是因为这条经在部位上接近督脉，督脉不仅与之有共同的循行通路，更是"阳脉之海"，能"督领经脉之海"，脏腑之气不仅通于督脉，而且还通于足太阳膀胱经。所以，背俞穴作为脏腑之气输通出入之处，不仅能反映脏腑功能的变化，而且可用于治疗各类脏腑疾患。

募穴之所以能反映脏腑的功能变化以及被应用于治疗脏腑疾病，其主要原因是募穴在解剖位置上与五脏六腑有着密切的关系。根据中医学的解剖知识，认为胸腹部是五脏六腑等重要脏器所在之处。张介宾认为募穴"为脏气结聚之所"，汪机认为募穴是"经气聚于此也"。从募穴所处的部位来看，募穴基本上分布在相应的脏腑体表部位，募穴与脏腑之气直接相通。

（二）内容及分布规律

1. 背俞穴　历代针灸文献中，对背俞穴的部位有很多不同的记载。现代还是以《灵枢·背腧》"皆挟脊相去三寸所"为根据，将背俞穴定位于足太阳膀胱经第一侧线上，上下以椎而计。临床应用时，除按照背俞穴的基本定位取穴之外，更主要的是以手按压"反应点"，方能准确地掌握背俞穴的部位。《灵枢·背腧》曰："按其处，应在中而痛解，用其腧也"，《黄帝内经太素》"脉微有不应寸数，按之痛者为正”,《类经》“但按其俞穴之处,必痛而且解,即其所也。解,酸软解散之谓”。都说明取背俞穴不要过分拘泥于分寸,而应该细心地寻按“反应点”而针刺其处。

背俞穴在背部膀胱经第一侧线上的分布,大体依脏腑位置上下排列,分别冠以脏腑之名,自上而下为肺俞、厥阴俞(心包经之俞穴)、心俞、肝俞、胆俞、脾俞、胃俞、三焦俞、肾俞、大肠俞、小肠俞、膀胱俞。可以看出,肺的位置最高,肺俞也位于最高,膀胱位置最低,膀胱俞位置也最低(表 4-6)。

2. 募穴　募穴皆位于胸腹部。脏腑之募穴大部分不位于本经上,而是依脏腑所在部位而定,多在各脏腑的附近,有在本经的,有在他经的,有的是双穴,有的是单穴,其具体分布是:

位于任脉者有 6 个:心募巨阙穴,小肠募关元穴,心包募膻中穴,三焦募石门穴,胃募中脘穴,膀胱募中极穴(表 4-6)。

位于肝经者有 2 个:肝募期门穴(本经上),脾募章门穴。

位于胆经者有 2 个:胆募日月穴(本经上),肾募京门穴。

位于胃经者有 1 个:大肠募天枢穴。

位于肺经者有 1 个:肺募中府穴(本经上)。

位于任脉上者只有单穴,余皆为双穴。

表 4-6　俞、募穴表

		俞穴	脏腑	募穴	(经脉)
背部足太阳膀胱经第一侧线上	T_3	肺俞	肺	中府	肺经
	T_4	厥阴俞	心包	膻中	任脉
	T_5	心俞	心	巨阙	任脉
	T_9	肝俞	肝	期门	肝经
	T_{10}	胆俞	胆	日月	胆经
	T_{11}	脾俞	脾	章门	肝经

续表

		俞穴	脏腑	募穴	（经脉）
，胸、腰、骶椎棘突下旁开1.5寸处	T_{12}	胃俞	胃	中脘	任脉
	L_1	三焦俞	三焦	石门	任脉
	L_2	肾俞	肾	京门	胆经
	L_4	大肠俞	大肠	天枢	胃经
	S_1	小肠俞	小肠	关元	任脉
	S_2	膀胱俞	膀胱	中极	任脉

（三）临床应用

俞募穴在临床的应用，主要分诊断和治疗两大方面。

1. 诊断　病邪侵入脏腑，相应的俞、募穴会出现特殊反应，可据此诊察疾病。《内经》中就有许多用俞穴来诊断疾病的记载，如："按之快然"、"按之热气甚"、"应手如痛"、"按其处，应在中而痛解"、"陷"等，都是诊察脏腑疾病的客观依据。这种扪察背俞诊断疾病的"经穴触诊法"被历代医家沿用至今。另可见俞、募穴处皮肤变色、凹陷、突起、按压有异物感等。

近代用背俞穴诊察疾病，除沿用《内经》以来"经穴触诊法"以外，还广泛使用现代科学的诊察方法，如穴位温度、红外成像技术、皮肤电现象等，弥补了经穴触诊法存在经验差异的不足，给临床准确运用背俞穴治疗疾病提供了可靠指征。

2. 治疗　俞、募不仅可以用于诊断疾病，更重要的是用于治疗疾病。《内经》中有不少用俞、募穴治疗脏腑疾病的记载，历代针灸家更是十分重视应用俞、募穴治疗疾病。如《灵枢·五邪》"邪在肺……取之膺中外腧，背三节五藏之旁"，《针灸甲乙经》"胸中有热，支满不嗜食，汗不出，腰脊痛，肺俞主之"、"腹胀肠鸣……腹中痛濯濯，冬日感于寒则泄，当脐而痛"，《千金翼方》"心里懊侬，彻背痛烦逆，灸心俞百壮"、"时逆不得食，灸心俞百壮"等，正如窦汉卿《标幽赋》所说："岂不闻脏腑病，而求门、海、俞、募之微。"

其临床治疗主要是根据俞募穴的主治特点而应用：俞募穴均位于躯干部，在生理上，是脏腑之气输注或结聚的部位，均与某一脏腑有密切关系。在病理上，脏腑的疾病可以反映于俞募穴（反映病证）。在治疗上，通过针、灸俞募穴可达到治疗脏腑病证的目的（治疗病证）。滑寿《难经本义》说："阴阳经络，气相交贯，脏腑腹背，气相通应。"说明了脏腑之气与俞募穴是相互贯通的，脏气、阴气行于背腰——由阴行阳；腑气、阳气行于胸腹——由阳行阴，腹背前后相应，从而达到阴阳相对平衡和维持正常生理功能，因此俞、募穴主治性能有共同之处，故常以俞募配穴法广泛用于临床，但两者的主治作用又各有特点。

当机体发生病变时，内脏或阴经的病邪，常可由阴而入于阳分的俞穴——"阴病行阳"，在俞穴出现压痛敏感结节等阳性反应；内腑或阳经的病邪，常可由阳而入于阴分的募穴——"阳病行阴"，在募穴出现阳性反应，即《难经·六十六难》说："五脏募皆在阴，而俞皆在阳者，何也？然阴病行阳，阳病行阴。故令募在阴，俞在阳。"

所以，治疗时要从阳引阴，从阴引阳。《素问·阴阳应象大论》说："善用针者，从阴引阳，从阳引阴"，"阳病治阴，阴病治阳"。明代张世贤《图注八十一难经辨真》又说："阴病行阳，当从阳引阴，其治在俞；阳病行阴，当从阴引阳，其治在募。"更具体地说明了内脏或阴经的病邪（阴病）可入于阳分的俞穴，治疗时可取俞穴治疗；而内腑或阳经的病邪（阳病）可入于阴分的募穴，治疗时可取募穴治疗。

将俞、募穴体现在生理、病理、治疗上的含义归纳如表4-7。

表4-7　俞、募穴生理、病理、治疗含义表

<table>
<tr><th></th><th colspan="2">生理</th><th colspan="2">病理</th><th colspan="2">治疗</th></tr>
<tr><td>俞穴</td><td rowspan="2">脏腑之气输注或结聚的部位</td><td>脏气、阴气行于背腰——"由阴行阳"</td><td rowspan="2">反映病证</td><td>内脏、阴经病邪，由阴入于阳分的俞穴——"阴病行阳"</td><td rowspan="2">治疗病证</td><td>其治在俞——"从阳引阴"</td></tr>
<tr><td>募穴</td><td>腑气、阳气行于胸腹——"由阳行阴"</td><td>内腑、阳经病邪，由阳入于阴分的募穴——"阳病行阴"</td><td>其治在募——"从阴引阳"</td></tr>
</table>

若广义地理解阳性病、阴性病，阳性病实含有腑病、热证、实证之义；阴性病则含有脏病、寒证、虚证之义，总结俞募穴的主治特点如表 4-8。

表 4-8 俞、募穴主治异同表

<table>
<tr><th></th><th>共同点</th><th colspan="2">不同点</th></tr>
<tr><td>俞穴</td><td rowspan="2">相应脏腑的病证；与相应脏腑有关的器官病证</td><td>偏于治疗阴性病，如脏病、寒证、虚证</td><td>膈以上的俞穴又可治疗外感寒热，喘咳烦热，胸背引痛等阳性病证
如：肺俞不但可以治疗肺阴虚之骨蒸潮热、盗汗（阴性病），也可治疗外感咳嗽气喘（阳性病）</td></tr>
<tr><td>募穴</td><td>偏于治疗阳性病，如腑病、热证、实证</td><td>脐以下募穴又可治疗虚劳羸瘦，遗精崩漏，中风脱证等阴性病证
如：关元不但可以治疗小肠腑证，小腹疼痛，霍乱吐泻，小便不利（阳性病），作为四大补穴之一，又常用于救治中风脱证、虚劳疲惫、羸瘦无力等</td></tr>
</table>

随着俞、募穴研究的进展，目前针灸临床结合现代医学知识，辨证和辨病相结合，脏腑疾病直接选用俞、募穴进行治疗的情况更为广泛，而且这些临床应用多能取得较好效果，从实践方面证实俞、募穴具有调整、治疗所属脏腑疾患的功能。

3. 配穴方法

（1）单取俞穴或募穴：单取俞穴或募穴不仅可以治疗本脏腑的疾病，还可以用于治疗表里脏腑的病证。如脾与胃相表里，脾俞或章门不仅可以用来治疗脾的病证，而且还可以用来治疗胃的疾患。《针灸甲乙经》中载："……腹中痛，积聚，默然嗜卧，怠惰不欲动，身常湿湿，心痛无可摇者，脾俞主之。"此处之"心痛"实际是胃脘部疼痛。

（2）俞募配穴法：背俞穴与募穴相配即俞募配，用于治疗脏腑病证疗效甚著，临床应用十分广泛，还可以治疗与本脏腑有关的组织器官的病证。

俞、募穴是脏腑之气输注或结聚之处，均与脏腑有密切关系，相对应的俞、募穴经气相通，一前一后，一阴一阳，前后相应，阴阳互通，相互协调，两者相配必相得益彰。临床上，病情复杂多变，往往脏病及腑，腑病及脏，或虚实并见，寒热错杂，单用俞、募则显势单力薄，若俞募相配或依证再配以其他辅穴，才能提高疗效。《素问·奇病论》载："口苦者……此人者，数谋虑不决，但胆虚，气上溢，而口为之苦，治之以胆募、俞。"《针灸甲乙经》载有"腹中气胀引脊痛，食饮而身羸瘦，名曰食㑊。先取脾俞，后取季胁"（季胁即脾募章门）。两者均既有本虚之阴证，又有标实之阳证，故分别取腹部胆募日月与背俞胆俞治疗胆病，取脾募章门与背俞脾俞治疗脾病。再如虚寒性胃痛，其本为虚寒，其标为痛，属本虚标实之证，可取胃俞中脘，和胃气而定痛；慢性泄泻取脾俞、章门、大肠俞、天枢，健脾益气，调整胃肠气机而止泻；心悸怔忡其证因更为复杂，可选心俞、巨阙、再配以内关，调心气镇惊安神。

俞募配穴不仅对脏腑病证有着良好的治疗作用，而且对各脏腑络属的器官病证亦有一定的治疗作用。《标幽赋》曰："取肝俞与命门，使瞽士视秋毫之末"，瞽士主要指属于肝肾阴虚所引起的青盲、暴盲及其他眼疾患者。肝俞是肝脏精气直接输注之处，针灸肝俞有疏肝养血之效，"肝开窍于目"应用肝俞可以养肝明目，取命门滋养肾阴而治疗肝肾阴虚之目疾，多获良效。《针灸大成》有"虚劳羸瘦，耳聋肾虚"，"耳内虚鸣"取肾俞之记载。

依俞募配穴法组成处方，取穴时多俞、募同时取用，可单侧取，亦可双侧取；也可俞、募交替使用。用法灵活，视病情需要而定。

(3)募合配穴、俞原配穴：即分别将本脏腑的募穴与合穴相配，背俞穴与原穴相配。由于募穴主治偏重于阳性病证（包括腑病、实证、热证），合穴主治内腑，偏于通降；背俞穴主治偏重于阴性病证（包括脏病、虚证、寒证），原穴主治内脏，偏于扶正祛邪，所以将募穴与合穴相配，对于治疗腑病、实证、热证效果较好，而俞穴与原穴相配，对脏病、虚证、寒证较为适宜。这是取募穴与合穴、俞穴与原穴在主治上存在的共性，以相互协调、增强疗效的一种配穴方法。如肺俞与太渊相配治疗气虚喘咳，肾俞与太溪相配治疗遗精滑泄，天枢配巨虚治疗腹泻、便秘；中脘配足三里治疗急性胃痛等。

(4)郄募配穴：因俞募穴位于胸腹或背腰，内有重要脏器，应特别注意针刺的角度及深度，以免发生事故。

附一：十二背俞穴歌

三椎肺俞厥阴四，心五肝九十胆俞，十一脾俞十二胃，十三三焦椎旁居，肾俞却与命门平，十四椎外穴是真，大肠十六小十八，膀胱俞与十九平。

附二：十二募穴歌

天枢大肠肺中府，关元小肠巨阙心，中极膀胱京门肾，胆日月肝期门寻，脾募章门胃中脘，气化三焦石门针，心包募穴何处取？胸前膻中觅浅深。

原 穴

（一）概述

原穴是脏腑原气经过和留止的部位，多位于腕、踝关节附近，十二经脉各有一个原穴，故也称十二原。临床主要用于诊断和治疗本脏腑疾患。

原，即本源，原气之意。原气，又称元气、真气、真元之气。原气最早见于《难经·三十六难》："命门者，谓精神之所舍，原气之所系也。"《难经·六十六难》言："脐下肾间动气者，人之生命也，五脏六腑之本，十二经脉之根，故名曰原"，"三焦者，原气之别使也，主通行三气，经历于五脏六腑。原者，三焦之尊号也，故所止辄为原"。就是说三焦是原气的别使，具有把原气输送到全身的功能。肾间原气，通过三焦别使，历经五脏六腑，经过和留止于腕踝关节附近的十二穴，即为原穴。原穴通过三焦之气与肾间动气相贯通，因此十二原穴对人体有至关重要的作用。

（二）内容及分布

十二原穴的有关内容最早见于《灵枢·九针十二原》，载有"五脏有六腑，六腑有十二原，十二原出于四关，四关主治五脏，五脏有疾，当取之十二原，十二原者，五脏之所以禀三百六十五节气味也……肺也，其原出于太渊，太渊二……凡此十二原者，主治五脏六腑之有疾者也。"文中指出了五脏之原及膏肓之原，但未提到心的原穴和六腑之原。《灵枢·本输》中除了五脏之原穴外，也记述了六腑的原穴，共计 11 个原穴，至《难经·六十六难》提出"少阴之原出兑骨"，使原穴由《灵枢·本输》篇的 11 个发展到 12 个。后至《针灸甲乙经》明确列出了手少阴心经的五输穴，"心出于少冲……神门者，手少阴脉之所注也，为俞。"从此正式确定了心的原穴为神门。

从上述可见，《灵枢·九针十二原》和《灵枢·本输》所论原穴不同，后世医家将两篇内容合二为一，删去了膏、肓之原，改大陵为心包之原，加入神门为心之原，完备了十二原穴理论（表 4-9）。

表 4-9 十二原穴表

经脉(阴经)	原穴		经脉(阳经)
手太阴肺经	太渊	合谷	手阳明大肠经
手少阴心经	神门	腕骨	手太阳小肠经
手厥阴心包经	大陵	阳池	手少阳三焦经
足太阴脾经	太白	冲阳	足阳明胃经
足少阴肾经	太溪	京骨	足太阳膀胱经
足厥阴肝经	太冲	丘墟	足少阳胆经

(三)临床应用

1. 诊断　根据原穴部位的反应变化,可以推断脏腑功能的盛衰,在《灵枢·九针十二原》中指出:"五脏有疾也,应出于十二原,而原各有所出,明知其原,睹其应,而知五脏之害矣。"说明脏腑有病时,常在相应的原穴处有异常反应,可经过视察、切循扪按的检查发现异常反应,以诊察十二脉原穴的盛衰,推断脏腑病情。如心肌炎,在大陵穴有压痛;肾炎,在太溪穴有压痛等。

现代临床上还常用经穴电测定法、知热感度测定法等确定脏腑经络的虚实,并可采用原穴治疗。

2. 治疗　原穴的主治特点在于既可泻实,又可补虚。因针刺原穴可使三焦的原穴通达,从而发挥卫护正气抵御外邪的作用,即原穴有调整脏腑经络虚实的功能,临床上不仅用于实证,也多用于虚证,治疗范围很广泛。《灵枢·九针十二原》曰:"五脏有疾,当取之十二原。"《难经·六十六难》曰:"五脏六腑之有病者,皆取其原也。"所以一切与脏腑有关的病证,如脏腑本身病证,与脏腑相关的器官、肢体病证,无论是虚证、实证、热证、寒证、表证、里证、急性病、慢性病都可以用相应的原穴来治疗。

当然,从原穴是脏腑原气经过和留止的特性来认识,原穴的治疗作用主要是调节脏腑功能,用于治疗脏腑病证,尤其是五脏病多用原穴治疗。

近代对十二原穴的实验研究取得了较大成绩,进一步证明了原穴的重要性,主要表现在以下几个方面:原穴反映整个机体的生理、病理状态;各原穴为本经的代表点；十二原穴与相关的脏腑间存在着相对特异性的联系。

3. 配穴方法

(1)单取原穴治疗内脏疾病。

(2)原、络配穴治疗内脏疾病。

(3)脏腑原穴相配：如太白配太渊；太冲配太溪；合谷配太冲；神门配大陵，可起到协同作用。

(4)原、俞配穴。

(5)原、合配穴：临床应用有多种形式，如表里经原合相配，同经或异经原合相配等。其中表里经原合相配，通常是取阴经原穴配以阳经的合穴或下合穴，此为表里双治之法，临床极为常用，如太白配足三里以健脾和胃，升清降浊；太冲配阳陵泉，以清肝利胆，疏土抑木。同经相配者，如合谷配曲池，双调气血，清理上焦；太冲配曲泉，调理肝气，舒筋止痛，主治疝气癥瘕，阴茎肿痛。异经相配者，如合谷配足三里，调理胃肠，理气消胀，化滞通便；太冲配足三里，疏肝理气，和胃止痛。

(6)原募配穴：用位于腕踝部的原穴与位于胸腹部的募穴相配，局远配合，用于治疗脏腑病。如合谷配天枢，主治头痛发热，腹痛泄泻；神门配巨阙，主治心悸不寐，心痛昏厥。

此外，原穴还可以和八会穴、八脉交会穴等配合，临床应用极为广泛。

附：十二原穴歌

大肠合谷肺太渊，胃原冲阳太白脾，
小肠腕骨心神门，膀胱京骨肾太溪，
心包大陵焦阳池，肝经太冲胆丘墟。

络　穴

(一)概述

十五络脉从本经分出的部位各有一个腧穴，称为络穴。“络”，有联络、散布之意。络穴的名称与本经络脉名称相同。

络穴是络脉别出经脉的部位，从络穴处别出的十五络脉为络脉的主络，有明确的循行通路，然后络脉继续分支，越分越细，最后如网络般遍布全身，因此，络脉除沟通表里两经外，还与其他经脉有密切联系。而且十五络有统属全身络脉的作用。此外，络脉还有输送营卫气血以渗灌濡养周身组织的作用，这种作用主要是通过孙络来完成的。可见，十五络穴作为经脉之气与络脉之气交会的部位和络脉的起始部位，就有着十分重要的作用。

(二)内容及分布

络穴的内容首载于《灵枢·经脉》。十二经脉各有一个络穴，加上任脉络穴鸠尾、督脉络穴长强和脾之大络大包，总称十五络穴(表 4-10)。

十五络脉的循行和分布在经络总论中已有叙述，十二经的络脉从本经肘膝关节以下的络穴别出后，阴经络脉走向其相表里的阳经经脉，阳经络脉走向其互为表里的阴经经脉，阴阳经的络脉相互双重交通连接，络脉加强了肢体部表里经的联系。任脉从鸠尾别出散布腹部；督脉从长强别出，散布头部，并别走足太阳经；脾之大络从大包别出散布胸胁，加强了人体前、后、侧的统一联系。

表 4-10 十五络穴表

手太阴肺经	列缺	手少阴心经	通里	手厥阴心包经	内关
手阳明大肠经	偏历	手太阳小肠经	支正	手少阳三焦经	外关
足太阴脾经	公孙	足少阴肾经	大钟	足厥阴肝经	蠡沟
足阳明胃经	丰隆	足太阳膀胱经	飞扬	足少阳胆经	光明
任脉	鸠尾	督脉	长强	脾大络	大包

(三)临床应用

1. 治疗　从对络穴理论基础的分析可知，络脉由络穴别出，络脉的作用正是络穴的作用，其临床应用主要有以下 4 个方面。

(1)十二经络穴可沟通表里两经，不仅可以治疗本经病，也能治疗其相表里的经脉的病证。因“一络通两经”，针刺一经络穴可以疏通阴阳表里两经的气血阻滞，从而使经脉通调，病痛自去，因此，络穴也治本经及表里经脉循行所过部位及其归属脏腑的疾患。如列缺为手太阴肺经络穴，既可治疗肺经的咳嗽、喘息，又可治疗大肠经的头齿痛、面瘫等；丰隆为足阳明胃经的络穴，既可治疗胃经的喉痹、胃痛、呕吐，又可以治疗胸闷、心悸、四肢肿等脾经病。

(2)治疗本络的病证。当十五络脉脉气异常，出现各自的虚、实证候时，皆可取相应的络穴加以治疗。十五络脉各有其虚实证候，在《灵枢·经脉》中有具体记载，如：“手太阴之别……其病实则手锐掌热，虚则欠㰦，小便遗数。手少阴之别……其实则支膈，虚则不能言……”从记述的证候中可知络脉脉气异常时所反映的症状，基本上类似于十二经脉脏腑病候。诸条络脉的病候虽只举述了两三种症状，但从络脉沟通表里经脉关系的作用来分析，它的证候不仅同十二经中的本经证候相同，还与其互为表里的经脉相关联。

(3)因络穴还联络诸经，所以对其他一些有关经脉的病证都有治疗作用。

(4)治疗慢性疾病。清代医家有“初病在经，久病入络”之说，认为血、气、痰、湿等邪气积聚，常常由经至络，故由内伤引起的诸种慢性疾病均可取络穴。

2. 配穴方法

(1)单独选用：络穴的治疗作用较强，单用络穴，也常能收到迅速而确切的疗效。

(2)原、络配穴：原穴是脏腑的原气输注经过留止的部位，可以治疗各所属脏腑的病变；络穴是表里两经联络之处，具有主治表里两经有关病证的作用，两穴相配能通达内外，贯穿上下，对互为表里的脏腑经络的疾患有很好的协同治疗作用。原络配穴法就是指表里经的原穴与络穴相配合，无论是表经还是里经，均以原穴为主，络穴为辅，又称“主客原络配穴”。具体应用时有两条原则：

1)表里两经均病时，根据脏腑经络先病与后病而定，先病为主，取其经的原穴，后病者为辅，取其经的络穴。例如肺经先病，取其经的原穴太渊为主；大肠经后病，取其经络穴偏历为客。反之若大肠先病，即取其经的原穴合谷为主；肺经后病即取其经的络穴列缺为客。

2)表经或里经单独一经有病时，则应取病变脏腑经络的原穴配相表里脏腑经络(未病者)的络穴。

在传统的“主客原络配穴”法的基础上，根据不同病情，取本经原络配穴法、异经原络配穴法，也能取得良好效果。

十五络穴中的列缺、公孙、内关、外关 4 个穴位，还属于特定穴中的另一类——八脉交会穴。列缺通任脉，公孙通冲脉，内关通阴维，外关通阳维。因此，这 4 个络穴，不仅可以治疗各自所属经脉脏腑的病变和相表里经脉脏腑的病变，也可治疗与其脉气相通的奇经病证，治疗范围更为广泛。

附：十五络穴歌

人身络穴一十五，我今逐一从头举，手太阴络为列缺，手少阴络即通里，
手厥阴络为内关，手太阳络支正是，手阳明络偏历当，手少阳络外关位，
足太阳络号飞扬，足阳明络丰隆记，足少阳络为光明，足太阴络公孙寄，
足少阴络名大钟，足厥阴络蠡沟配，阳督之络号长强，阴任之络号尾翳，
脾之大络号大包，十五络脉君须记。

八脉交会穴

(一)概述

八脉交会穴指奇经八脉与十二正经脉气相通的8个腧穴。

八脉交会穴又称作“交经八穴”,穴名首见于宋子华《流经八穴》,此书已亡佚,其内容被窦汉卿收集在《针经指南》中,故有人称之为“窦氏八穴”。书中窦氏论述了八穴的起源、位置、归经、取穴、主治病证和上下固定随证配穴法。明代刘纯《医经小学卷之三》首载“经脉交会八穴”一首:“公孙冲脉胃心胸,内关阴维下总同。临泣胆经连带脉,阳维目锐外关逢。后溪督脉内眦颈,申脉阳跷络亦通。列缺任脉行肺系,阴跷照海膈喉咙。”徐凤在八穴的临床应用方面做出了突出贡献,在《针灸大全》中首次提出了“八脉交会八穴”的名称,并明确说明了“灵龟八法”和“飞腾八法”两种“按时配穴法”在针灸临床上的具体使用方法。后世医家对八脉交会穴的理论及临床应用有所发展,不断充实和丰富了这一内容。

(二)内容及分布、经脉交会

八脉交会穴即公孙、内关、临泣、外关、后溪、申脉、列缺、照海8个腧穴,均位于肘膝关节以下。

八脉交会穴之所以能治疗多种疾病,主要在于八穴与奇经八脉存在着特殊的交会关系。奇经八脉的主要作用有二,一是联系沟通十二经脉;二是对十二经气血起着溢蓄作用,与十二正经、五脏六腑存在着直接或间接的联系,所以在脏腑经络系统中占有重要地位,正因为八脉交会穴与八脉相交会,也就决定了此八穴治疗范围广,作用显著。

近代医家在研究古代文献的基础上,对八脉交会穴如何与奇经八脉相交通会合的问题进行了研究,主要是从经脉循行方面进行解释的。在八脉交会穴中,申脉、照海分别是足太阳膀胱经与阳跷、足少阴肾经与阴跷直接汇聚之处,余6穴均未直接在穴位所在之处与奇经交会,而是通过所属经脉与奇经八脉在身体的某些部位相交而脉气通会于8穴,是经交而穴通。

窦汉卿《针经指南》记载:“公孙二穴……合内关穴”,“临泣二穴……亦合于外关”,“后溪二穴……合申脉”,“照海二穴……合列缺”,说明八穴之中存在着两两相合的搭配关系,各组穴间的会合途径为:公孙与内关主要是通过足太阴脾经、手厥阴心包经、冲脉、阴维脉会合于胃、心胸。足临泣与外关主要通过足少阳胆经、手少阳三焦经会合于肩及目外眦。后溪与申脉主要经过足太阳膀胱经、手太阳小肠经、阳跷、督脉会合于肩胛、目内眦。列缺与照海主要是通过足少阴肾经、手太阴肺经、任脉、阴跷会合于肺、胸膈、喉咙(表4-11)。

表 4-11　八脉交会穴表

经属	八穴	通八脉	会合部位
足太阴脾经	公孙	冲脉	胃、心、胸
手厥阴心包经	内关	阴维	
足少阳胆经	足临泣	带脉	目外眦、颊、颈、耳后、肩
手少阳三焦经	外关	阳维	
手太阳小肠经	后溪	督脉	目内眦、项、耳、肩胛
足太阳膀胱经	申脉	阳跷	
手太阴肺经	列缺	任脉	胸、肺、膈、喉咙
足少阴肾经	照海	阴跷	

(三)临床应用

1. 治疗

(1)治疗作用:八脉交会穴的治疗范围非常广泛,仅《针经指南》一书就载有主症200多种,这是由八穴的特殊性所决定的。因为八穴中每一个穴位都有所属的正经,所通的奇经,又通过正经和奇经与其他的脏腑、经络、组织器官构成广泛的联系,所以刺灸这八穴,有调节十二正经和奇经八脉的作用。

(2)治疗病证

1)治疗所属正经及与正经有关的脏腑、经脉病证。

2)治疗奇经病。奇经八脉有一定的循行路线和病候,有沟通十二经脉之间联系,对十二经气血起着蓄积和渗灌的作用,由于除任、督二脉外,其余六经本身没有所属腧穴,当奇经发生病变时,即可选用八脉交会穴治疗。

3)单穴主治范围概括为表4-12。

表 4-12　八脉交会穴单穴治疗病证表

穴位	所属经脉	所通奇经	治疗作用	主治范围	病证举例
公孙	足太阴脾经	冲脉	理气健脾和胃降逆调畅气机	脾经、胃经、足太阴络脉、冲脉的病证、其他病证	脾胃肠肝胆病证、神志病、心肺系病证、妇女病、五官病,四肢体表的病证
内关	手厥阴心包经	阴维	和血行气通经止痛安神定志	心包经、心经、三焦经、手厥阴络脉、阴维脉病证。是治疗心胸病的要穴	心系病、神志病、脾胃肠、肝胆病、肺系病、妇女病、五官病

续表

穴位	所属经脉	所通奇经	治疗作用	主治范围	病证举例
列缺	手太阴肺经	任脉	宣通肺气 通调经脉	手太阴肺经、手太阴络脉、手阳明大肠经、任脉病证	肺系病、神志病、脾胃肠及肝胆病、膀胱肾病证、妇女病、五官病
照海	足少阴肾经	阴跷脉	补肾益精 调畅阴跷	足少阴肾经、阴跷脉病证	肾膀胱病、神志病、五官病、心肺系病证、脾胃肝胆病、妇女病等
外关	手少阳三焦经	阳维脉		三焦经、心包经、手少阳络脉、阳维脉病证	四肢体表病、神志病、五官病、脾胃肠病等
足临泣	足少阳胆经	带脉		胆经、带脉病证	四肢体表病、五官病、妇女病、神志病、肾膀胱病、肝胆病
后溪	手太阳小肠经	督脉		手太阳小肠经、督脉病证	神志病、四肢体表病、五官病
申脉	足太阳膀胱经	阳跷		足太阳膀胱经、阳跷脉病证	神志病、筋肉病

4)穴位组合主治范围概括：临床配穴时多将 8 穴上下相配，分成 4 组使用，能够改变单穴使用之偏，发挥协同作用，临床疗效更加显著，更能体现出整体作用的特点。其组成及治疗范围列表如表 4-13。

临床经验表明，单纯性内脏疾患可用脏腑辨证；头面、四肢、体表疾患又多用十二经辨证；如属多经合病，症情复杂，虚实难辨，以一脏一腑一经难以概括者，或一些精神、神经系统疾患，用奇经八脉辨证，选用八脉交会穴，常可取得满意疗效。

八脉交会穴的重要性，正如李梴在《医学入门》中所曰："周身三百六十五穴，统于手足六十六穴，六十六穴又统于八穴"，意在说明八脉交会穴可以主治全身疾病，说明此八穴主治范围广泛。明代医家吴崑云："以八穴交会奇经八脉，而分主乎表，主乎里，主乎表里之间也。仲景妙于伤寒，以其有六经之辨，予今以八法为妙者，以其分主八脉，而该乎十二经也，创为针灸一大法门……”其论也谓精辟。

表 4-13　八脉交会穴组合治疗病证表

穴位组合	作用	治疗范围	病证举例
公孙 内关	理气降逆 通肠和胃 宣通上下	心、胸膈、脾胃、肝的疾患	心悸胸痹、胸腹胀满、呕吐呃逆、胃脘痛、痢疾等消化系统病证
足临泣 外关	清泄头目 疏利胸胁 通经活络 疏散表邪	目外眦病、耳后、颊、颈、肩、侧身部病证、外感风邪所致病证	目肿、眼疼、耳鸣、耳聋、偏头痛、肋间神经痛，寒热表证
申脉 后溪	安神定志 清泄头目 通经活络	目内眦、颈、项、耳、肩部病证，太阳经病证，心、肝、脑病证	中风半身不遂、腰膝酸痛、风寒湿邪引起的痹证、抽搐、头痛、头晕、失眠、癫痫、癔症
照海 列缺	通理肺气 补益肾气 宁神定志 清泻虚热	肺系、咽喉、胸膈、肝、心、肾的病证	咽痛、咽喉不利、失音、语言不利、咳嗽、胸满、阴虚内热、失眠、癫痫、癔症、小便不利

2. 配穴方法

(1)单侧上下取穴：属于腰背、四肢之外经病证，偏于一侧者，如腰背痛，各种扭伤，中风后遗偏瘫，小儿麻痹等，可取单侧上下一组穴位。

(2)左右交叉取穴：适用于头面部各种疾患，内脏疾患及惧针、体弱、精神紧张等不宜多针，又需左右两侧取穴，调整全身者。

(3)双侧上下取穴：是临床最常用的配穴方法，各种情况均可使用，而且效果为好。

(4)与其他特定穴配合使用。

附：八脉交会八穴歌

公孙冲脉胃心胸，内关阴维下总同，临泣胆经连带脉，阳维目锐外关逢，
后溪督脉内眦颈，申脉阳跷络亦通，列缺任脉行肺系，阴跷照海膈喉咙。

八 会 穴

(一)概述

八会穴是指人体 8 种精气会聚的 8 个腧穴。八会穴是根据人体生理情况和穴位的主治特点命名的,其中髓会、脉会、骨会与奇恒之腑有关。这些穴是气血生化和集中会聚的处所,大多分布在躯干部。

八会穴首见于《难经·四十五难》。篇中曰:"经言八会者,何也?然腑会太仓(中脘),脏会季胁(章门),筋会阳陵泉,髓会绝骨,血会膈俞,骨会大杼,脉会太渊,气会三焦外一筋直两乳内(膻中)也"(表 4-14)。

(二)内容及分布

八会穴中,中脘、章门、膈俞、大杼、膻中分布在躯干部,阳陵泉、绝骨、太渊分布在肢体部,分布无明显的规律。

表 4-14 八会穴表

八会穴		所属经脉		八会穴	
脏会	章门	足厥阴肝经	足少阳胆经	阳陵泉	筋会
腑会	中脘	任脉	手太阴肺经	太渊	脉会
气会	膻中	任脉	足太阳膀胱经	大杼	骨会
血会	膈俞	足太阳膀胱经	足少阳胆经	绝骨	髓会

(三)临床应用

1. 治疗　八会穴的临床应用主要在治疗方面。这八个穴位虽属于不同的经脉,但对于各自所会的脏、腑、气、血、筋、脉、骨、髓相关的病证有特殊的治疗作用,临床上常把其作为治疗这些病证的主要穴位。如六腑之病可以选中脘,筋病可以选阳陵泉等。另外,《难经·四十五难》曰:"热病在内者,取其会之穴也",提示八会穴还可以治疗相关的热病。各穴的作用、治疗范围、主治病证见表 4-15。

表 4-15 八会穴主治病证表

	作用	治疗范围	病证举例
章门 脏会	健脾和胃 消胀利胆	①治疗各种脏病 ②以治疗肝、脾疾患为主 ③多用于脏病中虚实夹杂诸证	肝气郁结:胸胁胀痛 脾胃虚弱:腹胀肠鸣、痞块 肾虚:腰脊冷痛、水肿、泄泻、奔豚气、溺多白浊 心脾两虚:身酸肢倦、身瞤 肺之痰饮:咳嗽痰多

续表

	作用	治疗范围	病证举例
中脘 腑会	升清降浊 健脾和胃 补益中气 安神志	①广泛用于治疗各种腑病 ②以治疗胃、大肠、小肠病证为主，是治疗消化系统疾病的要穴之一 ③主要应用于腑病中的急证、热证、实证	胃：胃痛、呕吐、呃逆 大肠：腹胀、肠鸣、痢疾 小肠：清浊不分、秽 胆：黄疸 三焦：浮肿 膀胱：小便有热、溺赤黄
膻中 气会	调气活血 益气通脉 宽胸降逆	①《行针指要歌》记载："或针气，膻中一穴分明记"。治疗气虚、气滞、气逆诸气病 ②多用于气的实证	肺失宣降：咳嗽喘逆 肺气不足：气短喘息 心胸痹阻：胸闷、胸痛 胃气上逆：恶心、呕吐、呃逆 肝气郁结：胁肋胀痛
膈俞 血会	理血和血	①主治一切血病 ②常与其他腧穴配合，治疗与血有关的病证 ③还可用于治疗心、肺、肝、脾、胃的有关病证	出血：咯血、尿血、便血、崩漏、肌衄 瘀血痹阻：瘀血头痛，产后恶露不尽，痹证日久 血虚诸证 如：配曲池、合谷、血海、足三里治疗风疹；配脾俞、郄门、血海等治疗贫血，紫斑 如：心悸、失眠、胸闷、胃脘痞满疼痛、胸胁胀痛
阳陵 泉 筋会	疏利筋骨 活络通痹 镇痉定痛	与筋脉有关的肌肉拘挛或弛缓不收的各种风证、痿证、痹证、痉证	中风半身不遂、面瘫、面肌痉挛、下肢痿软不用、肢体关节痹痛、抽搐
太渊 脉会	理气 活血 通脉	①血脉病证 ②以治疗心、肺二脏有关的病证为主 ③对无脉症有一定疗效	血脉痹阻：胸痹、心痛、脉涩、喘咳 血失固摄：咳血、呕血等

续表

	作用	治疗范围	病证举例
大杼骨会	强健筋骨	①治疗一切骨病 ②是治疗骨病的主穴，尤其对脊柱骨病更为重要	肩胛痛、上肢瘫痪、颈项、腰脊强痛不得卧、周身骨节疼痛不得屈伸
绝骨髓会	添精益髓 补肾健脑 舒筋活络	①治疗骨、髓的病证 ②其中以治疗下肢痿软不用为主 ③且为治疗脑病的主穴之一	中风半身不遂 下肢病：痿躄、膝腘疼痛、足关节挫伤 颈项部病证：落枕、颈椎病 脑髓空虚：头晕、失眠、记忆力减退、耳鸣耳聋

2. 配穴方法　八会穴是脏、腑、气、血、筋、脉、骨、髓八者的精气在运行过程中的会聚点，是十四经中具有特殊治疗作用的一类腧穴。临床上可以单独使用某一会穴配其他腧穴，亦可以同时选用两三个会穴，常用的搭配有：

(1)中脘、章门配合治疗脏腑病：五脏六腑之间有表里关系，故腑会中脘和脏会章门治疗脏腑病是相互为用的，中脘穴不仅能治疗腑病，也能治疗脏病；章门穴不仅能治疗脏病，也能治疗腑病，两穴相配具有调理脏腑的功能，尤其对消化功能异常方面的病证具有较好的作用。

(2)阳陵泉、大椎、绝骨配合治疗筋、骨、髓病证。

1)筋骨痿软无力：由于各种原因引起筋脉失于濡养，或由于肾精亏损等原因引起骨枯髓虚，出现腰脊酸软，肢体痿软无力等病证，如偏瘫、痿证等，常3穴配合使用。

2)筋骨疼痛：由于挫伤、扭伤或风、寒、湿等原因使筋骨受损而出现的疼痛，3穴配合治疗也常有良效。

(3)与其他特定穴配合使用(此略)。

附：八会穴歌

腑会中脘脏章门，髓会绝骨筋阳陵，

血会膈俞骨大杼，脉太渊气膻中存。

郄　穴

(一)概述

“郄”有空隙之意，是各经之气深聚的部位。从郄穴的含义而论，是气血出入于较深的部位之意，在经脉循行路线上，气血流注于肘、膝以下，个别在膝上，遇到迂曲部位时，气血汇聚、输注之状，如灌注于孔隙之中，故称为“郄”，将此位置的腧穴称为郄穴。

(二)内容及分布

郄穴的穴名和位置，首载于《针灸甲乙经》，共16穴。包括十二经脉各有1个郄穴，都位于本经上；阴、阳跷脉及阴、阳维脉也各有1个郄穴，分别位于足少阴肾、足太阳膀胱、足厥阴肝、足少阳胆经上。从郄穴的分布来看，大多分布于四肢肘膝关节以下，只有胃经郄穴梁丘位于膝上(表4-16)。

表4-16　郄穴表

阴经	郄穴		阳经
手太阴肺经	孔最	温溜	手阳明大肠经
手少阴心经	阴郄	养老	手太阳小肠经
手厥阴心包经	郄门	会宗	手少阳三焦经
足太阴脾经	地机	梁丘	足阳明胃经
足少阴肾经	水泉	金门	足太阳膀胱经
足厥阴肝经	中都	外丘	足少阳胆经
阴维脉	筑宾	阳交	阳维脉
阴跷脉	交信	跗阳	阳跷脉

(三)临床应用

郄穴是经气深聚之处，有汇聚气血，调理气血的作用，与经脉脏腑的生理、病理有密切关系，其临床应用主要分诊断和治疗两方面。

1. 诊断　近年来的研究表明，郄穴是经络、穴位诊断的要穴，又因郄穴几乎都在四肢肘膝以下，操作方便，临床较为常用。

(1)郄穴反映证候较快，是急性病反应很明显的腧穴，因而对脏腑急病的诊断有积极意义。如：

胃脘部急性疼痛：梁丘、中脘常有压痛；

胆病：外丘、胆俞有压痛；

心悸、心痛：郄门、神堂有压痛；

痔疮：孔最、大肠俞有压痛；

急性胸膜炎：郄门有压痛；

急性乳腺炎：梁丘有压痛。

(2)有学者将十二经郄穴作为“定性穴”，再配以俞、募等“定位穴”作为病位分析的辅助诊断。如：

温溜出现压痛说明消化道有穿孔：

配肝俞、胃管下俞诊断为食管静脉曲张出血；
配中脘、左承满诊断为胃穿孔；
配中脘、右梁门，则诊断为十二指肠球部溃疡穿孔；
配中脘、天枢、大肠俞则诊断为肠穿孔等。

2. 治疗　郄穴的主治特点有二：一是擅治本经循行部位及所属脏腑的急性病证，尤其是急性疼痛，二是治疗出血证。但阴阳经郄穴在主治上又各有侧重点，分述如下(表 4-17)。

表 4-17　阴、阳经郄穴主治作用表

	共同点	不同点
阳经郄穴	①擅治本经循行部位、所属脏腑的急性病证，尤其是急性疼痛 ②擅治出血证	多用于治疗疼痛； 较少用于治疗出血证
阴经郄穴		多用于治疗血证； 也用于一些脏腑、器官的痛证

(1)阳经郄穴：多用于治疗气形两伤病证。气伤痛，形伤肿，即治疗肿痛的病证，较少用于出血证的治疗。如：

梁丘：急性胃痛、膝肿、大惊乳痛；

养老：急性腰痛、肩痛欲折、臑如拔；

温溜：头痛、口舌咽喉肿痛、面肿、肠鸣腹痛、肩背酸痛、寒热头痛。

金门：腰痛、下肢痹痛；暴疝；小儿惊厥；

会宗：上肢肌肤痛、心痛，肠痛；

外丘：胸胁痛、颈项强痛；癫痫；

跗阳：头痛、腰腿痛；暴注泄泻；

阳交：肠鸣胀满疼痛。

(2)阴经郄穴：多治疗血证，也用于一些脏腑、器官的痛证。如：

孔最：咯血、吐血、咽喉肿痛；

阴郄：吐血、衄血、心痛；不寐、癫痫；

郄门：呕血、衄血、咳血；心痛、胸痛；

中都：便血、崩漏、产后恶露不绝、小腹痛；睾丸肿痛；

地机：便血、崩漏、痛经、腹痛、癥瘕，暴注下泄；

水泉：月经不调，痛经、腹痛；

交信：月经不调，崩漏，睾丸肿痛；

筑宾：疝痛、小腿内侧痛。

近年来对郄穴的研究取得了一定进展，但从报道来看较多的是临床治疗方面。病种涉及临床各科 30 余种，治疗方法除采用单纯针刺与艾灸外，还有穴位注射、电针、指针、埋针、温针、刺血等，具有疗效高、见效快、用穴少的特点。

3. 配穴方法

（1）单取郄穴：根据各经郄穴的主治作用，单独选用治疗某种疾病。

（2）郄、募配穴：郄穴治急，募穴治实，两者相配局远呼应，缓急疏通，对脏腑经络之气突然阻滞所发生的病证可获缓急止痛之效。也可同时配用俞穴。

（3）郄、会配穴：郄穴是各经经气深聚的部位，临床用于治急；八会穴是脏腑气血筋脉骨髓等经气会聚的部位，可治疗与此八者有关的病证及急性病，两者相配有较好的治疗急性病证的作用。如梁丘配中脘治疗急性胃痛，孔最配膻中治疗气逆咳血等。

附：十六郄穴歌

郄义即孔隙，本属气血集。肺向孔最取，大肠温溜别；

胃经是梁丘，脾属地机穴；心则取阴郄，小肠养老列；

膀胱金门守，肾向水泉施；心包郄门刺，三焦会宗持；

胆郄在外丘，肝经中都是；阳跷跗阳走，阴跷交信期；

阳维阳交穴，阴维筑宾知。

下 合 穴

（一）概述

下合穴是指手足三阳六腑之气下合于足三阳经的 6 个腧穴，又称六腑下合穴，也有称六合穴的。

一般认为下合穴是根据《灵枢·邪气脏腑病形》中“合治内腑”的理论提出来的，即“胃合于三里，大肠合于巨虚上廉，小肠合入于巨虚下廉，三焦合入于委阳，膀胱合入于委中央，胆合入于阳陵泉”。因大肠、小肠、三焦之经在上肢原有合穴，而此6穴都在下肢，为了区别，故以“下合穴”命名。

(二)内容及分布

手三阳的大肠、小肠、三焦经脉，因循行上肢，不直接深入脏腑，主要作用于头面、上肢等部位，相对来说它的合穴对内腑影响不大，基本失去了“合治内腑”的意义。但足三阳经的经气除作用于头面躯干在体表的循行部位外，其经气还由合穴之处别入内腑，和本腑相通，故与六腑关系密切，即“六腑皆出足三阳，上合于手”(《灵枢·本输》)，意指胃、大肠、小肠、胆、膀胱、三焦都与足三阳经有较密切的联系，故足三阳经就成为治疗腑病的主要经脉，下合穴也就分布在足三阳经上。

下合穴包括下巨虚、上巨虚、委阳、委中、足三里、阳陵泉6个，其所在经脉、所联系手足三阳经、六腑，简列为表4-18。

表4-18　下合穴表

下合穴及所在经脉	所联系手足三阳经	联系六腑
下巨虚—足阳明胃经	手太阳	小肠
上巨虚—足阳明胃经	手阳明	大肠
委阳—足太阳膀胱经	手少阳	三焦
委中—足太阳膀胱经	足太阳	膀胱
足三里—足阳明胃经	足阳明	胃
阳陵泉—足少阳胆经	足少阳	胆

分布特点：

六腑的下合穴均位于足三阳经上，其中：

足三阳经的下合穴，都是本经五输穴中的合穴：

足少阳胆经　阳陵泉 —— 胆经1穴

足太阳膀胱经　委中 —— 膀胱经2穴

足阳明胃经　足三里 —— 胃经3穴

手三阳经的下合穴，分布在胃、膀胱经上：

手太阳小肠经　下巨虚 —— 胃经

手阳明大肠经　上巨虚 —— 胃经

手少阳三焦经　委阳 —— 膀胱经

为什么手阳明大肠、手太阳小肠之下合穴位于足阳明胃经上？从经脉循行联系上看，大肠经、小肠经均与胃经相关：十二经脉营气运行是由肺→大肠→

胃……的顺序,故大肠与胃有直接流注顺序,《灵枢・经脉》载:“小肠手太阳之脉……循咽下膈,抵胃,属小肠”,即小肠经循行过胃。足阳明胃经“其支者:起于胃口,下循腹里,下至气街中而合……”可见,胃经的支脉既然循腹里向下,必经腹内的大肠、小肠两腑。从三者在生理功能、病理变化方面的密切关系来看,《素问・灵兰秘典论》曰:“脾胃者,仓廪之官,五味出焉。大肠者,传道之官,变化出焉。小肠者,受盛之官,化物出焉。”《灵枢・本输》曰:“大肠属上,小肠属下,足阳明胃脉也,大肠小肠皆属于胃,是足阳明也。”强调三者共同完成饮食物的消化、吸收、排泄过程,而在病理情况下也必然相互影响。因此,手阳明经与手太阳经下合穴均分布于足阳明经膝下的一定腧穴。

为什么手少阳三焦经下合穴位于足太阳膀胱经上?这也是基于三焦和膀胱在生理功能和病理变化上的密切关系。《素问・灵兰秘典论》曰:“三焦者,决渎之官,水道出焉。膀胱者,州都之官,津液藏焉,气化则能出矣。”强调了两者在水液代谢方面的密切关系,故手少阳三焦经的下合穴应分布于足太阳膀胱经之上。

(三)临床应用

1. 诊断　下合穴在辅助诊断方面临床应用颇广,如肠痈患者按压上巨虚穴处常有压痛,胆道疾患则在阳陵泉有明显的压痛。临诊时可以配合使用。

2. 治疗

(1)下合穴是治疗六腑病证的主要穴位之一。下合穴具有通降腑气的作用,在治疗腑证方面收效较好。六腑“泻而不藏”,以通为用,其病多实,临证时,常用下合穴以通降腑气,多获良效。《灵枢・邪气脏腑病形》曰:“此阳脉之别,入于内,属于腑者也。”说明手足六阳经脉的经气是从六腑的下合穴处别入于内而分属于六腑,故六腑的疾病可取六腑各自所属的下合穴进行治疗。

(2)《灵枢・邪气脏腑病形》篇中,除阐述了足三阳经腑证当取足三阳经合穴外,也指出上巨虚、下巨虚、委阳的适应证:“大肠病者,肠中切痛而鸣濯濯,冬日重感于寒即泄,当脐而痛,不能久立,与胃同候,取巨虚上廉。”“小肠病者,小腹痛,腰脊控睾而痛,时窘之后,当耳前热,若脉陷者,此其候也,手太阳病也,取之巨虚下廉。”“三焦病者,腹胀气满小腹尤坚,不得小便,窘急,溢则为水,留即为胀,候在足太阳之外大络,大络在太阳、少阳之间,赤见于脉,取委阳。”

(3)现代临床应用:常用足三里治疗胃脘痛;上巨虚治疗肠痈、痢疾;下巨虚治疗小腹痛,十二指肠溃疡;阳陵泉治疗蛔厥、胆囊炎、胆石症、肋间神经痛;委中、委阳治疗癃闭、淋证、遗尿等,特别是对其中的一些急性病证,能起到即时缓解疼痛的作用。

3. 配穴方法　选用下合穴治疗腑病时,病轻者可单独选用,而对于重症或久病者多配合其他特定穴使用。

(1)募、合配穴。

(2)原、合配穴。

(3)郄、合配穴:郄穴治急,合穴治腑,对于六腑急性病证,临床也常用郄、合相配,多有速效。

附:下合穴歌

胃经下合三里乡,上下巨虚大小肠,
膀胱当合委中穴,三焦下合属委阳,
胆经之合阳陵泉,腑病用之效必彰。

交 会 穴

(一)概述

交会穴是指两经或两经以上的经脉交叉、会合部位的腧穴,其基本特点就是一穴同会数经,其中主要的一条经,即腧穴所属的一条经脉称为本经,相交会的经称为他经或邻经。

交会穴始见于《内经》,如《灵枢·寒热病》曰:“三结交者,阳明、太阴也,脐下三寸关元也”;《灵枢·经脉》曰:“胃足阳明之脉……上耳前,过客主人……”客主人是足少阳胆经的腧穴,又名“上关”;《难经·二十八难》论及阳跷脉的循行时说:“阳跷脉者,起于跟中,循外踝上行,入风池”,也说明了风池通过阳跷脉和足少阳经联系。

系统记载交会穴的当首推《针灸甲乙经》,此书集晋以前针灸之大成,对会穴进行了最早而全面的总结,使会穴成为腧穴中一类具有相对特殊意义的穴位。其后《外台秘要》、《素问》王冰注、《铜人腧穴针灸图经》、《针灸聚英》、《奇经八脉考》、《针灸大成》、《类经图翼》等书又有增补,充分反映了古代医家对会穴的重视。

交会穴最重要的意义,在于它反映了经脉之间相互交会的直接联系,进一步说明了经脉联系的系统性和分布的复杂性。经脉间的联系主要通过以下几种方式:①通过十二经脉的循环无端的流注顺序,实现表里经、手足阴经及同名阳经间的直接联系;②通过络脉、经别加强了表里经的联系,通过奇经八脉加强了十二经脉间的联系;③通过交会穴,在经脉之间形成了更为广泛的直接联系。

(二)内容及分布

交会穴的数量是一个较复杂的问题,由于记载交会穴的书较多,而且记载的交会穴又互有出入,所以交会穴的穴名和穴位数都有一些差异。交会穴的总数究竟有多少,至今无统一定论。据统计,上述文献中记载有108个(表4-19)。

表 4-19 经脉交会穴表

	穴名	交会经脉																				文献出处
所属经脉	交会穴名 交会经脉	手太阴肺经	手阳明大肠经	足阳明胃经	足太阴脾经	手少阴心经	手太阳小肠经	足太阳膀胱经	足少阴肾经	手厥阴心包经	手少阳三焦经	足少阳胆经	足厥阴肝经	任脉	督脉	冲脉	带脉	阴维	阳维	阴跷	阳跷	
手太阴	中府	○			✓																	手(可能脱"足"字)太阴之会《甲乙经》;手足太阴之会《素问·气府论》王冰注
手阳明	臂臑		○				✓	✓											✓			手阳明、手足太阳、阳维之会《奇经八脉考》;手阳明、络之会《甲乙经》
	肩髃		○																		✓	手阳明、阳跷之会《甲乙经》;手阳明、少阳、阳跷之会《奇经八脉考》;手太阳、阳明、阳跷之会《图翼》
	巨骨		○																		✓	手阳明、阳跷之会《甲乙经》
	迎香		○	✓																		手足阳明之会《甲乙经》
足阳明	承泣			○																	✓	阳跷、足阳明之会《甲乙经》
	巨髎			○																	✓	阳跷、足阳明之会《甲乙经》;手足阳明、任脉、阳跷之会《大成》
	地仓		✓	○																	✓	阳跷、手足阳明之会《甲乙经》;手足阳明、任脉、阳跷之肝《奇经八脉考》

续表

所属经脉	穴名 交会穴名 交会经脉	交会经脉：手太阴肺经	手阳明大肠经	足阳明胃经	足太阴脾经	手少阴心经	手太阳小肠经	足太阳膀胱经	足少阴肾经	手厥阴心包经	手少阳三焦经	足少阳胆经	足厥阴肝经	任脉	督脉	冲脉	带脉	阴维	阳维	阴跷	阳跷	文献出处
	下关			○								✓										足阳明、少阳之会《甲乙经》
	头维			○								✓							✓			足少阳、阳维之会《甲乙经》；足少阳、阳明之会《素问・气府论》王冰注
	人迎			○								✓										足阳明、少阳之会《聚英》
	气冲			○												✓						冲脉者，起于气街《素问・骨空论》
足太阴	三阴交				○				✓				✓									足太阴、厥阴、少阴之会《甲乙经》
	冲门				○								✓									足太阴、厥阴之会《甲乙经》；足太阴、阴维之会《外台》
	府舍				○								✓					✓				足太阴、阴维、厥阴之会《甲乙经》；足太阴、厥阴、少阴、阳明、阴维之会《奇经八脉考》
	大横				○													✓				足太阴、阴维之会《甲乙经》
	腹哀				○													✓				足太阴、阴维之会《甲乙经》
手太阳	臑俞						○	✓													✓	手足太阳、阳维、阳跷之会《甲乙经》；手太阳、阳维、阳跷之会《外台》

续表

所属经脉	穴名	交会经脉																				文献出处
	交会穴名 交会经脉	手太阴肺经	手阳明大肠经	足阳明胃经	足太阴脾经	手少阴心经	手太阳小肠经	足太阳膀胱经	足少阴肾经	手厥阴心包经	手少阳三焦经	足少阳胆经	足厥阴肝经	任脉	督脉	冲脉	带脉	阴维	阳维	阴跷	阳跷	
	秉风		✓				○				✓	✓										手阳明、太阳、手足少阳之会《甲乙经》
	颧髎						○				✓											手少阳、太阳之会《甲乙经》
	听宫						○				✓	✓										手足少阳、手太阳之会《甲乙经》
	天容						○				✓											手少阳脉气所发《甲乙经》；四次脉，足少阳也，名曰天容《灵枢・本输》
足太阳	睛明			✓			✓	○														手足太阳、足阳明之会《甲乙经》；手足太阳、手足少阳、足阳明五脉之会《铜人》；手足太阳、足阳明、阴跷、阳跷一脉之会《素问・气府论》王冰注；足太阳、督脉之会《奇经八脉考》
	大杼						✓	○														足太阳、手太阳之会《甲乙经》；手足太阳、少阳、督脉之会《奇经八脉考》；督脉别络，手足太阳三脉之会《素问・气府论》王冰注
	风门							○							✓							督脉、足太阳之会《甲乙经》

续表

	穴名	交会经脉																				文献出处
所属经脉	交会穴名 交会经脉	手太阴肺经	手阳明大肠经	足阳明胃经	足太阴脾经	手少阴心经	手太阳小肠经	足太阳膀胱经	足少阴肾经	手厥阴心包经	手少阳三焦经	足少阳胆经	足厥阴肝经	任脉	督脉	冲脉	带脉	阴维	阳维	阴跷	阳跷	
	附分						✓	○														足太阳之会《甲乙经》；手足太阳之会《外台》
	上髎							○				✓										足太阳、少阳之会《甲乙经》
	中髎							○				✓	✓									足太阳、厥阴、少阳三脉左右交结于中《素问・刺腰痛》王冰注；足厥阴、少阳所结之会《聚英》
	下髎							○				✓	✓									足太阳、厥阴、少阳三脉左右交结于中《素问・刺腰痛论》王冰注
	跗阳							○													✓	阳跷之郄《甲乙经》
	申脉							○													✓	阳跷所生《甲乙经》
	仆参							○													✓	足太阳、阳跷所会《外台》
	金门							○											✓			阳维所别属《甲乙经》
足少阴	横骨								○							✓						冲脉、足少阴之会《甲乙经》
	大赫								○							✓						冲脉、足少阴之会《甲乙经》

续表

所属经脉	穴名 交会穴名 交会经脉	交会经脉 手太阴肺经	手阳明大肠经	足阳明胃经	足太阴脾经	手少阴心经	手太阳小肠经	足太阳膀胱经	足少阴肾经	手厥阴心包经	手少阳三焦经	足少阳胆经	足厥阴肝经	任脉	督脉	冲脉	带脉	阴维	阳维	阴跷	阳跷	文献出处
	气穴								○							✓						冲脉、足少阴之会《甲乙经》
	四满								○							✓						冲脉、足少阴之会《甲乙经》
	中注								○							✓						冲脉、足少阴之会《甲乙经》
	肓俞								○							✓						冲脉、足少阴之会《甲乙经》
	商曲								○							✓						冲脉、足少阴之会《甲乙经》
	石关								○							✓						冲脉、足少阴之会《甲乙经》
	阴都								○							✓						冲脉、足少阴之会《甲乙经》
	腹通谷								○							✓						冲脉、足少阴之会《甲乙经》
	幽门								○							✓						冲脉、足少阴之会《甲乙经》
	照海								○											✓		阴跷之会《甲乙经》
	交信								○											✓		阴跷之会《甲乙经》
	筑宾								○									✓				阴维之会《甲乙经》
手厥阴	天池								✓	○												手厥阴、足少阴之会《甲乙经》；手足厥阴、少阳之会《聚英》

续表

	穴名	交会经脉																				文献出处
所属经脉	交会穴名 交会经脉	手太阴肺经	手阳明大肠经	足阳明胃经	足太阴脾经	手少阴心经	手太阳小肠经	足太阳膀胱经	足少阴肾经	手厥阴心包经	手少阳三焦经	足少阳胆经	足厥阴肝经	任脉	督脉	冲脉	带脉	阴维	阳维	阴跷	阳跷	
手少阳	臑会		✓								○											手阳明、少阳二络气之会《素问·气府论》王冰注；手阳明之络《甲乙经》；手少阳、阳维之会《聚英》
	丝竹空										○	✓										足少阳脉气所发《甲乙经》；手足少阳脉气所发《聚英》
	天髎										○								✓			足少阳、阳维之会《外台》；手足少阳、阳维三脉之会《素问·气府论》王冰注
	翳风										○	✓										手足少阳之会《甲乙经》
	角孙						✓				○	✓										手足少阳、手太阳之会《甲乙经》；手足少阳之会《铜人》
	和髎						✓				○	✓										手足少阳、手太阳之会《甲乙经》；手足少阳之会《外台》
足少阳	瞳子髎						✓				✓	○										手太阳、手足少阳之会《甲乙经》手足少阳之会《外台》

续表

	穴名	交会经脉																				文献出处
所属经脉	交会穴名 交会经脉	手太阴肺经	手阳明大肠经	足阳明胃经	足太阴脾经	手少阴心经	手太阳小肠经	足太阳膀胱经	足少阴肾经	手厥阴心包经	手少阳三焦经	足少阳胆经	足厥阴肝经	任脉	督脉	冲脉	带脉	阴维	阳维	阴跷	阳跷	
	上关			✓							✓	○										手少阳、足阳明之会《甲乙经》；手足少阳、足阳明三脉之会《素问·气府论》王冰注；足阳明之会《铜人》
	颔厌			✓							✓	○										手少阳、足阳明之会《甲乙经》；足少阳、阳明之会《外台》；手足少阳、阳明之会《铜人》
	听会										✓	○										手少阳脉气所发《外台》
	悬颅			✓							✓	○										手足少阳、阳明三脉之会《聚英》；足阳明脉气所发《素问·气府论》王冰注；足少阳、阳明之会《图翼》
	悬厘			✓							✓	○										手足少阳、阳明之会《甲乙经》
	曲鬓							✓				○										足太阳、少阳之会《甲乙经》
	天冲							✓				○										足太阳、少阳二脉之会《素问·气府论》王冰注

续表

所属经脉	穴名 交会穴名 交会经脉	交会经脉 手太阴肺经	手阳明大肠经	足阳明胃经	足太阴脾经	手少阴心经	手太阳小肠经	足太阳膀胱经	足少阴肾经	手厥阴心包经	手少阳三焦经	足少阳胆经	足厥阴肝经	任脉	督脉	冲脉	带脉	阴维	阳维	阴跷	阳跷	文献出处
	率谷							✓				○										足太阳、少阳之会《甲乙经》
	浮白							✓				○										足太阳、少阳之会《甲乙经》
	头窍阴																					足太阳、少阳之会《甲乙经》；手足太阳、少阳之会《外台》
	完骨							✓				○										足太阳、少阳之会《甲乙经》
	本神											○							✓			足少阳、阳维之会《甲乙经》
	阳白											○							✓			足少阳、阳维之会《甲乙经》；手足少阳、阳明、阳维五脉之会《奇经八脉考》
	头临泣							✓				○							✓			足太阳、少阳、阳维之会《甲乙经》；足少阳、太阳之会《处台》
	目窗											○							✓			足少阳、阳维之会《甲乙经》
	正营											○							✓			足少阳、阳维之会《甲乙经》
	承灵											○							✓			足少阳、阳维之会《甲乙经》
	脑空											○							✓			足少阳、阳维之会《甲乙经》

续表

	穴名	交会经脉																				文献出处
所属经脉	交会穴名 交会经脉	手太阴肺经	手阳明大肠经	足阳明胃经	足太阴脾经	手少阴心经	手太阳小肠经	足太阳膀胱经	足少阴肾经	手厥阴心包经	手少阳三焦经	足少阳胆经	足厥阴肝经	任脉	督脉	冲脉	带脉	阴维	阳维	阴跷	阳跷	
	风池											○							✓			足少阳、阳维之会《甲乙经》;手足少阳、阳维之会《奇经八脉考》
	肩井										✓	○							✓			手少阳、阳维之会《甲乙经》;手足少阳、阳维之会《素问·气府论》王冰注;手足少阳、足阳明、阳维之会《奇经八脉考》
	辄筋							✓				○										足太阳、少阳之会《聚英》
	日月								✓			○										足少阴、少阳之会《甲乙经》;足太阳、少阳、阳维之会《铜人》
	环跳							✓				○										足少阳、太阳二脉之会《素问·气府论》王冰注
	带脉											○					✓					足少阳、带脉二经之会《素问·气府论》王冰注
	五枢											○					✓					足少阳、带脉二经之会《素问·气府论》王冰注
	维道											○					✓					足少阳、带脉之会《甲乙经》

续表

所属经脉	穴名 交会穴名 交会经脉	交会经脉 手太阴肺经	手阳明大肠经	足阳明胃经	足太阴脾经	手少阴心经	手太阳小肠经	足太阳膀胱经	足少阴肾经	手厥阴心包经	手少阳三焦经	足少阳胆经	足厥阴肝经	任脉	督脉	冲脉	带脉	阴维	阳维	阴跷	阳跷	文献出处
	居髎											○									✓	阳跷、足少阳会《甲乙经》;阳维、足少阳之会《奇经八脉考》
	阳交											○							✓			阳维、足少阳之会《奇经八脉考》;阳维之郄《甲乙经》
足厥阴	章门											✓	○									足厥阴、少阳之会《甲乙经》;足厥阴、带脉之会《奇经八脉考》
	期门				✓								○						✓			足太阴、厥阴、阳维之会《甲乙经》;足厥阴、阴维之会《奇经八脉考》
任脉	承浆			✓										○								足阳明、任脉之会《甲乙经》;手足阳明、督脉、任脉之会《奇经八脉考》
	廉泉													○				✓				阴维、任脉之会《甲乙经》
	天突													○				✓				阴维、任脉之会《甲乙经》
	膻中				✓		✓		✓		✓			○								足太阴、少阴、手太阳、少阳、任脉之会《大成》
	上脘			✓			✓							○								任脉、足阳明、手太阳之会《甲乙经》

续表

所属经脉	穴名 交会穴名 交会经脉	交会经脉 手太阴肺经	手阳明大肠经	足阳明胃经	足太阴脾经	手少阴心经	手太阳小肠经	足太阳膀胱经	足少阴肾经	手厥阴心包经	手少阳三焦经	足少阳胆经	足厥阴肝经	任脉	督脉	冲脉	带脉	阴维	阳维	阴跷	阳跷	文献出处
	中脘			✓			✓				✓			○								手太阳、少阳、足阳明所生、任脉之会《甲乙经》
	下脘				✓									○								足太阴、任脉之会《甲乙经》
	阴交													○		✓						任脉、冲脉之会《甲乙经》；任脉、冲脉、足少阴之会《外台》
	关元				✓				✓				✓	○								足三阴、任脉之会《甲乙经》；足三阴、阳明、任脉之会《图翼》；冲脉起于关元《素问·举痛论》；三结交者，阳明、太阴也，脐下三寸关元也《灵枢·寒热病》
	中极				✓				✓				✓	○								足三阴、任脉之会《甲乙经》
	曲骨												✓	○								任脉、足厥阴之会《甲乙经》
	会阴													○	✓	✓						任脉别络、挟督脉、冲脉之会《甲乙经》
督脉	神庭			✓				✓							○							督脉、足太阳、阳明之会《甲乙经》；足太阳、督脉之会《奇经八脉考》
	水沟		✓	✓											○							督脉、手足阳明之会《甲乙经》

续表

所属经脉	穴名 交会穴名 交会经脉	交会经脉 手太阴肺经	手阳明大肠经	足阳明胃经	足太阴脾经	手少阴心经	手太阳小肠经	足太阳膀胱经	足少阴肾经	手厥阴心包经	手少阳三焦经	足少阳胆经	足厥阴肝经	任脉	督脉	冲脉	带脉	阴维	阳维	阴跷	阳跷	文献出处
	龈交													✓	○							督脉、任脉二经之会《素问・气府论》王冰注；任脉、督脉、足阳明之会《奇经八脉考》；督脉、足太阳之会《甲乙经》；手足三阴、督脉之会《聚英》
	百会							✓			✓	✓	✓		○							督脉、足太阳之会，手足少阳、足厥阴俱会于此《图翼》
	脑户							✓							○							督脉、足太阳之会《甲乙经》
	风府														○				✓			督脉、阳维之会《甲乙经》；督脉、足太阳、阳维之会《奇经八脉考》
	哑门														○				✓			督脉、阳维之会《甲乙经》
	大椎		✓	✓			✓	✓			✓	✓			○							三阳、督脉之会《甲乙经》；手足三阳、督脉之会《铜人》
	陶道							✓							○							督脉、足太阳之会《甲乙经》
	命门														○		✓					当十四椎，出属带脉《灵枢・经别》；足少阴、少阳所结会《铜人》
	长强								✓						○							督脉别络，少阴所结《甲乙经》；督脉、足太阳、少阴之会《奇经八脉考》

交会穴分布范围较广，但很具特点，上述108个交会穴中，在头面、躯干的就有92穴，占有绝大多数。这一分布特点，与十二经脉的标本、根结及气街理论有密切关系。头、胸、腹、背是经气集中与流注的部位，这些部位隶属于标本根结中标、结的范围，也就是说经络学说中所称的气街。从经脉的分布来看，四肢部都较简单，头面躯干部则较复杂，具有比四肢部更多的迂回曲折和交叉相会的情况，当两经以上的经脉交叉相会时，同某个穴位相联系，就形成了交会穴。所以交会穴分布的规律与经脉的"标"、"结"及气街理论有密切的联系，经脉分布复杂的部位，也就是交会穴集中的地方。

（三）临床应用

1. 治疗　交会穴的临床应用多体现在治疗方面。

（1）交会穴具有主治范围广泛的特点：交会穴不但能治本经的疾病，还能兼治所交会经脉的疾病。由于交会穴是两经或数经相互沟通的联络点，是数条经脉之气共注一处的部位，所以交会穴不但能治本经的疾病，还能兼治所交会经脉的疾病，而且交会的经脉越多，主治范围越广。如：三阴交属足太阴脾经，肝、肾经又在此交会，所以能治疗足三阴经的病证。据大量临床及实验报道，三阴交可广泛用于消化系统、泌尿系统、生殖系统、心血管系统、神经系统的多种病证。大椎是督脉经穴，又与手足三阳经相交会，它既可治疗督脉的疾患，又可治疗诸阳经的全身性疾患。风池祛风解表擅治外感，是因本穴与阳维脉有交会关系，阳维脉有主管一身之表的作用。这些都充分体现了交会穴具有一穴兼治数经病证的特点。

（2）由于交会穴联络数经，治疗范围广泛，在临床上对于多条经脉，多个脏腑同病者，选用交会穴，常有穴少而效佳的效果。

2. 配穴方法

（1）单独选用。

（2）常与其他特定穴配合使用。

此外，因为交会穴是诸经气交会的地方，经气聚汇使针刺后易于得气和调气，所以交会穴比一般腧穴针感强，效果好，因此广泛应用和深入探讨交会穴，将是研究腧穴学的重要内容之一。

第二节　治疗各论

中　风

一、概述

中风是以半身不遂、肢麻、舌謇，甚至突然昏仆为主要临床表现的病证。因其发病骤然，变证多端，变化迅速，犹如风之善行而数变，若暴风之急速，故类比而名中风，又称卒中。本病属于脑血管病范围，常见于西医学的脑出血、脑血栓形成、脑栓塞、蛛网膜下腔出血、短暂性脑缺血发作等病。

二、病因病机

病因：多种因素导致的风（肝风）、火（肝火、心火）、痰（风痰、痰热）、瘀（血瘀）。

病机：风、火、痰、瘀流窜经络或上蒙清窍。

病位：在脑，与心、肝、脾、肾关系密切。

病性：本虚标实，上盛下虚。属实者有肝阳暴亢、风痰阻络、痰热腑实；属于虚实夹杂者有气虚血瘀、阴虚风动（图 4-6）。

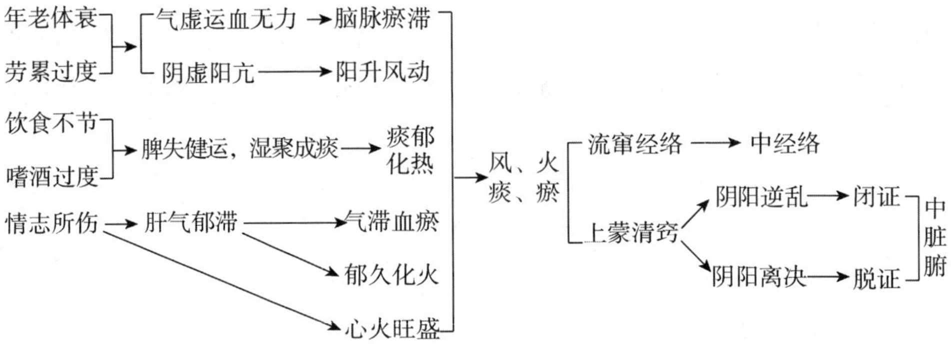

图 4-6　中风病因病机示意图

三、辨证论治

临床按病位深浅及病情轻重，分为中经络、中脏腑两类进行辨证治疗。

中风的辨证分型、症状、治法、取穴列简表 4-20。

表 4-20 中风辨证治疗简表

		中经络					中脏腑	
辨病	主症	半身不遂，舌强语謇，口角歪斜					神志恍惚，迷蒙，嗜睡，或昏睡，甚者昏迷，半身不遂	
证型		肝阳暴亢	风痰阻络	痰热腑实	气虚血瘀	阴虚风动	闭证	脱证
症状	兼症	面红目赤，眩晕头痛，心烦易怒，口苦咽干，便秘尿黄	肢体麻木或手足拘急；头晕目眩	口黏痰多，腹胀便秘	肢体软弱，偏身麻木；手足肿胀，面色淡白，气短乏力，心悸自汗	肢体麻木，手足拘挛或蠕动；心烦失眠，眩晕耳鸣	牙关紧闭，口噤不开，肢体强痉	面色苍白，瞳神散大，手撒口开，二便失禁，气息短促，多汗腹凉
	舌脉	舌红或绛，苔黄或燥；脉弦有力	苔白腻或黄腻；脉弦滑	舌红，苔黄腻或灰黑；脉弦滑大	舌黯，苔白腻；脉细涩	舌红，苔少；脉细数	脉弦滑而数	脉散或微
治法		手厥阴和督脉穴为主						
		平肝潜阳	疏风化痰	豁痰通腑清热	益气活血	养阴息风	督脉、十二井穴为主	任脉经穴为主
操作		虚证补，实证泻					泻法	补法
取穴	主穴	内关，水沟，三阴交，极泉，尺泽，委中					内关，水沟	
	配穴 对证	太冲，太溪	丰隆，合谷	曲池，内庭	足三里，气海	太溪，风池	十二井穴，太冲，合谷	关元，气海，神阙
	配穴 对症	口角歪斜＋颊车，地仓； 上肢不遂＋肩髃，手三里，合谷； 下肢不遂＋环跳，阳陵泉，阴陵泉，风市； 头晕＋风池，完骨，天柱			足内翻＋丘墟透照海； 便秘＋水道，归来，丰隆，支沟； 复视＋风池、天柱，睛明，球后； 尿失禁、尿潴留＋中极，曲骨，关元			

四、方义

中经络

内关—手厥阴络穴……调理心神，疏通气血
水沟—督脉穴……醒脑开窍，调神导气
三阴交—足三阴的交会穴……调补肝脾肾
极泉—手少阴经穴
尺泽—手太阴经合穴
委中—足太阳经合穴
（极泉、尺泽、委中）……疏通肢体经络
（以上）开窍醒神，疏通经络

太冲
太溪
（太冲、太溪）原原配穴，平补平泻……滋阴潜阳……肝阳暴亢型

丰隆—足阳明经络穴……化痰
合谷—手阳明经原穴
（丰隆、合谷）泻法……化痰疏风……风痰阻络型

曲池—手阳明经合穴
内庭—足阳明经荥穴
（曲池、内庭）同名经配穴，泻法……清热化痰通腑……痰热腑实型

足三里—足阳明经合穴
气海—任脉穴
（足三里、气海）补法……益气活血化瘀……气虚血瘀型

太溪—足少阴经原穴，补法
风池—足少阳经穴，泻法
（太溪、风池）……滋阴息风……阴虚风动型

中脏腑

内关—手厥阴心包经络穴……调理心神，疏通气血
水沟—督脉穴……醒脑开窍，调神导气
（内关、水沟）……组成基础方

十二井穴……接通十二经气，调和阴阳
太冲—厥阴经原穴
合谷—手阳明经原穴
（十二井穴、太冲、合谷）泻法
（太冲、合谷）……平肝息风
（以上）……闭证

关元—任脉与足三阴经交会穴
神阙—任脉穴
气海—任脉穴
（关元、神阙、气海）补法……益气固本，回阳固脱……脱证

头　　痛

一、概述

头痛是以病人自觉头部疼痛为特征的一种自觉症状。常见于各种急慢性疾病，病因复杂，涉及面很广。可见于西医学的周期性偏头痛、紧张性头痛、丛集性头痛、慢性阵发性偏头痛、血管神经性头痛、高血压病、脑动脉硬化以及脑外伤等。

二、病因病机

病因：外感因素（以风为主，兼夹寒、湿、热）。内伤因素（情志不遂、禀赋不足、久病体虚、调摄失宜、外伤跌仆等）。

病机：头部受邪，脉络不通（实），或气血不足，脑窍失养（虚）。

病位：在头，与肝、脾、肾三脏，与手足三阳经、足厥阴经关系密切。

病性：有虚实之分。实者有风邪袭络、瘀血阻络、肝阳上亢，虚者有气血不足（图 4-7）。

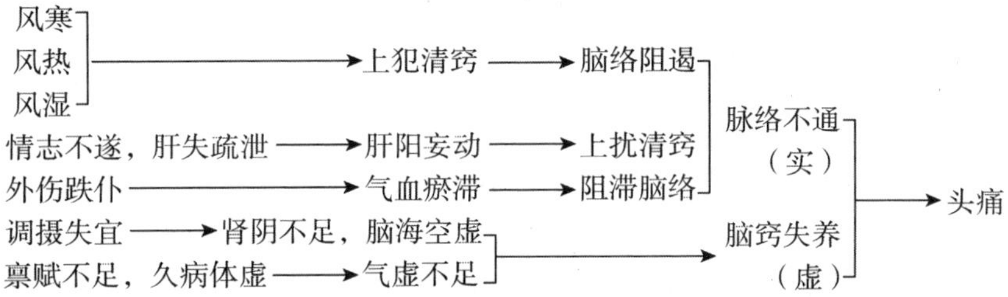

图 4-7　头痛病因病机示意图

三、辨证论治

针灸治疗本病要分清外感和内伤，辨清虚实，常用经络辨证进行辨证施治。头痛辨证分型、症状、治法、取穴列为简表 4-21。

表 4-21　头痛辨证治疗简表

证型		风邪袭络	瘀血阻络	肝阳上亢	气血不足
症状	主症	发病较急，连及项背，痛无休止	痛有定处或如针刺	以颞侧巅顶为重，多为胀痛	痛势绵绵，头目昏重
	兼症	恶风等表证	反应迟钝，健忘、心悸；迁延日久，或头部外伤史	心烦善怒，面赤口苦；因情志刺激加重	面色不华，神疲乏力等；操劳或用脑过度则加甚
	舌脉	舌淡或红，苔薄；脉浮	舌紫黯或见瘀斑，苔薄；脉涩或弦紧	舌红，苔黄；脉弦而数	舌淡，苔薄；脉细弱

续表

<table>
<tr><td colspan="3">证型</td><td>风邪袭络</td><td>瘀血阻络</td><td>肝阳上亢</td><td>气血不足</td></tr>
<tr><td colspan="3">治法</td><td>祛风解表，通络止痛
督脉、手太阴经穴为主</td><td>活血祛瘀，通络止痛
阿是穴为主</td><td rowspan="2">平肝潜阳，通络止痛
足厥阴、少阳经穴为主</td><td rowspan="2">益气养血，滋养脑髓
督脉、足阳明、背俞穴为主</td></tr>
<tr><td colspan="3" rowspan="2">操作</td><td colspan="2">按头痛部位分经取穴</td></tr>
<tr><td>毫针刺用泻法，留针</td><td>毫针用泻法，留针，或点刺出血</td><td>毫针刺用泻法</td><td>毫针刺用补法，并灸</td></tr>
<tr><td rowspan="3">取穴</td><td colspan="2">主穴</td><td colspan="2">前头部—阳明经：上星，头维，合谷，阿是穴；
侧头部—少阳经：率谷，太阳，侠溪，阿是穴；
后头部—太阳经：后顶，天柱，昆仑，阿是穴；
巅顶部—厥阴经：百会，通天，行间，阿是穴</td><td>风池，百会，侠溪，行间</td><td>百会，气海，脾俞，胃俞，三阴交，足三里</td></tr>
<tr><td rowspan="2">配穴</td><td>对证</td><td>列缺，百会，太阳，风池</td><td>血海，膈俞，三阴交</td><td></td><td></td></tr>
<tr><td>对症</td><td>脊痛酸楚甚＋背部膀胱经走罐</td><td>眉棱骨痛＋攒竹</td><td>胁部口苦＋阳陵泉；睡眠不宁＋内关</td><td>心悸怔忡＋神门，大陵；食欲不振＋中脘</td></tr>
</table>

四、方义

上星、头维、阿是穴——穴居前头部……局部取穴
合谷—手阳明经原穴……循经远取
（局部取穴、循经远取）——局远配穴……疏通阳明经之气……阳明头痛

率谷、太阳、阿是穴——穴居侧头部……局部取穴
侠溪—足少阳经荥穴……循经远取
（局部取穴、循经远取）——局远配穴……疏通少阳经之气……少阳头痛

后顶
天柱 ｝穴位于后头部……局部取穴
阿是穴
昆仑—足太阳经经穴……循经远取
｝局远配穴……疏通太阳经之气……太阳头痛

百会
通天 ｝穴居巅顶部……局部取穴
阿是穴
行间—足厥阴经荥穴……循经远取
｝局远配穴……疏通厥阴经之气……厥阴头痛

百会
太阳 ｝局部取穴，泻法……疏导头部经气
风池—足少阳与阳维脉交会穴，泻法……祛风活血、通络止痛
列缺—肺经络穴，泻法……宣肺解表，祛风通络
｝……风邪袭络型

膈俞—血会穴，泻法
血海—足太阴脾经穴
三阴交—足三阴经交会穴
｝泻法，善治血病……活血祛瘀，通络止痛……瘀血阻络型

风池、悬颅—足少阳经穴
百会—督脉与足厥阴、少阳交会穴
｝……局部取穴
行间—足厥阴肝经荥穴
侠溪—足少阳胆经荥穴
｝……循经远取
｝局远配穴泻法……平肝潜阳……肝阳上亢型

脾俞—脾背俞穴
三阴交—足太阴脾经穴
胃俞—胃背俞穴
足三里—足阳明胃经合穴
气海—任脉穴
｝补法，并灸……调理脏腑，补益气血
百会—督脉穴……补法，并灸……升提气血，充养脑髓
｝……气血不足型

面　　瘫

一、概述

面瘫，即面神经麻痹，中医学称之为“口眼歪斜”，其主要症状是口眼向一侧歪斜。临床分为周围性与中枢性两类，本篇所述为周围性面瘫，即面神经炎。

二、病因病机

病因：风邪（风夹寒邪为多）。

病机：面部经脉痹阻，经筋失于濡润。

病位：面部，阳明、少阳经脉。

病性：以实证为主，主要包括风寒证、风热证(图 4-8)。

脉络空虚风邪侵袭 ⟶ 面部阳明、少阳脉络痹阻 ⟶ 经筋失于濡润 ⟶ 弛缓不收 ⟶ 面瘫

图 4-8 面瘫病因病机示意图

三、辨证论治

本病以经络辨证为主，其症状、治法、取穴列为简表 4-22。

表 4-22 面瘫辨证治疗简表

症状	主症	突然发病，表现为一侧面部板滞、麻木、松弛，不能做蹙额、皱眉、露齿、鼓颊等动作，口角歪向健侧，患侧露睛流泪，额纹消失，鼻唇沟平坦部分患者初期时有耳后、耳下及面部疼痛，还可以出现患侧舌前 2/3 味觉减退或消失，听觉过敏等
	舌脉	舌淡，苔薄白者，为风寒证； 舌红，苔黄者，为风热证
治法		祛风通络，疏调经筋
操作		手足阳明经穴为主，手足少阳经穴为辅 局部穴：初期宜浅刺；1 周后可酌用透刺
取穴	主穴	攒竹，丝竹空，阳白，四白，地仓，颊车，颧髎，合谷，风池
	对症	鼻唇沟平坦 ＋迎香，口禾髎；面部板滞 ＋巨髎； 人中沟歪斜 ＋人中；目不能合 ＋阳白

四、方义

攒竹、丝竹空、阳白、四白 —— 穴居眼周
地仓、颊车、颧髎 —— 穴居口周
穴居眼周、穴居口周 ……近部取穴
合谷……“面口合谷收”，循经远取
近部取穴、循经远取 —— 局远配穴
风池……足少阳经与阳维脉交会穴，功善祛风
局远配穴、足少阳经与阳维脉交会穴，功善祛风 —— 组成基本方

面　　痛

一、概述

面痛是以反复短暂发作的一侧面部剧痛或痉挛为主要表现的病证。本病多发于一侧，亦有两侧俱病者，发病年龄以 40～60 岁为多。初起每次疼痛时间较短，发作间隔时间较长，久则发作次数越来越频，疼痛程度越来越重，病情顽固，自愈者极少。本病相当于西医学的原发性或继发性三叉神经痛。

二、病因病机

病因：风邪侵袭、情志失和、外伤久病等。

病机：气血阻滞，经络不通。

病位：在面部，主要与足阳明经关系密切。

病性：多属实证，包括风寒证、风热证、气滞血瘀证（图 4-9）。

风寒侵袭、风热浸淫 → 凝滞筋脉
外伤、久病入络、郁怒不舒 → 气滞血瘀
凝滞筋脉、气滞血瘀 ——→ 面部经络气血阻滞不通 ——→ 面痛

图 4-9　面痛病因病机示意图

三、辨证论治

本病的针灸治疗取穴以分部近取与循经远取结合。

面痛的辨证分型、症状、治法、取穴列为简表 4-23。

四、方义

合谷—手阳明大肠经原穴、内庭—足阳明经穴 → 同名经配穴
风池—足少阳胆经与阳维交会穴……功善祛风
（以上）组成基本方

攒竹、阳白、丝竹空 → 穴居眼周部……近部取穴……疏通眼部经络……眼部痛

下关、颧髎、迎香——穴居上颌部……近部取穴……疏通上颌部经络……上颌痛

承浆、地仓、颊车——穴居下颌部……近部取穴……疏通下颌部经络……下颌痛

列缺—手太阴肺经络穴，泻法……疏风解表散寒……风寒型

曲池—手阳明大肠经合穴、尺泽—手太阴肺经合穴——泻法……疏风解表清热……风热型

太冲—足厥阴肝经原穴、三阴交—三阴经交会穴——平补平泻……理气活血，通络止痛……气血瘀滞型

表 4-23 面痛辨证治疗简表

证型		风寒	风热	气血瘀滞
症状	主症	面部疼痛突然发作，呈闪电样、刀割样、针刺样、电灼样剧烈疼痛，持续数秒到 2 分钟。发作次数不定，间歇期无症状，痛时面部肌肉抽搐；伴面部潮红、流泪、流涎、流涕等，常因说话、吞咽、刷牙、洗脸、冷刺激、情绪变化等诱发		
	兼症	面部有感受风寒史，遇寒则甚，得热则轻，鼻流清涕	痛处有灼热感，流涎，目赤流泪	有外伤史，或病变日久，情志变化可诱发
	舌脉	舌淡红，苔白；脉浮	舌红，苔薄黄；脉数	舌质黯，有瘀斑；脉细涩
治法		足太阳、手足阳明经穴为主		
		疏通经络，祛风止痛		行气活血，祛瘀止痛
操作		毫针泻法		毫针平补平泻
取穴	主穴	合谷，内庭，风池 眼部痛＋攒竹，丝竹空，阳白； 上颌痛＋下关，颧髎，迎香； 下颌痛＋承浆，地仓，颊车		
	对证	列缺	曲池，尺泽	太冲，三阴交

痹　　证

一、概述

痹证是外邪侵入肢体的经络、肌肉、关节，使气血运行不畅，引起疼痛、麻木、重着、肿大，甚至影响肢体运动功能的病证。常见于西医学的风湿热、风湿性关节炎、肌纤维组织炎和坐骨神经痛等病。

二、病因病机

病因：风、寒、湿，以风为主。

病机：经络痹阻，不通则痛。

病位：关节、肌肉。

病性：本虚标实，以标实为主，主要包括行痹、痛痹、着痹、热痹（图 4-10）。

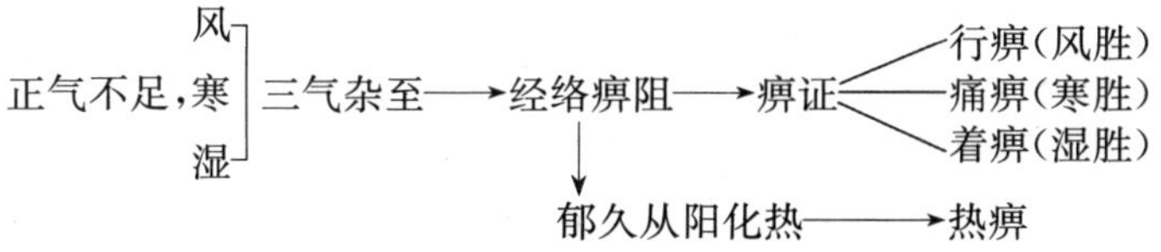

图 4-10　痹证病因病机示意图

三、辨证论治

痹证的辨证分型、症状、治法、取穴列为简表 4-24。

四、方义

阿是穴……以痛为输
局部穴……………………
］疏通经络气血，通则不痛……组成基本方

膈俞—血会穴
血海—足太阴脾经穴
］泻法……活血养血，血行风自灭……行痹

肾俞—肾背俞穴
关元—任脉与足三阴经交会穴
］留针，加灸……益火之源，振奋阳气……痛痹

足三里—足阳明胃经合穴
商丘—足太阴脾经经穴
］针灸并施，或温针……健脾除湿……着痹

大椎—督脉与手足六阳经交会穴
曲池—手阳明大肠经合穴………
］毫针泻法，功善泄热……清热消肿……热痹

表 4-24　痹证辨证治疗简表

证型		行痹	痛痹	着痹	热痹
症状	主症	关节肌肉疼痛，屈伸不利			
	兼症	疼痛游走，彼伏此起，痛无定处；有时见恶风发热	疼痛较剧，痛有定处；得热痛减，遇冷则剧	肢体关节酸痛，重着不移，或有肿胀；遇阴雨风冷加重	疼痛局部灼热红肿，痛不可触；伴有发热恶风，口渴烦闷
	舌脉	舌淡苔薄白，脉浮滑	舌苔白，脉弦紧	苔白腻，脉濡缓	苔黄燥，脉滑数
治法		疏风通痹	散寒通痹	利湿通痹	清热通痹
		局部取穴为主，结合循经及辨证选穴			
操作		毫针泻法	深刺留针，加灸	针灸并施，或温针	毫针泻法
取穴	主穴	阿是穴 局部经穴：肩部：肩髃，肩髎，臑俞 肘部：曲池，天井，尺泽 腕部：阳池，外关，阳溪，腕骨 背脊：水沟，身柱，腰阳关，夹脊 髀部：环跳，居髎，悬钟 股部：秩边，承扶，风市，阳陵泉 膝部：犊鼻，梁丘，阳陵泉，膝阳关 踝部：申脉，照海，昆仑，丘墟			
	对证	膈俞，血海	肾俞，关元	足三里，商丘	大椎，曲池

腰　　痛

一、概述

腰痛是以自觉腰部疼痛为主症的一类病证。本症常见于西医学的腰部软组织损伤、肌肉风湿、腰椎病变及部分内脏病变。

二、病因病机

病因：感受寒湿、闪挫陈疾、久病房劳。

病机：不通则痛（实），不荣则痛（虚）。

病位：在腰，与肾、足太阳经、督脉关系密切。

病性：有虚实之分。实者有寒湿腰痛、瘀血腰痛，虚者有肾虚腰痛（图4-11）。

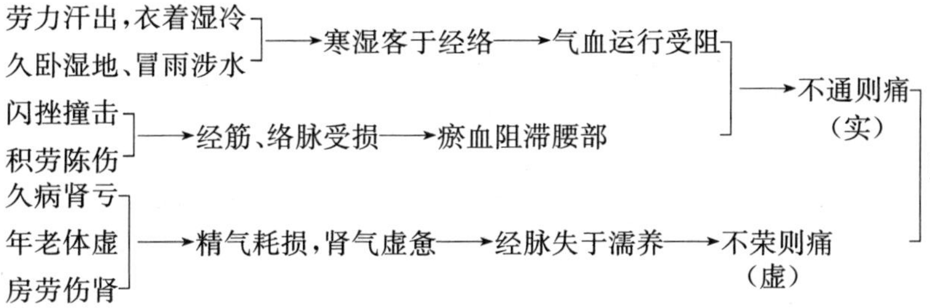

图 4-11 腰痛病因病机示意图

三、辨证论治

腰痛的辨证分型、症状、治法、取穴列为简表 4-25。

表 4-25 腰痛辨证治疗简表

证型		寒湿腰痛	瘀血腰痛	肾虚腰痛
症状	主症	腰部疼痛		
	兼症	腰部受寒史，阴雨风冷则发作尤剧，腰部重痛、酸麻，或拘急不可俯仰，或腰脊痛连臀腿，患部时觉发凉	腰部有劳伤或陈伤史，劳累、晨起、久坐加重，痛处固定不移 腰部两侧肌肉触之有僵硬或牵掣感	起病缓慢，隐隐作痛，或酸多痛少，绵绵不已，腰腿酸软乏力 兼神倦、腰冷、滑精为肾阳虚；伴虚烦、溲黄属肾阴虚
	舌脉	苔白腻 脉沉	苔脉多无变化	肾阳虚：脉细 肾阴虚：舌红，脉细数
治法		祛寒除湿，温阳止痛	舒筋通络，活血止痛	强肾壮腰，补虚止痛
		足太阳膀胱经穴，阿是穴为主		
操作		毫针泻法	毫针泻法，并可放血	补法，肾阳虚者并加灸
取穴	主穴	肾俞，委中，夹脊，阿是穴		
	对证	风府，腰阳关	膈俞，次髎	命门，志室，太溪

四、方义

肾俞—肾背俞穴……调益肾气，灸之能祛除寒湿；局部取穴
夹脊穴、阿是穴……局部取穴……疏通局部经脉气血
委中—足太阳经合穴……循经远取……通调足太阳经气
（以上组成基本方）

风府—督脉穴，泻法……祛风散寒
腰阳关—督脉穴，泻法……宣通阳气
（以上……寒湿腰痛）

膈俞—血会穴，泻法……活血通络
次髎—足太阳经穴，泻法……疏利膀胱经气，消络中瘀滞
（以上……瘀血腰痛）

命门……督脉穴
志室—足太阳膀胱经穴
太溪—足少阴肾经原穴
（以上）补法，肾阳虚者并加灸……补肾壮腰……肾虚腰痛

漏　肩　风

一、概述

漏肩风是以肩部长期固定疼痛，活动受限为主症的疾病。又称“五十肩”、“肩凝症”、“冻结肩”。相当于西医学的肩关节周围炎。

二、病因病机

病因：体虚、风寒侵袭、劳损、外伤。

病机：肩部经络阻滞不通或失养。

病位：肩部手三阳经筋。

病性：有虚实之分。实者有外邪侵袭证、气滞血瘀证，虚者有气血虚弱证（图4-12）。

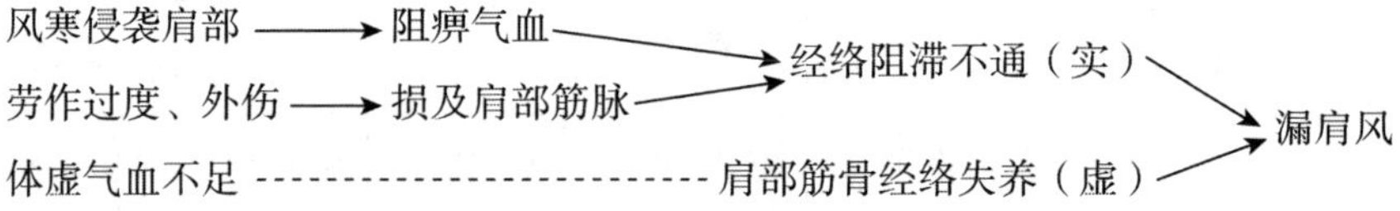

图 4-12　漏肩风病因病机示意图

三、辨证论治

漏肩风的辨证分型、症状、治法、取穴列如简表 4-26。

表 4-26 漏肩风辨证治疗简表

<table>
<tr><td colspan="3">证型</td><td>外邪侵袭</td><td>气滞血瘀</td><td>气血虚弱</td></tr>
<tr><td rowspan="4">症状</td><td colspan="2">主症</td><td colspan="3">肩周疼痛、酸重，夜间为甚，常因天气变化及劳累而诱发或加重，患者肩周压痛，主动和被动外展、后伸、上举等功能明显受限，后期可出现肌肉萎缩</td></tr>
<tr><td colspan="2" rowspan="2">兼症</td><td>明显感受风寒史，遇风寒痛增，得温痛缓，畏风恶寒</td><td>肩部有外伤或劳作过度史，疼痛拒按</td><td>肩部酸痛，劳累加重，或伴见头晕目眩，四肢乏力</td></tr>
<tr><td colspan="3">手太阳经证：肩后部压痛明显
手阳明经证：肩前部压痛明显
手少阳经证：肩外侧压痛明显</td></tr>
<tr><td colspan="2">舌脉</td><td>舌淡，苔薄
脉浮紧</td><td>舌暗或有瘀斑
脉涩</td><td>舌淡，苔薄白
脉细弱</td></tr>
<tr><td colspan="3">治法</td><td colspan="3">舒筋通络止痛
局部阿是穴及手阳明、手少阳、手太阳经穴</td></tr>
<tr><td colspan="3">操作</td><td>毫针泻法，可加灸</td><td>毫针泻法，可加灸</td><td>毫针补法，可加灸</td></tr>
<tr><td rowspan="3">取穴</td><td colspan="2">主穴</td><td colspan="3">阿是穴</td></tr>
<tr><td rowspan="2"></td><td>对证</td><td>合谷，风池</td><td>内关，膈俞</td><td>足三里，气海</td></tr>
<tr><td>对症</td><td colspan="3">肩后部压痛明显：后溪
肩前部压痛明显：合谷
肩外侧压痛明显：外关</td></tr>
</table>

四、方义

阿是穴
肩髃—手阳明大肠经穴
肩髎—手少阳三焦经穴 ｝近部取穴，泻法，舒筋活络止痛……组成基本方
肩贞—手太阳小肠经穴
肩前—经外奇穴

合谷—手阳明大肠经原穴┐
风池……足少阳胆经与阳维脉的交会穴┘泻法，可加灸……疏风散寒止痛……外邪侵袭型

内关……手厥阴心包经络穴┐
膈俞……血会穴┘泻法，可加灸……行气活血止痛……气滞血瘀型

足三里……足阳明胃经合穴┐
气海……任脉穴┘补法，可加灸……益气养血……气血虚弱型

后溪……手太阳小肠经输穴……疏通手太阳经气血……手太阳经型

合谷……手阳明大肠经原穴……疏通手阳明经气血……手阳明经型

外关……手少阳三焦经络穴……疏通手少阳经气血……手少阳经型

肘　　劳

一、概述

肘劳是以肘部疼痛为主的疾病。常见于西医学的肱骨外髁炎、肱骨内上髁炎和尺骨鹰嘴炎等。

二、病因病机

病因：慢性劳损。

病机：气血阻滞，脉络不通。

病位：肘部手三阳经经筋。

病性：实证，为气血阻滞，脉络不通（图 4-13）。

肘部慢性劳损——→筋脉损伤——→气血阻滞，脉络不通——→不通则痛——→肘劳

图 4-13　肘劳病因病机示意图

三、辨证论治

肘劳的辨证分型、症状、治法、取穴列如简表 4-27。

四、方义

局部阿是穴—疏通局部经络气血，舒筋活络止痛，多向透刺法……组成基本方

曲池—手阳明经合穴……本经取穴┐
肘髎—手阳明经穴……本经取穴│
手三里—手阳明经合穴……本经取穴│循经取穴，泻法……行气活血止痛……手阳明经筋型
合谷—手阳明经原穴……本经取穴┘

阳谷—手太阳经经穴……本经取穴
小海—手太阳经合穴……本经取穴
}同名经配穴，泻法····行气活血止痛—手太阳经筋型

外关—手少阳经经穴……本经取穴
天井—手少阳经合穴……本经取穴
}同名经配穴，泻法····行气活血止痛—手少阳经筋型

表 4-27 肘劳辨证治疗简表

证型		手阳明经筋	手太阳经筋	手少阳经筋
症状	主症	肘关节活动时疼痛，有时可向前臂、腕部和上臂放射，局部肿胀不明显，有明显而固定的压痛点，肘部活动时疼痛加重		
	兼症	肘关节外上方（肱骨外上髁周围）有明显的压痛点	肘关节内下方（肱骨内上髁周围）有明显的压痛点	肘关节外部（尺骨鹰嘴处）有明显的压痛点
治法		舒筋通络止痛		
		阿是穴、手阳明经穴	阿是穴、手太阳经穴	阿是穴、手少阳经穴
操作		毫针泻法，可加灸		
取穴	主穴	阿是穴		
	对证	曲池，肘髎，手三里，合谷	阳谷，小海	外关，天井

不 寐

一、概述

不寐是指脏腑功能紊乱，导致心神失养或心神不安而引起的经常不能获得正常睡眠为特征的一类病证。轻者入寐迟缓，或寐而易醒；重者彻夜难寐。本病相当于西医学的神经官能症、贫血等引起的失眠。

二、病因病机

病因：思虑劳倦、年老体弱、情志过极、饮食不节、心胆素虚。

病机：神失所藏（虚），或心神被扰（实），导致心神不宁。

病位：在心，与肝、脾、肾关系密切，涉及胃、胆两腑。

病性：有虚实之分。虚者有心脾亏损、心肾不交、心胆虚怯；实者有肝阳上扰、脾胃不和（图 4-14）。

思虑劳倦，损伤心脾→阴血暗耗，化源不足→心失所养→神失所藏（虚）

久病体弱，年老体衰→肾阴亏虚，水不济火→心火偏盛

情志过极，肝失条达→气郁不舒，郁而化火→火性炎上

饮食不节，伤及胃腑→胃不消谷，酿成痰热→上扰于心

（心火偏盛、火性炎上、上扰于心）→心神被扰（实）

心胆素虚，暴受惊吓→决断无权，神摇善惊

（神失所藏、心神被扰）心神不宁→不寐

图 4-14 不寐病因病机示意图

三、辨证论治

不寐的辨证分型、症状、治法、取穴列为简表 4-28。

四、方义

神门—心经原穴；三阴交—足三阴的交会穴——调治心、肝、脾、肾

四神聪—经外奇穴……善于安神

（以上）宁心安神，组成基础方

心俞（+神门）—俞原配穴；厥阴俞；脾俞——针用补法……善于调治内脏，补养心脾……心脾亏损型

心俞（+神门）—俞原配穴；肾俞、太溪—俞原配穴——平补平泻……善调脏腑之虚，使水火相济……心肾不交型

大陵、心俞、胆俞——俞原配穴，针用补法……善调脏腑之虚，补益心胆……心胆虚怯型

肝俞、太冲——俞原配穴，针用泻法……善调脏腑之实，平肝清心……肝阳上扰型

胃俞、足三里——俞合配穴，针用泻法……调和脾胃……脾胃不和型

表 4-28 不寐辨证治疗简表

证型		心脾亏损	心肾不交	心胆虚怯	肝阳上扰	脾胃不和
症状	主症	经常不易入睡，或寐而易醒，甚则彻夜不眠				
	兼症	寐则多梦易醒；心悸、健忘、头晕目眩，面色无华，易汗出	虚烦不寐，或稍寐即醒；头晕、耳鸣、遗精盗汗、腰酸膝软	多梦心悸；善惊多恐	烦躁易怒，难以入睡；头晕、头痛，胁肋胀痛	睡眠不实；脘闷噫气，嗳腐吞酸
	舌脉	舌淡；脉细弱	舌红；脉细数	舌质淡；脉弦细	舌红；脉弦	苔厚腻；脉滑
治法		补气养血	滋阴降火	补心益胆	平肝潜阳	和胃安中
		手少阴、足太阴经穴及背俞穴为主	手足少阴、背俞穴为主	手少阴、足少阳及背俞穴为主	手少阴、厥阴及背俞穴为主	足阳明、太阴及背俞穴为主
操作		毫针刺用补法或针灸并用	平补平泻	毫针刺用补法	毫针刺用泻法	平补平泻法
取穴	主穴	神门，三阴交，四神聪				
	对证	心俞，厥阴俞，脾俞	心俞，肾俞，太溪	心俞，胆俞，大陵	肝俞，太冲	胃俞，足三里

郁 证

一、概述

郁证是以心情抑郁、情绪不宁、胸部满闷、胁肋胀满，或易怒易哭，或咽中如有异物哽塞等为主症的一类病证。主要见于西医学的神经官能症、癔症及焦虑症等，也可见于围绝经期综合征等。

二、病因病机

病因：情志内伤、脏气素弱。

病机：心神失养或被扰，气机失畅。

病位：心、肝、脑。

病性：有虚实之分。实者有肝气郁结、气郁化火、痰气郁结、心神惑乱；虚者有心脾两虚、肝肾亏虚(图 4-15)。

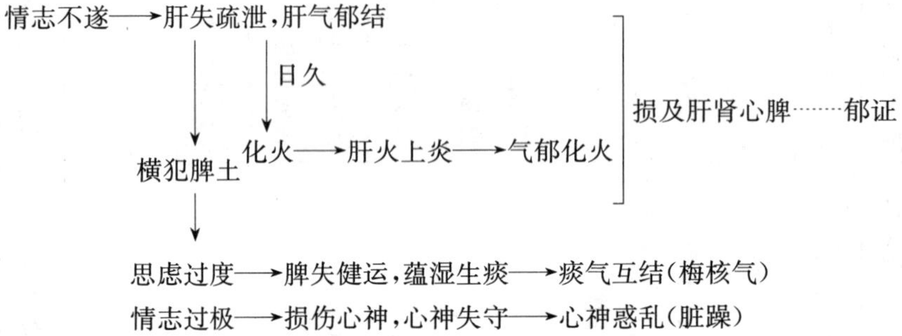

图 4-15 郁证病因病机示意图

三、辨证论治

郁证的辨证分型、症状、治法、取穴列如简表 4-29。

四、方义

水沟—督脉穴……醒脑调神，雀啄法
神门—手少阴心经原穴，平补平泻
内关—手厥阴心包经络穴，泻法 } 调理心神，安神定志
太冲……足厥阴肝经原穴，泻法……疏肝解郁
} 组成基本方

曲泉—足厥阴肝经合穴
期门……肝募穴 } 本经配穴
膻中—气会穴
} 泻法……疏肝理气解郁……肝气郁结型

行间—足厥阴肝经荥穴
侠溪—足少阳肝经荥穴 } 表里经配穴
外关—手少阳三焦经络穴
} 泻法，疏肝理气泻火……肝气郁结型

丰隆……足阳明经络穴
阴陵泉—足太阴脾经合穴 } 同名经配穴
天突—任脉穴
廉泉—任脉穴 } 局部配穴
} 泻法……理气化痰调神，痰气互结型

通里—手少阴心经络穴
心俞—心背俞穴
三阴交—足太阴脾经穴
太溪—足少阴肾经原穴
} 泻法……调神理气除烦……心神惑乱型

心俞……心背俞穴
脾俞……脾背俞穴
三阴交—足太阴脾经穴
足三里—足阳明胃经穴 } 表里经配穴
} 补法……补益心脾，调神理气……心脾两虚型

肾俞—肾背俞穴
太溪—肾经原穴 } 俞原配穴
肝俞—肝背俞穴
三阴交—足三阴经交会穴
} 补法……补益肝肾，交通心肾……肝肾两虚型

表 4-29 郁证辨证治疗简表

证型		肝气郁结	气郁化火	痰气郁结（梅核气）	心神惑乱（脏躁）	心脾两虚	肝肾亏虚
症状	主症	精神抑郁善忧，情绪不宁或易怒易哭					
	兼症	胸胁胀满，脘闷嗳气，不思饮食，大便不调	性情急躁易怒，口苦而干，或头痛、目赤、耳鸣，或嘈杂吐酸，大便秘结	咽中如有物哽塞，吞之不下，咯之不出	精神恍惚，心神不宁，多疑易惊，悲忧善哭，喜怒无常，或时时欠伸，或手舞足蹈	多思善疑，头晕神疲，心悸胆怯，失眠健忘，纳差，面色不华	眩晕耳鸣，目干畏光，心悸不安，五心烦热，盗汗，口咽干燥
	舌脉	脉弦	舌红，苔黄脉弦数	苔白腻脉弦滑	舌淡脉弦	舌淡脉细	舌干少津脉细数

续表

证型		肝气郁结	气郁化火	痰气郁结（梅核气）	心神惑乱（脏躁）	心脾两虚	肝肾亏虚
治法		疏肝理气解郁	疏肝理气泻火	理气化痰调神	调神理气除烦	补益心脾，调神理气	补益肝肾，交通心肾
		督脉、手足厥、手少阴经穴为主					
操作		毫针泻法				毫针补法，可加灸	毫针补法
取穴	主穴	水沟（雀啄法），神门（平补平泻），内关（泻法），太冲（泻法）					
	对证	曲泉，膻中，期门	行间，侠溪，外关	丰隆，阴陵泉，天突，廉泉	通里，心俞，三阴交，太溪	心俞，脾俞，足三里，三阴交	太溪，三阴交，肝俞，肾俞

感　冒

一、概述

感冒为常见的外感疾病，临床以恶寒，发热，鼻塞流涕，头痛，全身不适为特征。四季皆有，冬、春多见。根据病情的不同，轻者称为“伤风”，重者称为“时行感冒”。本病相当于西医学的普通感冒、流行性感冒、急性上呼吸道感染。

二、病因病机

病因：外感六淫（以风、寒、热为主）。

病机：卫阳被遏，肺卫失调。

病位：肺卫。

病性：表实为主，以风寒、风热证多见（图 4-16）。

正气虚弱，风邪夹寒、夹热——→口鼻皮毛而入——→肺卫失调——→感冒

图 4-16　感冒病因病机示意图

三、辨证论治

感冒的辨证分型、症状、治法、取穴列为简表 4-30。

表 4-30 感冒辨证治疗简表

证型			风寒	风热
症状	主症		恶寒,发热,头痛,鼻塞流涕	
	兼症		恶寒重,发热轻或不发热 无汗 鼻痒喷嚏,流清涕,咯痰液清稀,肢体酸楚	恶寒轻,发热重 有汗 鼻塞浊涕,咯痰稠或黄,咽喉肿痛,口渴
	舌脉		苔薄白 脉浮紧	苔薄黄 脉浮数
治法			祛风散寒,解表宣肺	疏散风热,清利肺气
			手太阴、阳明和足太阳经穴为主	手太阴、阳明和足少阳经穴为主
操作			毫针浅刺用泻法,可用灸	毫针浅刺用泻法,可用点刺出血
取穴	主穴		列缺,合谷,大椎,太阳,风池	
	配穴	对证	风门,肺俞	曲池,尺泽,鱼际
		对症	鼻塞+迎香;体虚+足三里;全身酸楚+身柱	咽喉疼痛+少商点刺出血

四、方义

列缺……手太阴肺络穴
合谷……手阳明大肠经原穴]原络配穴……祛邪解表
大椎……督脉与六阳经交会穴……温灸通阳散寒;点刺出血清泻热邪
风池……足少阳经与阳维脉的交会穴……疏散风邪
太阳……经外奇穴,位于头侧部……清利头目
（以上）组成基本方

风门……足太阳经穴与督脉交会穴
肺俞……肺背俞穴]浅刺,泻法,可用灸……疏风解表……风寒型

曲池……手阳明合穴
尺泽……手太阴合穴 浅刺,泻法,可用点刺出血
鱼际……手太阴荥穴]……清肺泻热……风热型

咳　　嗽

一、概述

咳嗽是呼吸系统疾患的主要症状，“咳”指有声无痰；“嗽”指咯吐痰液，有痰无声。临床一般声、痰并见，故并称为“咳嗽”。本症多见于西医学的呼吸道感染，急、慢性气管炎，肺炎，支气管扩张、肺炎、肺结核等。

二、病因病机

病因：外感风寒、风热之邪，情志内伤，饮食不节。

病机：肺失宣肃，肺气上逆。

病位：肺，与肝、脾、肾关系密切。

病性：外感属实，包括风寒证、风热证；内伤多属本虚标实，包括痰湿侵肺、肝火烁肺（图 4-17）。

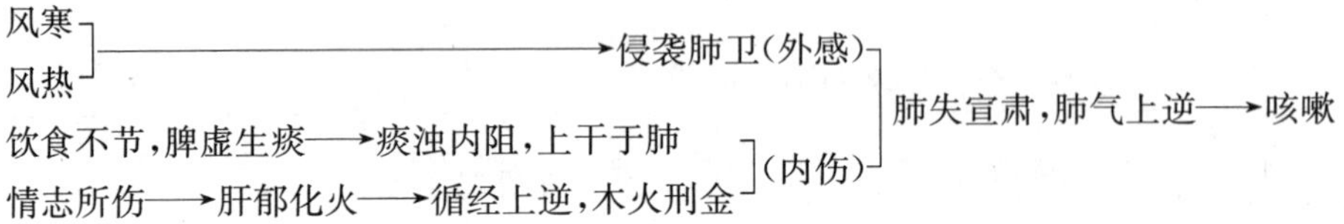

图 4-17　咳嗽病因病机示意图

三、辨证论治

咳嗽的辨证分型、症状、治法、取穴列为简表 4-31。

表 4-31　咳嗽辨证治疗简表

证型		风寒咳嗽	风热咳嗽	痰湿侵肺	肝火烁肺
症状	主症	咳嗽起病急骤，病程较短		咳嗽起病缓慢，病程较长	
	兼症	咳嗽声重，喉痒，痰液稀薄色白；头痛发热，形寒无汗	咯痰色黄黏稠；身热，头痛，汗出恶风	咯黏痰；胸脘痞闷，胃纳减少	咳引胸胁，气逆作咳，痰少而面赤咽干
	舌脉	苔薄白 脉浮紧	苔薄黄 脉浮数	舌苔白腻 脉濡滑	苔黄少津 脉弦数

续表

<table>
<tr><td colspan="3">证型</td><td>风寒咳嗽</td><td>风热咳嗽</td><td>痰湿侵肺</td><td>肝火烁肺</td></tr>
<tr><td colspan="3" rowspan="2">治法</td><td>解表散寒，宣肺止咳</td><td>疏风清热，宣肺化痰</td><td>健脾化湿，祛痰止咳</td><td>平肝降火，清肺止咳</td></tr>
<tr><td>手太阴、阳明经穴为主</td><td>手阳明、太阴经穴为主</td><td>手、足太阴经穴为主</td><td>手太阴、足厥阴经穴为主</td></tr>
<tr><td colspan="3">操作</td><td colspan="2">毫针浅刺用泻法，风寒留针或加灸，风热可疾刺或点刺出血</td><td>针用平补平泻</td><td>针用泻法</td></tr>
<tr><td rowspan="3">取穴</td><td colspan="2">主穴</td><td colspan="2">列缺，合谷，肺俞</td><td colspan="2">太渊，三阴交，肺俞</td></tr>
<tr><td rowspan="2">配穴</td><td>对证</td><td>风门</td><td>大椎</td><td>丰隆，阴陵泉</td><td>行间</td></tr>
<tr><td>对症</td><td>头痛＋风池、上星</td><td>咽喉肿痛＋少商点刺出血</td><td>脘闷纳呆＋足三里、内关</td><td>咽喉干痒＋照海</td></tr>
</table>

四、方义

列缺------手太阴肺经络穴
合谷------手阳明大肠经原穴 }原络配穴 / 俞原配穴 }------祛邪解表------外感咳嗽
肺俞------肺背俞穴

风门……足太阳经穴与督脉交会穴，泻法，或灸……善于疏风解表散寒……风寒型

大椎……督脉与六阳经交会穴，泻法，或疾刺、点刺出血……善于清泻热邪……风热型

太渊……手太阴原穴
肺俞……肺背俞穴 }俞原配穴……调理肺气
三阴交……足三经交会穴……健脾疏肝，化痰止咳
}……内伤咳嗽

阴陵泉……足太阴经合穴，平补平泻……功能除湿……健脾祛湿化痰……痰湿侵肺型

行间……足厥阴经荥穴，泻法……荥主身热……清肝泻火……肝火烁肺型

哮　喘

一、概述

哮喘是一种常见的反复发作性疾患。哮与喘同是呼吸急促，喉间哮鸣，甚则张口抬肩，不能平卧为主症的疾病。但症状表现有所不同，哮指喉中哮鸣有声为

主要表现的病证；喘是以呼吸急促困难为临床特征，严重时甚至张口抬肩，鼻翼煽动，口唇发紫，汗出淋漓，不能平卧。哮喘多见于西医学的支气管哮喘、慢性喘息性支气管炎、肺炎、肺气肿、心源性哮喘等。

二、病因病机

病因：痰饮为主。

病机：肺失宣降，气逆不利。

病位：肺、肾。与肝、脾、心关系密切。

病性：有虚实之分。实者有风寒外袭、痰热阻肺；虚者有肺气不足、肾气亏虚（图 4-18）。

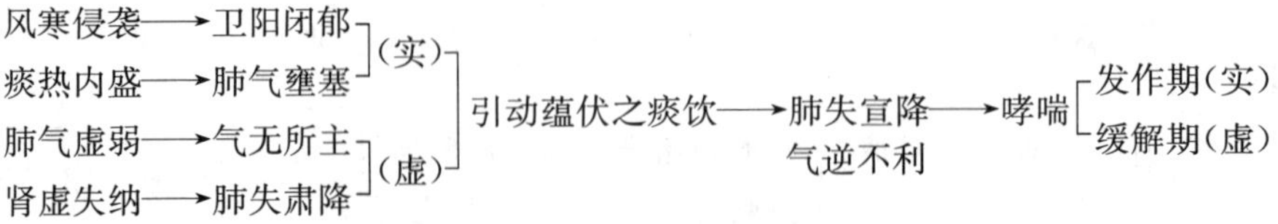

图 4-18　哮喘病因病机示意图

三、辨证论治

哮喘的辨证分型、症状、治法、取穴列为简表 4-32。

四、方义

列缺……手太阴络穴……宣通肺气
尺泽……手太阴合穴……宣肺祛邪
肺俞……肺背俞穴……泻法……宣肺祛痰……宣肺平喘……实证
膻中……气会穴……宽胸理气
定喘……经外奇穴……平喘之效穴

风门……足太阳经穴与督脉交会穴，可加灸……善于疏风解表……风寒外袭型

丰隆……足阳明胃经络穴……功善化痰……痰热阻肺型

肺俞----肺背俞穴
太渊----手太阴肺经原穴
（俞原配穴，补法）----培补肺气
膏肓----足太阳膀胱经穴----功善培元补虚，补法----培补肺气、补肾纳气
肾俞----肾背俞穴
太溪----足少阴肾经原穴
（俞原配穴，补法）----补肾纳气
足三里--足阳明胃经合穴----补气养血----培补后天
（培补肺气、补肾纳气、培补后天）----虚证

定喘……经外奇穴，平补平泻……平喘之效穴

气海……任脉穴……大补元气……肺气不足型

阴谷……足少阴肾经合穴……补肾固本……肾气亏虚型

关元……任脉穴……………………………培补元气

表 4-32 哮喘辨证治疗简表

证型		风寒外袭	痰热阻肺	肺气不足	肾气亏虚
症状	主症	病程短， 或当哮喘发作期，哮喘声高气粗，呼吸深长，呼出为快，体质较强		病程长，反复发作 或当哮喘间歇期，哮喘声低气怯，气息短促，体质虚弱	
	兼症	咳嗽喘息，咯痰稀薄，形寒无汗，头痛，口不渴	咳喘，痰黏，咯痰不爽，胸中烦闷，咳引胸胁作痛；或见身热口渴，纳呆，便秘	喘促气短，喉中痰鸣，咯痰稀薄，语言无力，动则汗出	气息短促，动则喘甚，汗出肢冷
	舌脉	苔薄白； 脉浮数	苔黄腻； 脉滑数	舌质淡或微红； 脉细数或软而无力	舌淡； 脉沉细
治法		散寒止咳，宣肺平喘	清热化痰，宣肺平喘	补益肺气，化痰止喘	纳气固本，止哮平喘
		手太阴肺经，背俞穴为主		手太阴肺经、足少阴肾经、背俞穴为主	
操作		毫针泻法，可加灸法	毫针泻法	毫针补法，可酌用灸法或拔罐法	
取穴	主穴	列缺，尺泽，膻中，肺俞，定喘		肺俞，膏肓，太渊，肾俞，足三里，定喘	
	对证	风门	丰隆	气海	阴谷，关元

胃 痛

一、概述

胃痛，又称胃脘痛。是以上腹胃脘反复发作性疼痛为主的症状。由于疼痛位近心窝部，故又称胃心痛、心下痛。胃痛多见于西医学的急慢性胃炎、消化性溃疡、胃肠神经官能症、胃黏膜脱垂等病。

二、病因病机

病因：外感寒邪，饮食不节、忧思恼怒、劳倦内伤。

病机：气机阻滞；胃失温煦。

病位：胃，与肝、脾关系密切。

病性：有虚实之分。实者有寒邪客胃、肝气犯胃、饮食伤胃；虚者有脾胃虚寒（图 4-19）。

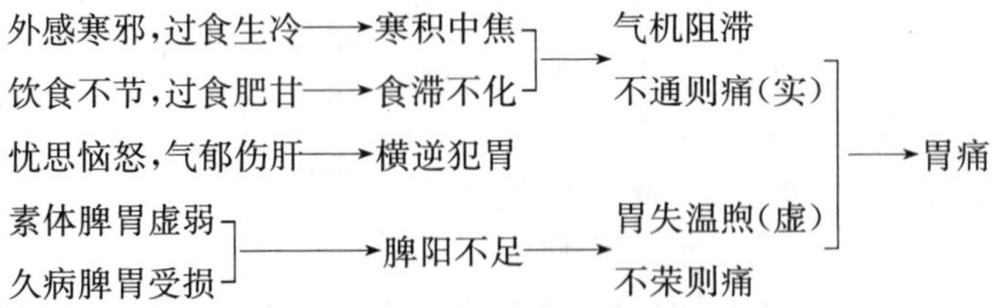

图 4-19　胃痛病因病机示意图

三、辨证论治

胃痛的辨证分型、症状、治法、取穴列为简表 4-33。

四、方义

中脘……胃募穴，腑会
足三里……胃下合穴，足阳明经合穴
—募合配穴……疏通胃气，升降清浊
内关……八脉交会穴通阴维脉，手厥阴经络穴……宽胸解郁，理气止痛
—组成基本方

合谷……手阳明原穴，泻法……解表散寒，调理气机……寒邪客胃型

期门……肝募穴
阳陵泉……足少阳合穴
—泻法……疏肝理气，降逆和胃……肝气犯胃型

下脘……任脉穴
梁门……足阳明胃经穴
—泻法……功善消食导滞……饮食伤胃型

脾俞……脾背俞穴
章门……脾募穴
胃俞……胃背俞穴
中脘……胃募穴
—俞募配穴……健脾和胃，温中散寒……脾胃虚寒型补法，加灸

表 4-33　胃痛辨证治疗简表

证型			寒邪客胃	饮食伤胃	肝气犯胃	脾胃虚寒
症状	主症		上腹胃脘反复发作性疼痛			
	兼症		胃痛暴作，脘腹得温痛减，遇寒则痛增，恶寒喜暖，口不渴，喜热饮，或伴恶寒	胃脘胀满疼痛，呕吐或矢气后痛减，嗳腐吞酸，嘈杂不舒，大便不爽	胃脘胀痛，攻痛连胁，每因情志而诱发，心烦易怒，喜太息，嗳气频频，或兼呕逆酸苦	胃脘隐痛，喜暖恶凉，按之痛减，泛吐清水，神疲乏力
	舌脉		苔薄白； 脉弦紧	苔厚腻； 脉滑	苔多薄白； 脉沉弦	苔白； 脉虚软
治法			解表散寒，和胃止痛	消食导滞，和胃止痛	疏肝理气，和胃止痛	温中散寒，健脾和胃
			手、足阳明经穴为主	足阳明、任脉经穴为主	足厥阴、阳明经穴为主	背俞、任脉穴为主
操作			毫针刺用泻法			毫针刺用补法，配合灸治
取穴	主穴		中脘，内关，足三里			
	配穴	对证	合谷	下脘，梁门	期门，阴陵泉	脾俞，胃俞，章门
		对症	痛甚＋梁丘	胃脘胀痛、苔厚腻＋阴陵泉	嗳气甚＋膻中	心悸气短＋神门

便　　秘

一、概述

便秘是指大便秘结不通，粪质干燥、坚硬，排便艰涩难下，数日一行。本病相当于西医学的习惯性便秘。

二、病因病机

病因：饮食不节，情志不畅，劳逸失当。

病机：大肠传导功能失常。

病位：在大肠，与肺、脾、肾关系密切。

病性：寒秘、热秘、虚秘、实秘之分（图 4-20）。

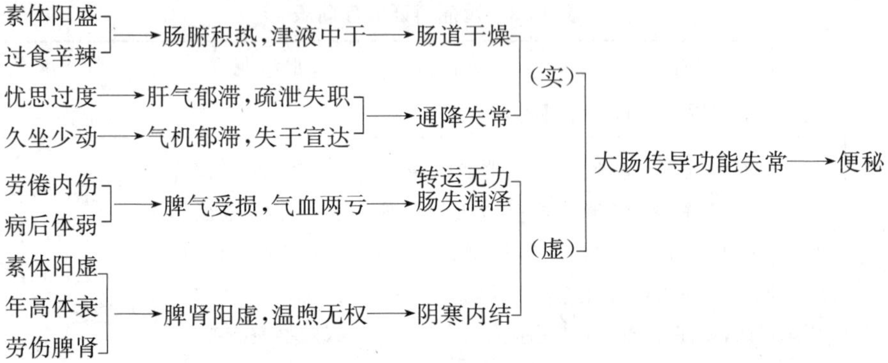

图 4-20 便秘病因病机示意图

三、辨证论治

便秘的辨证分型、症状、治法、取穴列为简表 4-34。

表 4-34 便秘辨证治疗简表

证型		热秘	气秘	虚秘	寒秘
症状	主症	大便秘结不通，排便艰涩难解			
	兼症	大便干结，腹胀腹痛，身热，烦渴，口臭喜冷	欲便不得，腹中胀痛，胸胁痞满，噫气频作，纳食减少	虽有便意，临厕努挣乏力，挣则汗出，便后疲乏，大便并不干硬 面色唇爪㿠白无华，头晕心悸，神疲气怯	大便坚涩，排出困难，腹中冷痛，喜热畏寒，小便清长
	舌脉	苔黄燥； 脉滑实	苔薄腻； 脉弦	舌淡苔薄； 脉虚细	舌质淡，苔白润； 脉沉迟
治法		清热保津	疏肝理气	补气养血	补肾助阳
		手、足阳明经穴为主	足厥阴、阳明经穴为主	背俞穴、足阳明经穴为主	任脉、足阳明经穴为主
操作		针用泻法		针用补法，并加灸	
取穴	主穴	大肠俞，天枢，支沟，上巨虚			
	配穴 对证	合谷，曲池	中脘，行间	脾俞，胃俞	神阙，气海
	配穴 对症	口臭＋承浆，劳宫	胸胁满胀疼痛＋期门	心悸＋内关	腰冷痛＋委中、命门

四、方义

大肠俞……大肠背俞穴
天枢……大肠募穴
上巨虚……大肠下合穴
（以上）俞募合配穴……疏通大肠腑气
支沟……手少阳三焦经经穴……宣通三焦气机，治便秘特效穴
（以上）组成基本方

合谷……手阳明大肠经原穴
曲池……手阳明大肠经合穴
（以上）泻法……清泄大肠腑热……热秘

中脘……腑会，泻法……通降腑气
行间……足厥阴荥穴，泻法……疏泄肝气
（以上）……气秘

脾俞……脾背俞穴
胃俞……胃背俞穴
（以上）补法，并加灸……扶助中气，生气化血……虚秘

神阙……
气海……
（以上）任脉穴，补法，并加灸……温通下焦，助阳祛寒……寒秘

泄泻

一、概述

泄泻，又称腹泻，是指大便次数增多，便质稀薄，或呈水样而言。泄泻多见于西医学的急慢性肠炎、胃肠功能紊乱、过敏性结肠炎、溃疡性肠炎以及肠结核等。

二、病因病机

病因：感受外邪、饮食不节、情志所伤、脏腑虚弱。

病机：脾虚湿盛，升清降浊失司。

病位：脾，与胃、大、小肠关系密切。

病性：实、虚、虚实夹杂。实证有寒湿证、湿热证；虚者有脾虚证、肾虚证；虚实夹杂者有肝郁脾虚证（图 4-21）。

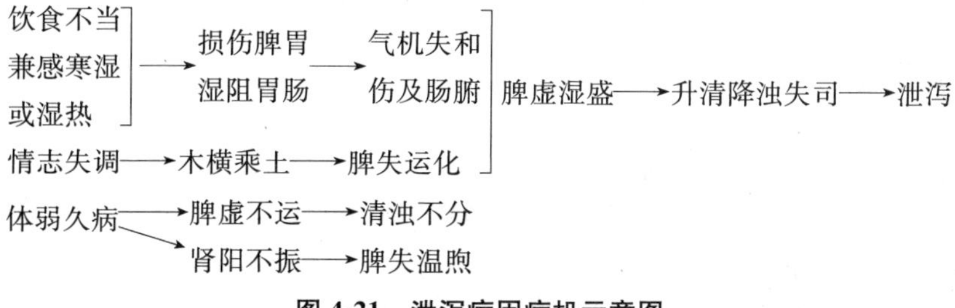

图 4-21　泄泻病因病机示意图

三、辨证论治

泄泻的辨证分型、症状、治法、取穴列简表 4-35。

表 4-35 泄泻辨证治疗简表

<table>
<tr><th colspan="3">证型</th><th>寒湿</th><th>湿热</th><th>脾虚</th><th>肾虚</th><th>肝郁</th></tr>
<tr><td rowspan="3">症状</td><td colspan="2">主症</td><td colspan="2">发病较急，病程短，便次与数量增多</td><td colspan="3">发病势缓，病程较长，便泻次数较少</td></tr>
<tr><td colspan="2">兼症</td><td>便质清稀，水谷相杂，肠鸣腹痛，口不渴，身寒喜温</td><td>泻下黄糜热臭，腹痛，肛门灼热，小便短赤</td><td>大便溏薄，腹胀肠鸣，面色萎黄，神疲肢软，不思饮食，喜暖畏寒</td><td>黎明前腹痛，痛即泄泻，或肠鸣而不痛，每晨 1 次或数次，形寒肢冷，腰膝酸软</td><td>腹痛泄泻与情志有关，嗳气食少，伴有胸胁胀闷</td></tr>
<tr><td colspan="2">舌脉</td><td>舌淡，苔白滑；脉迟</td><td>舌苔黄腻；脉濡数</td><td>舌嫩苔白；脉濡软无力</td><td>舌淡苔白；脉沉细</td><td>舌淡红；脉弦</td></tr>
<tr><td colspan="3" rowspan="2">治法</td><td>散寒化湿，通调腑气</td><td>清热利湿，调和肠胃</td><td>健脾益气，化湿止泻</td><td>温肾健脾，固涩止泻</td><td>疏肝理气，健脾止泻</td></tr>
<tr><td>手、足阳明经穴为主</td><td>手、足阳明经穴为主</td><td>任脉、足太阴经穴为主</td><td>背俞穴、足阳明经为主</td><td>足厥阴、阳明经、背俞穴为主</td></tr>
<tr><td colspan="3">操作</td><td>针用平补平泻法，加灸</td><td>针用泻法</td><td>针用补法，加灸</td><td>针用补法，加灸</td><td>针用泻法</td></tr>
<tr><td rowspan="3">取穴</td><td colspan="2">主穴</td><td colspan="2">中脘，天枢，上巨虚，阴陵泉</td><td colspan="3">中脘，天枢，足三里</td></tr>
<tr><td rowspan="2">配穴</td><td>对证</td><td>合谷</td><td>内庭</td><td>脾俞，章门，太白</td><td>肾俞，命门</td><td>肝俞，太冲</td></tr>
<tr><td>对症</td><td>腹痛甚＋神阙</td><td>腹痛发热甚＋曲池，大椎</td><td colspan="2">腹痛＋关元，神阙</td><td>胸胁痞闷＋内关</td></tr>
</table>

四、方义

中脘……胃募、腑会 ┐
天枢……大肠募 ┐募合配穴 ┘……调整胃肠气机 ┐
上巨虚……大肠下合穴 ┘ 组成实证基本方
阴陵泉……足太阴经合穴……功善除湿……健脾化湿 ┘

合谷……手阳明大肠经原穴，平补平泻法，加灸……疏风散寒……寒湿型

内庭……足阳明胃经荥穴……泻法……胃肠湿热，调理胃肠气机……湿热型

中脘……胃募、腑会穴
天枢……大肠募穴
足三里……足阳明胃经合穴，胃下合穴
——健脾补虚止泻……组成虚证基本方

脾俞……脾背俞穴
章门……脾募穴
太白……足太阴脾经原穴
——俞募原配穴，补法，加灸……健脾理气……脾虚型

肾俞……肾背俞穴
命门……督脉穴
——补法，加灸……功善益命火，壮肾阳……肾虚型

肝俞……肝背俞穴
太冲……足厥阴原穴
——俞原配穴，泻法……疏肝理气……肝郁型

阳　痿

一、概述

阳痿是指男子未到性功能衰退年龄出现性生活中阴茎不能勃起或勃起不坚，影响性生活的病证。常见于西医学的男子性功能障碍及某些慢性虚弱性疾病。

二、病因病机

病因：纵欲过度，久犯手淫；思虑忧郁；嗜食肥甘。

病机：宗筋不振，宗筋失养，或宗筋弛缓。

病位：宗筋，与肝肾关系密切，与心脾有关。

病性：有虚实之分，以虚证为多。虚者有命门火衰、心脾两虚、惊恐伤肾；实证包括湿热下注(图 4-22)。

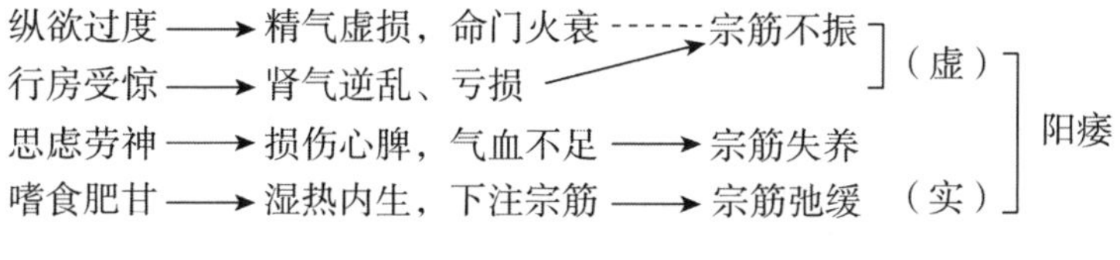

图 4-22　阳痿病因病机示意图

三、辨证论治

阳痿的辨证分型、症状、治法、取穴列如简表 4-36。

表 4-36　阳痿辨证治疗简表

证型			命门火衰	心脾两虚	惊恐伤肾	湿热下注
症状	主症		性生活时阴茎不能勃起，或勃起而不坚，临房早泄，随之痿软；或虽能性交，但不经泄精而自行痿软			
	兼症		腰膝酸软，头晕目眩，精神委靡，畏寒肢冷，面色淡白，耳鸣	精神倦怠，失眠健忘，心悸自汗，面色萎黄，食欲不振	精神抑郁或焦虑紧张，心悸易惊，夜寐不宁，胆怯多疑	阴囊潮湿、臊臭，小便黄赤
	舌脉		舌淡苔白；脉沉细	舌淡苔白；脉细弱	舌红苔薄白；脉细弦	舌苔黄腻；脉濡数
治法			温肾壮阳，补命门火	调理心脾，益气养血	益肾壮胆，镇惊宁神	清利湿热，调理下焦
			任脉、足太阴经、督脉穴为主	任脉、足太阴、足阳明经穴为主	任脉、足太阴经穴、背俞穴为主	任脉、足太阴经穴为主
操作			毫针补法，加灸	毫针补法，加灸	毫针补法，可加灸	毫针泻法
取穴	主穴		关元，三阴交，肾俞			
	配穴	对证	命门	心俞，脾俞，足三里	志室，胆俞	阴陵泉，中极
		对症	失眠或多梦＋内关，神门，心俞 食欲不振＋中脘，足三里 腰膝酸软＋命门，阳陵泉			

四、方义

关元—任脉与足三阴经交会穴……补肾壮阳
肾俞—肾背俞穴—培补肾气
三阴交—足三阴经交会穴……补益肝肾，健运脾土
（以上三穴）补法加灸，益肾壮阳……组成基本方

命门—督脉穴，补法加灸……温肾助阳……命门火衰型

心俞—心背俞穴
脾俞—脾背俞穴
足三里—足阳明胃经合穴
（以上三穴）补法，补益心脾，化生气血……心脾两虚型

志室—足太阳膀胱经穴 ┐
胆俞⋯⋯⋯⋯胆背俞穴 ┘ 补法，补肾壮胆，镇惊宁神⋯⋯惊恐伤肾型

阴陵泉—足太阴脾经合穴 ┐
中极—任脉穴、膀胱募穴 ┘ 泻法，清热利湿，调理下焦⋯⋯湿热下注型

遗　　精

一、概述

遗精是指因肾虚不固或湿热下注，导致在无性生活状态下发生的精液遗泄的病证。有梦而遗为梦遗，无梦而遗，甚则醒时遗出为滑精。本病相当于西医学的神经衰弱、前列腺炎、精囊炎和睾丸炎等引起的遗精。

二、病因病机

病因：情志失调、饮食不节、恣情纵欲。

病机：精关不固。

病位：在心、肾，与肝、脾关系密切。

病性：有虚、实、虚实夹杂之分。虚证有肾精亏损；实证有湿热下注；本虚标实证有心肾不交(图 4-23)。

所欲不遂、思虑过度 → 心阴暗耗、心火亢盛 → 心肾不交 ┐
饮食伤脾 → 湿浊内生 → 湿热下注 ┘ 扰动精室 ┐
恣情纵欲 → 耗损肾精，肾虚不藏 ⋯⋯⋯⋯ ┘ → 精关不固 → 遗精

图 4-23　遗精病因病机示意图

三、辨证论治

遗精的辨证分型、症状、治法、取穴列为简表 4-37。

四、方义

关元⋯⋯任脉与足三阴经交会穴⋯⋯鼓舞元气，振奋肾气 ┐
志室⋯⋯足太阳膀胱经穴⋯⋯功善固精收涩 │ 组成基本方
三阴交⋯⋯足三阴经交会穴⋯⋯补益肝脾肾 ┘

心俞⋯⋯⋯⋯心背俞穴 ┐
神门⋯⋯手少阴心经原穴 ┘ 俞原配穴，泻法⋯⋯降心火 ┐
太溪⋯⋯足少阴肾经原穴，补法⋯⋯滋肾阴 ┘ ⋯⋯交通心肾⋯⋯心肾不交型

阴陵泉……足太阴脾经合穴，泻法……健脾祛湿清热……湿热下注型

肾俞……肾背俞穴
太溪……足少阴肾经原穴]俞原配穴，补法，并可加灸……补肾温阳……肾精亏损型

表 4-37　遗精辨证治疗简表

证型		心肾不交	湿热下注	肾精亏损
症状	主症	每周两次以上，或一日数次，在睡梦中发生遗泄，或在清醒时精自滑出，并有头昏、耳鸣、精神委靡、腰酸腿软等		
	兼症	少寐多梦，梦则遗精，精神不振，体倦乏力，善恐健忘，头晕目眩，心中烦热，心悸，口干小便短赤	遗精频作，或尿时少量精液外流，心烦少寐，口舌生疮，大便臭溏，后重不爽，或见脘腹痞闷，恶心，口苦或渴，小便热赤混浊，或尿涩不爽	遗精频作，甚至滑精，头晕目眩，面色少华，耳鸣健忘，失眠，畏寒肢冷
	舌脉	舌红； 脉细数	苔黄腻； 脉濡数	舌淡苔薄； 脉沉细
治法		清心泻火，益肾摄精	清热利湿，固摄精宫	温补肾阳，固摄止遗
		任脉、手足少阴经穴为主	任脉、足太阴经穴为主	任脉、足少阴经和背俞穴为主
操作		毫针用补泻兼施法	毫针用泻法	毫针用补法，并可加灸
取穴	主穴	关元，志室，三阴交		
	对证	心俞，神门，太溪	阴陵泉	肾俞，太溪

痛　　经

一、概述

痛经是指妇女在月经期前后或月经期中发生小腹及腰部疼痛，甚至难以忍受，影响工作及日常生活的病证。西医学将痛经分为原发性和继发性两种。

二、病因病机

病因：受寒饮冷、情志不畅、禀赋素弱、久病体虚。

病机：血运不畅或胞脉失养。

病位：在胞宫，与冲、任脉关系密切。

病性：有虚实之分。实证者有气滞血瘀、寒湿凝滞；虚证者有气血不足、肝肾不足（图 4-24）。

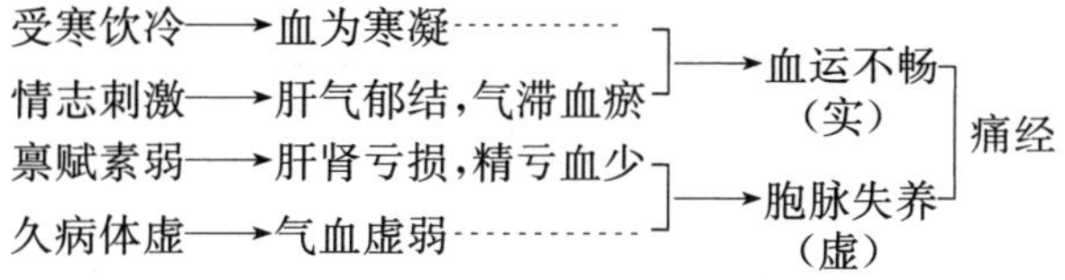

图 4-24　痛经病因病机示意图

三、辨证论治

痛经的辨证分型、症状、治法、取穴列如简表 4-38。

表 4-38　痛经辨证治疗简表

证型		气滞血瘀	寒湿凝滞	气血不足	肝肾不足
症状	主症	经期或行经前后下腹部疼痛，历时数小时，有时甚至 2～3 天，疼痛剧烈时患者脸色发白，出冷汗，全身无力，四肢厥冷，或伴有恶心、呕吐、腹泻、尿频、头痛等症状			
		腹痛多在经前或经期，疼痛剧烈，拒按，经色紫红或紫黑，有血块，下血块后疼痛缓解		腹痛多在经后，小腹绵绵作痛，少腹柔软喜按，月经色淡，量少	
	兼症	经前伴有乳房胀痛	腹痛有冷感，得热痛减，月经量少，色紫黑有块	面色苍白或萎黄，倦怠无力，头晕眼花，心悸	腰膝酸软，夜寐不宁，头晕耳鸣
	舌脉	舌有瘀斑；脉细弦	苔白腻；脉沉紧	舌淡，舌体胖大边有齿痕；脉细弱	舌红苔少；脉细
治法		行气活血，祛瘀止痛	散寒除湿，温经止痛	补益气血，调经止痛	滋补肝肾，调经止痛
		任脉、足太阴经穴为主	任脉、足太阴、阳明经穴为主	任脉、足太阴、阳明经穴为主	任脉、足少阴、太阴经穴为主
操作		毫针用泻法	毫针用泻法，可加灸	毫针用补法，可加灸	毫针用补法
取穴	主穴	中极，次髎，三阴交		气海，足三里，三阴交	
	对证	太冲	归来，地机	脾俞，胃俞	肝俞，肾俞，太溪

四、方义

中极……任脉穴与足三阴经交会穴，泻法……通调冲任脉气
三阴交……足三阴经交会穴，泻法……通经止痛
次髎……足太阳膀胱经穴，泻法……经验效穴
（以上三穴）……实证

太冲……足厥阴肝经原穴……疏肝解郁，理气活血……气滞血瘀型

归来……足阳明胃经穴
地机……足太阴脾经郄穴
（以上二穴）可加灸……健运脾胃，散寒除湿……寒湿凝滞型

气海……任脉穴，补法……温暖下焦
足三里……足阳明胃经合穴，补法……补益气血
三阴交……足三阴经交会穴，补法……健脾益气，调补肝肾
（以上三穴）……虚证

脾俞……脾背俞穴
胃俞……胃背俞穴
（以上二穴）可加灸……调补后天，补益气血……气血不足型

肝俞……肝背俞穴
肾俞……肾背俞穴
太溪……足少阴肾经原穴
（肾俞、太溪）俞原配穴
（以上三穴）滋补肝肾，养阴止痛……肝肾不足型

崩　　漏

一、概述

崩漏是指妇女非周期性子宫出血。凡发病急骤，暴下如注，大量出血为崩；发病势缓，经血量少，淋漓不尽为漏。崩和漏可互相转化。崩漏可见于西医学的功能失调性子宫出血及其他原因引起的子宫出血。

二、病因病机

病因：饮食不节，情志失和。

病机：冲任损伤，失于固摄。

病位：胞宫，与冲、任二脉和肝、脾、肾关系密切。

病性：虚、实、本虚标实。实者有血热；本虚标实有阴虚；虚者有气虚、虚脱（图 4-25）。

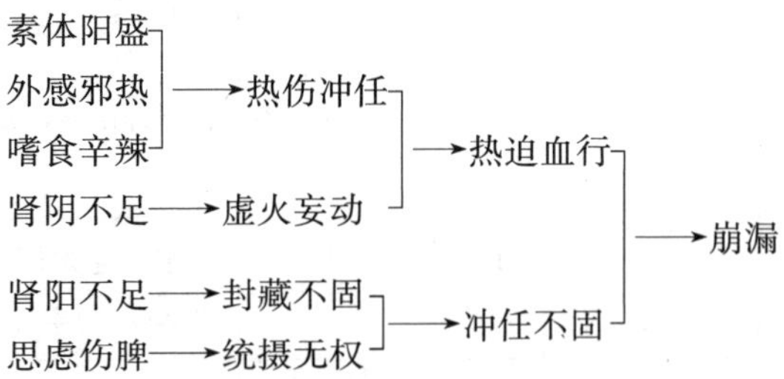

图 4-25　崩漏病因病机示意图

三、辨证论治

崩漏的辨证分型、症状、治法、取穴列为简表 4-39。

四、方义

关元……任脉与足三阴经交会穴……调补冲任，加强固摄 ┐
三阴交……足三阴经交会穴……补脾统血 ├ 组成基本方
隐白……足太阴脾经井穴……经验穴 ┘

血海……足太阴脾经穴 ┐
水泉……足少阴经郄穴 ┘ 泻法……清泄血热……血热型

内关……手厥阴心包经络穴 ┐
太溪……足少阴肾经原穴 ┘ 补法……养心肾，退虚热……阴虚型

脾俞……脾背俞穴 ┐
足三里……足阳明胃经合穴 ┘ 补法，可加灸……培补中气 统摄血行……气虚型

百会……督脉穴 ┐
气海……任脉穴 ┘ 补法，重灸……扶助元气 回阳固脱……虚脱型

表 4-39　崩漏辨证治疗简表

证型		血热	阴虚	气虚	虚脱
症状	主症	非周期性子宫出血，或暴下如注或淋漓不尽			
	兼症	崩证始起，血量多，色紫红，气味臭秽，血浓稠夹有血块，腹痛拒按，大便秘结，口干作渴	血色鲜红，兼有头晕耳鸣，心悸失眠，午后潮热	病久漏下，血色淡或晦黯，少腹冷痛，面色㿠白，神疲乏力，倦怠嗜卧，胃纳减少	漏久不止，突然崩血过多，出现昏厥，面色苍白，冷汗淋漓，呼吸急促，四肢厥逆
	舌脉	舌红苔黄；脉弦数有力	舌红无苔；脉细数无力	舌苔白滑；脉迟细	脉微欲绝
治法		清热凉血，固经止血	滋阴养血，固经止血	益气温中，升阳固摄	扶助元气，回阳固脱
		任脉、足太阴经穴为主	任脉、足少阴肾经穴为主	任脉、足太阴、阳明经穴为主	任脉、督脉穴为主
操作		毫针泻法	毫针补法	毫针补法，可加灸	毫针补法，重灸
取穴	主穴	关元，三阴交，隐白			
	对证	血海，水泉	内关，太溪	脾俞，足三里	百会，气海

带下病

一、概述

带下病是指女性阴道内白带明显增多，并见色、质、气味异常的一种病证。常见于西医学的阴道炎、宫颈炎、盆腔炎等。

二、病因病机

病因：外感湿毒，饮食劳倦，素体肾气不足或产后房劳。

病机：湿浊下注，带脉失约。

病位：在带脉，与脾、肾关系密切。

病性：有虚实之分。实者为湿热下注；虚者为脾虚、肾虚（图 4-26）。

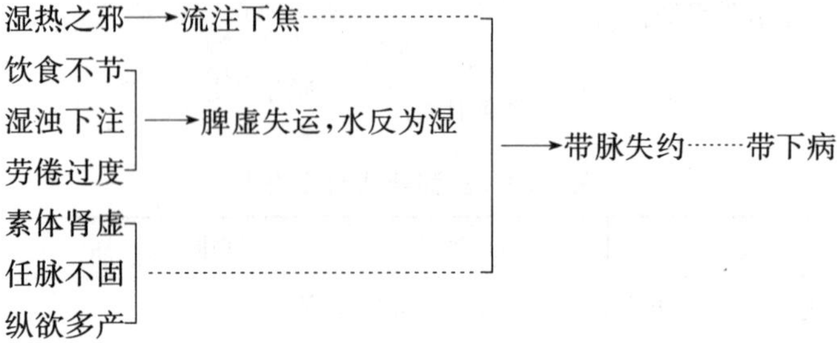

图 4-26 带下病病因病机示意图

三、辨证论治

带下病的辨证分型、症状、治法、取穴列如简表 4-40。

四、方义

带脉……胆经与带脉交会穴……平补平泻…固摄带脉，调理经气

中极……膀胱募穴……清理下焦，利湿化浊

白环俞—足太阳膀胱经穴……助膀胱气，利下焦湿邪

阴陵泉—足太阴脾经合穴……健脾利湿止带

（中极、白环俞、阴陵泉：泻法；以上共同：组成基本方）

水道—足阳明胃经穴

次髎—足太阳膀胱经穴

（以上：泻法……清热利湿……湿热下注型）

气海……任脉穴，善于补气

足三里……足阳明胃经合穴

三阴交—足太阴脾经穴，足三阴经交会穴

（以上：补法…健脾养胃，益气祛湿…脾虚型）

关元—任脉穴
肾俞—肾背俞穴　补法……补益肾气,固摄带脉……肾虚型
照海—足少阴肾经穴

表 4-40 带下病辨证治疗简表

证型			湿热下注	脾虚	肾虚
症状	主症		阴道流出的黏稠液体增多,如涕如脓		
	兼症		带下色黄,黏稠,气秽臭,阴中瘙痒,小腹作痛,小便短赤,身热,口苦咽干	带下色白或淡黄,无臭味,质黏稠,连绵不断,面色萎黄,食少便溏,神疲乏力	带下色白,量多,质清稀,绵绵不断,小腹寒凉,腰部酸痛,小便频数清长,夜间尤甚,大便溏薄
	舌脉		舌红,苔黄; 脉滑数	舌淡,苔白腻; 脉濡弱	舌淡,苔薄白; 脉沉
治法			清热利湿	健脾祛湿	补肾固带
			任脉、足太阴、足少阳穴经		
			足太阳经穴	足阳明经穴	足少阴经穴
操作			毫针泻法,带脉用平补平泻		
取穴	主穴		带脉,中极,白环俞,阴陵泉		
	配穴	对证	水道,次髎	气海,足三里,三阴交	关元,肾俞,照海
		对症	阴痒＋蠡沟,中都,太冲;带下色红＋间使;腰部酸痛＋腰眼,小肠俞;纳少便溏＋中脘,天枢		

遗　　尿

一、概述

遗尿是指年满 5 周岁具有正常排尿功能的儿童,在睡眠时不能自行控制而排尿。偶因疲劳或临睡饮水过多而遗尿,不作病态论。西医学认为单纯的遗尿是患儿缺乏规律排尿训练而致控制排尿功能不成熟所致。另外,泌尿系异常、感染、隐性脊柱裂也可导致遗尿。

二、病因病机

病因：禀赋不足、久病体弱。

病机：膀胱约束无权。

病位：膀胱，与肾、脾、肺关系密切。

病性：以虚为主，包括肾阳不足、肺脾气虚(图 4-27)。

禀赋不足 → 肾阳不足 → 失于固摄 → 膀胱约束无权 → 遗尿

久病体弱 → 脾肺气虚 → 上虚不能制下 → 膀胱约束无权

图 4-27 小儿遗尿病因病机示意图

三、辨证论治

小儿遗尿的辨证分型、症状、治法、取穴列如简表 4-41。

表 4-41 小儿遗尿辨证治疗简表

证型			肾阳不足	肺脾气虚
症状	主症		睡梦中遗尿，轻者数夜 1 次，重者每夜 1 次或 1 夜数次	
	兼症		白天小便亦多，甚至难于控制，面色㿠白，精神疲乏，肢冷畏寒，反应迟钝，腰腿乏力	白天小便频而量少，劳累后遗尿加重，面白，气短，食欲不振，大便易溏
	舌脉		舌淡； 脉沉细	舌淡苔白； 脉细无力
治法			温补肾阳，固摄下元	补益脾肺
			任脉、背俞穴为主	任脉、手、足太阴经穴为主
操作			毫针补法，并灸	
取穴	主穴		关元，中极，三阴交，膀胱俞	
	配穴	对证	肾俞	气海，肺俞，足三里
		对症	小便频数＋灸列缺	夜梦多＋百会，神门

四、方义

关元……任脉与足三阴经交会穴……补益元气
三阴交……足三阴经交会穴……调补肝脾肾
中极……膀胱募穴
膀胱俞……膀胱背俞穴
（中极、膀胱俞）俞募配穴……振奋膀胱气化之力
（以上）组成基本方

肾俞……肾背俞穴，补法，并灸……温补肾阳……肾阳不足型

气海……任脉穴
肺俞……肺背俞穴
足三里……足阳明胃经合穴
（气海、肺俞、足三里）补法，并灸……补益脾肺……肺脾气虚型

蛇 丹

一、概述

蛇丹是以突发单侧簇集状水疱呈带状分布的皮疹，并伴有烧灼刺痛为主症的病证。本病相当于西医学的带状疱疹。

二、病因病机

病因：情志内伤、饮食不节。

病机：火热时毒浸淫肌肤、脉络。

病位：皮部，与肝胆经关系密切。

病性：以实为主，包括肝经火毒、脾经湿热、瘀血阻络（图 4-28）。

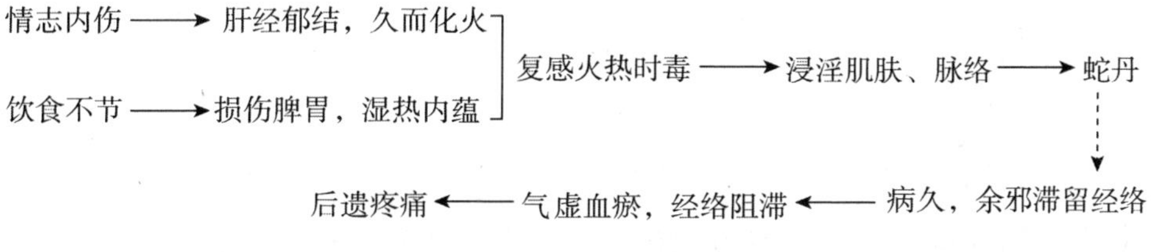

图 4-28 蛇丹病因病机示意图

三、辨证论治

蛇丹的辨证分型、症状、治法、取穴列如简表 4-42。

四、方义

皮疹局部阿是穴……围刺或三棱针点刺出血
皮损相应之同侧夹脊穴……
} 泻火解毒，通络止痛……组成基本方

行间……足厥阴肝经荥穴
大敦……足厥阴肝经井穴
阳陵泉……足少阳胆经合穴
} 泻法……清泄肝胆之热……肝经火毒型

血海……足太阴脾经穴
隐白……足太阴脾经井穴
内庭……足阳明胃经荥穴
} 泻法……清热运脾化湿……脾经湿热型

膈俞……血会穴
血海……足太阴脾经穴
} 平补平泻
皮疹局部……叩刺后，加艾条灸
} ……活血通络，化瘀止痛……瘀血阻络型

表 4-42 蛇丹辨证治疗简表

<table>
<tr><th colspan="2">证型</th><th>肝经火毒</th><th>脾经湿热</th><th>瘀血阻络</th></tr>
<tr><td rowspan="3">症状</td><td>主症</td><td colspan="3">初起常见患部有带状刺痛，局部皮肤潮红，伴有轻度发热、乏力、食欲不振等全身症状。皮疹呈簇集状水疱，水疱如绿豆或黄豆大小，中间夹以血疱或脓疱，排列如带状。皮疹多数发生在单侧，常见于肋间，次为头面部。疱疹在 2～3 周后渐见干燥结痂，最后痂退而愈。愈后一般不留瘢痕。少数患者有时疼痛可延续较长时间</td></tr>
<tr><td>兼症</td><td>疱疹色鲜红，灼热疼痛，疱壁紧张；口苦，心烦，易怒</td><td>疱疹色淡红，起黄白水疱，疱壁易于穿破，渗水糜烂；身重腹胀</td><td>皮疹消退后局部疼痛，往往有肤色变深发黯；伴心烦不寐</td></tr>
<tr><td>舌脉</td><td>舌红；
脉弦数</td><td>苔黄腻；
脉滑数</td><td>舌紫黯；
脉弦细</td></tr>
<tr><td colspan="2" rowspan="2">治法</td><td>祛风清热，清肝泻胆</td><td>清热解毒，运脾化湿</td><td>活血通络，化瘀止痛</td></tr>
<tr><td>皮损局部、夹脊穴、足少阳、足厥阴经为主</td><td>皮损局部、夹脊穴、足阳明、太阴经穴为主</td><td>皮损局部、夹脊穴为主</td></tr>
<tr><td colspan="2">操作</td><td>毫针泻法，皮疹周围围刺或三棱针点刺出血</td><td>毫针泻法，皮疹周围围刺或三棱针点刺出血</td><td>毫针平补平泻，局部皮肤叩刺后，加艾条灸</td></tr>
<tr><td rowspan="2">取穴</td><td>主穴</td><td colspan="3">局部阿是穴，皮损相应之同侧夹脊穴</td></tr>
<tr><td>对证</td><td>行间，大敦，阳陵泉</td><td>血海，隐白，内庭</td><td>膈俞，血海</td></tr>
</table>

瘾　疹

一、概述

瘾疹是以异常痛痒、皮肤出现成块、成片状风团为主症的疾病，时隐时现，遇风易发。相当于西医学的急、慢性荨麻疹。

二、病因病机

病因：禀赋不足，兼风邪侵袭，胃肠积热，阴血内伤。

病机：营卫不和，血虚风燥。

病位：肌肤腠理，与肺、胃肠关系密切。

病性：有虚实之分，实者为风邪袭表、胃肠积热；虚者为血虚风燥(图 4-29)。

禀赋不足＋ 风邪侵袭——→卫气不固 ┐
　　　　　 食用鱼虾荤腥——→胃肠积热 ┘ 营卫不和，风热郁于肌肤——→瘾疹

↓病久

热伤阴血……血虚风燥

图 4-29　瘾疹病因病机示意图

三、辨证论治

瘾疹的辨证分型、症状、治法、取穴列如简表 4-43。

四、方义

曲池—手阳明大肠经合穴 ┐
合谷—手阳明大肠经原穴 ┘ 同名经配穴……疏风解表，清泄阳明 ┐
血海—足太阴脾经穴 ┐
膈俞—血会穴 │ 调理营血，行血息风止痒 ┘ 泻法……组成基本方
委中—足太阳膀胱经合穴，又名血郄穴 ┘

外关—手少阳三焦经络穴，八脉交会穴通阳维脉 ┐
风池—足少阳胆经穴，交会穴通阳维脉 ┘ 泻法……疏风解表……风邪袭表型

足三里—足阳明胃经合穴 ┐
天枢—大肠募穴 ┘ 同名经配穴，泻法……清泄胃肠……胃肠积热型

足三里—足阳明胃经合穴 ┐
三阴交—足太阴脾经穴 ┘ 表里经配穴，补法……健脾和胃，益气养血……血虚风燥型

表 4-43 瘾疹辨证治疗简表

<table>
<tr><td colspan="3">证型</td><td>风邪袭表</td><td>胃肠积热</td><td>血虚风燥</td></tr>
<tr><td rowspan="3">症状</td><td colspan="2">主症</td><td colspan="3">皮肤上突然出现大小不等、形状不一的风团，成块或成片，高起皮肤，边界清楚，其色或红或白，瘙痒异常，发病迅速，消退亦快，反复发作，消退后不留任何痕迹</td></tr>
<tr><td colspan="2">兼症</td><td>发作与天气变化有明显关系，或疹块以露出部位如头面、手足为重，或兼有外感表证</td><td>发作与饮食因素有明显关系，伴有脘腹胀痛，大便秘结，小便黄赤，或伴有恶心呕吐，肠鸣泄泻</td><td>瘾疹反复发作，迁延日久，午后或夜间加剧，心烦少寐，口干，手足心热</td></tr>
<tr><td colspan="2">舌脉</td><td>苔薄白；
脉浮缓</td><td>舌红赤，苔黄腻；
脉滑数</td><td>舌红，少苔；
脉细数无力</td></tr>
<tr><td colspan="3" rowspan="2">治法</td><td>疏风和营</td><td>清泄胃肠</td><td>养血润燥</td></tr>
<tr><td>手阳明、足太阴、手足少阳经为主</td><td>手足阳明、足太阴经为主</td><td>手足阳明、足太阴经为主</td></tr>
<tr><td colspan="3">操作</td><td>毫针泻法，寒邪较重可加艾灸</td><td>毫针泻法，湿邪较重可加艾灸</td><td>主穴泻法，配穴补法</td></tr>
<tr><td rowspan="3">取穴</td><td colspan="2">主穴</td><td colspan="3">合谷，曲池，血海，膈俞，委中</td></tr>
<tr><td rowspan="2">配穴</td><td>对证</td><td>外关，风池</td><td>足三里，天枢</td><td>足三里，三阴交</td></tr>
<tr><td>对症</td><td colspan="3">呼吸困难＋天突；恶心呕吐＋内关</td></tr>
</table>

神经性皮炎

一、概述

神经性皮炎是一种皮肤神经功能失调所致的肥厚性皮肤病，又称慢性单纯性苔癣，以皮肤革化和阵发性剧痒为特征。西医学认为本病系大脑皮质兴奋和抑制功能失调所致。

二、病因病机

病因：风热、情志不畅、病久不愈。

病机：热邪郁阻、血虚风燥致皮肤失养。

病位：皮部，与肝关系密切。

病性：有虚实之分。实者为风热外袭、肝郁化火；虚者为血虚风燥（图 4-30）。

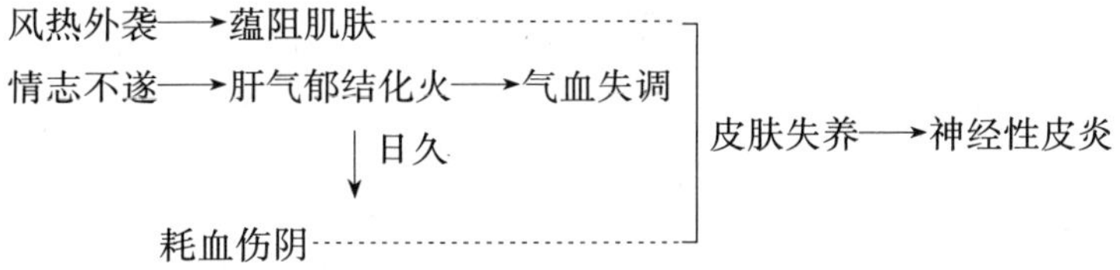

图 4-30　神经性皮炎病因病机示意图

三、辨证论治

神经性皮炎的辨证分型、症状、治法、取穴列如简表 4-44。

表 4-44　神经性皮炎辨证治疗简表

证型			风热外袭	肝郁化火	血虚风燥
症状	主症		好发于颈后、肘、腘、骶、髁等部位，初起瘙痒而无皮疹，反复搔抓后皮肤出现粟粒至绿豆大小丘疹，日久局部皮肤增厚、粗糙，呈皮革样苔藓样变。阵发性瘙痒，夜间为甚		
	兼症		见于发病初期，仅有瘙痒而无皮疹，或丘疹呈正常皮色或红色，食辛辣食物加重	因心烦易怒，情志不畅而诱发或加重	病变时间长，皮肤增厚，干燥如皮革样，有色素沉着
	舌脉		舌红，苔薄黄；脉浮数	舌红，苔黄；脉弦数	苔薄白；脉细
治法			祛风清热	清肝泻火	养血润燥止痒
			皮损局部，足太阴、手阳明经穴为主	皮损局部、足太阴、足厥阴经穴为主	皮损局部、足太阴经、手足阳明为主
操作			毫针泻法，皮疹围刺、皮肤针叩刺，并可艾灸	毫针泻法，皮疹围刺、皮肤针叩刺，并可艾灸	主穴泻法，配穴补法，皮疹围刺、皮肤针叩刺，并可艾灸
取穴	主穴		局部阿是穴，合谷，曲池，血海，膈俞		
	配穴	对证		肝俞，太冲	足三里，三阴交
		对症	根据发病部位所在经络在其邻近取 1～3 个腧穴		

四、方义

阿是穴—局部取穴—散局部风热郁火，通患部经络气血
合谷—手阳明大肠经原穴
曲池—手阳明大肠经合穴] 同名经配穴—祛风止痒
血海—足太阴脾经穴
膈俞……血会穴] 治疗血病要穴—行血养血息风
] 局远配穴，泻法……组成基本方

肝俞……肝背俞穴
太冲—足厥阴肝经原穴] 俞原配穴，泻法……清肝泻火……肝郁化火型

足三里……足阳明胃经合穴
三阴交—足太阴脾经穴，足三阴经交会穴] 补法，生血养血……血虚风燥型

乳　　癖

一、概述

乳癖是指妇女乳房部常见的慢性良性肿块，以乳房肿块和胀痛为主症。可见于西医学的乳腺小叶增生、乳房囊性增生、乳房纤维瘤等疾病。

二、病因病机

病因：情志内伤。
病机：气滞痰凝，冲任失调。
病位：乳，与胃、肝、脾有关。
病性：肝气郁结、气血不足(图 4-31)。

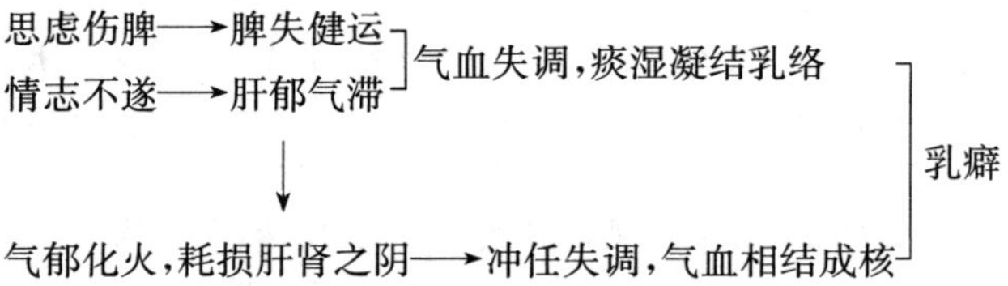

图 4-31　乳癖病因病机示意图

三、辨证论治

乳癖的辨证分型、症状、治法、取穴列如简表 4-45。

表 4-45 乳癖辨证治疗简表

证型			气滞痰凝	冲任失调
症状	主症		单侧或双侧乳房发生单个或多个大小不等的肿块，胀痛或压痛，表面光滑，边界清楚，推之可动，增长缓慢，质地坚韧或呈囊性感	
	兼症		肿块和胀痛每因喜怒而消长	每于月经前加重，月经过后减轻
	舌脉		舌薄，脉弦	舌质淡，脉沉细
治法			疏肝理气，化痰通络	益气养血，调理冲任
			足阳明、足厥阴经穴为主	
操作			毫针泻法	
取穴	主穴		乳根，人迎，膻中，期门，足三里	
	配穴	对证	内关，太冲	血海，三阴交

四、方义

乳根—足阳明胃经穴—局部取穴
人迎—足阳明胃经穴—近部取穴
足三里—足阳明经合穴—远部取穴
本经配穴—疏通胃经气机
健脾化痰通络
泻法……组成基本方
膻中—任脉穴、气会穴……局部取穴……理气通络
期门—肝募穴……近部取穴……疏肝理气

内关—手厥阴心包经络穴，八脉交会穴通阴维—宽胸理气
太冲……足厥阴肝经原穴……疏肝理气
泻法…理气通络…气滞痰凝型

血海……足太阴脾经穴
三阴交—足太阴脾经穴、足三阴经交会穴
补肝脾肾，调理冲任……平补平泻……冲任失调型

痔 疮

一、概述

痔疮是直肠下端黏膜下和肛管皮下的静脉丛由于各种原因扩大曲张而形成的静脉团块。

二、病因病机

病因：久坐久立、饮食不节、泻痢日久、长期便秘。

病机：湿热下注、脾虚气陷致脉络瘀阻。

病位：膀胱经、督脉。

病性：有虚实之分，以实为主。实为湿热下注，虚为脾虚气陷（图 4-32）。

久坐久立、饮食不节
泻痢日久、长期便秘
→ 气血运行滞顿，蕴生湿热……肛门脉络瘀滞→痔疮 →（日久）脾虚气陷

图 4-32 痔疮病因病机示意图

三、辨证论治

痔疮的辨证分型、症状、治法、取穴列如简表 4-46。

表 4-46 痔疮辨证治疗简表

证型			湿热下注	脾虚气陷
症状	主症		肛门部出现小肉状突出物，无症状或仅有异物感，可伴有大便时出血	
	兼症		伴有痔疮疼痛、肿胀	病久，伴脱肛、乏力
	舌脉		舌红、苔黄腻，脉滑数	舌淡，苔白，脉细弱
治法			清热利湿，化瘀止血	补气健脾，升清止陷
			足太阳及督脉穴为主	
操作			毫针泻法	补法，可灸
取穴	主穴		承山，次髎，二白，长强	
	配穴	对证		脾俞，百会
		对症	便秘者＋支沟，大肠俞	

四、方义

承山……足太阳膀胱经穴—循经远取，清湿热
次髎—足太阳膀胱经穴—近部取穴，疏导肛门局部气血
长强—督脉络穴……近部取穴，清利湿热
二白……治疗痔疮的经验穴
→ 局远配穴，泻法……组成基本方

脾俞—脾背俞穴……健脾益气
百会—督脉穴……益气升陷
→ 补法，加灸……脾虚气陷型

耳鸣、耳聋

一、概述

耳鸣、耳聋是指听觉异常的两种症状。耳鸣是以自觉耳内鸣响为主症，耳聋以听力减退或听觉丧失为主症。两者在病因病机及针灸治疗方面大致相同，故合并论述。西医学认为内耳疾病、某些药物等造成听神经损伤或先天听觉障碍可致耳聋，而内耳血管痉挛常是耳鸣发生的重要原因。

二、病因病机

病因：外感风热、情志内伤、外病体虚、房劳所伤。

病机：清窍壅遏或髓海空虚。

病位：在耳，与肾、肝、胆、少阳经关系密切。

病性：有虚实之分。实者为肝胆火盛、外感风邪；虚者为肾虚（图 4-33）。

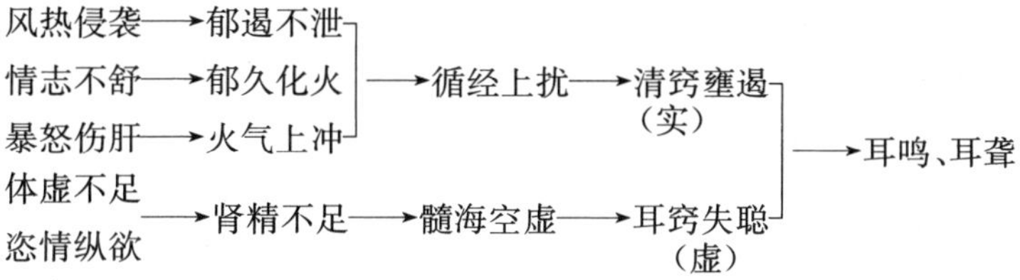

图 4-33　耳鸣、耳聋病因病机示意图

三、辨证论治

耳鸣、耳聋的辨证分型、症状、治法、取穴列如简表 4-47。

四、方义

翳风……手少阳三焦经穴
听会……足少阳胆经穴
（局部取穴）
中渚……手少阳三焦经输穴
侠溪……足少阳胆经荥穴
（循经远取）
同名经局远配穴……疏导少阳经气……组成基本方

太冲……足厥阴肝经原穴
丘墟……足少阳胆经原穴
表里经配穴，泻法……清泻肝胆之火……肝胆火盛型

外关……手少阳三焦经络穴，八脉交会穴
合谷……手阳明大肠经原穴
泻法……疏解表邪……外感风邪型

肾俞……肾背俞穴 ┐
关元……任脉穴 ┘ 补法,可加灸……温阳补肾,止鸣复聪……肾虚型

表 4-47 耳鸣、耳聋辨证治疗简表

证型		肝胆火盛	外感风邪	肾虚
症状	主症	暴病耳聋,或耳中觉胀,鸣声隆隆不断,按之不减		久病耳聋,耳中如蝉鸣,时作时休,劳累则加剧,按之鸣声减弱
	兼症	头胀,面赤,咽干,烦躁善怒	畏寒,发热	头晕,腰膝酸软,遗精,带下
	舌脉	舌红,苔黄,脉弦	苔薄白,脉浮	舌质淡,脉虚
治法		清肝泻火,疏通耳窍	疏风解表,通经活络	补益肾气,止鸣复聪
		手足少阳经穴为主		手足少阳、足少阴经穴为主
操作		毫针泻法		毫针补法,可加灸
取穴	主穴	翳风,听会,侠溪,中渚		
	对证	太冲,丘墟	外关,合谷	肾俞,关元

咽喉肿痛

一、概述

咽喉肿痛以咽喉部红肿疼痛、吞咽不适为特征,是口咽和喉咽部病变的主要症状。咽喉肿痛见于西医学的急性扁桃体炎、急性咽炎和单纯性喉炎、扁桃体周围脓肿等。

二、病因病机

病因:外感风热、过食辛辣、久病体虚。

病机:风火热毒上攻或虚火上炎。

病位:咽喉,与肺、胃、肝、肾关系密切。

病性:有虚、实之分。实者为外感风热、肺胃实热;虚者为肾阴不足(图 4-34)。

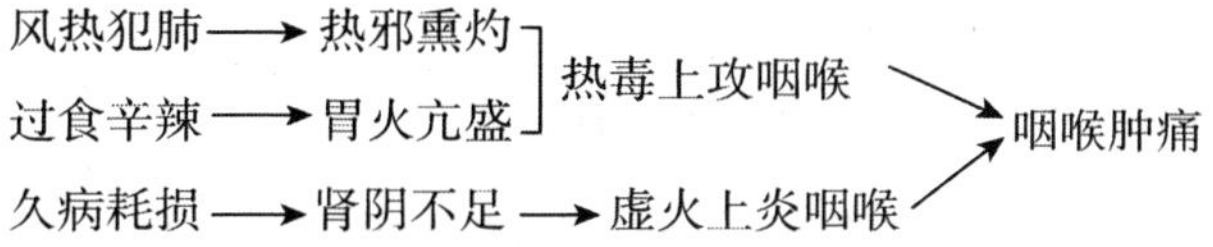

图 4-34　咽喉肿痛病因病机示意图

三、辨证论治

咽喉肿痛的辨证分型、症状、治法、取穴列如简表 4-48。

表 4-48　咽喉肿痛辨证治疗简表

<table>
<tr><th colspan="3">证型</th><th>外感风热</th><th>肺胃实热</th><th>肾阴不足</th></tr>
<tr><td rowspan="3">症状</td><td colspan="2">主症</td><td colspan="3">咽喉肿痛</td></tr>
<tr><td colspan="2">兼症</td><td>咽喉赤肿疼痛，吞咽困难，咳嗽，伴有寒热头痛</td><td>咽干，口渴，便秘，尿黄</td><td>咽喉稍肿，色黯红，疼痛较轻，或吞咽时觉痛楚，微有热象，入夜则见症较重</td></tr>
<tr><td colspan="2">舌脉</td><td>舌红；脉浮数</td><td>舌红，苔黄；脉洪大</td><td>舌红，苔少；脉细数</td></tr>
<tr><td colspan="3" rowspan="2">治法</td><td>疏风清肺，清利咽喉</td><td>清泻肺胃，消肿止痛</td><td>滋阴降火，清利咽喉</td></tr>
<tr><td colspan="2">手太阴、手足阳明经穴为主</td><td>足少阴经穴为主</td></tr>
<tr><td colspan="3">操作</td><td colspan="2">毫针泻法</td><td>毫针补泻兼施</td></tr>
<tr><td rowspan="3">取穴</td><td colspan="2">主穴</td><td colspan="2">少商，合谷，尺泽，内庭，关冲</td><td>太溪，照海，鱼际</td></tr>
<tr><td rowspan="2">配穴</td><td>对证</td><td>风池，外关</td><td>厉兑，鱼际</td><td></td></tr>
<tr><td>对症</td><td>声音嘶哑＋廉泉，扶突</td><td>便秘、腹痛＋支沟，天枢</td><td>入夜发热＋三阴交，复溜</td></tr>
</table>

四、方义

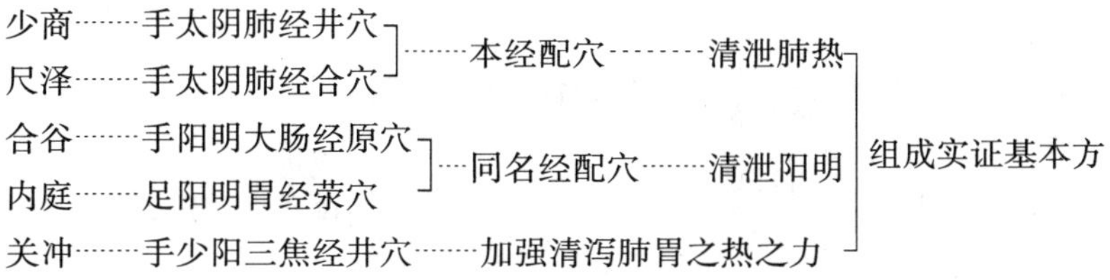

风池……足少阳胆经与阳维交会穴┐
外关……手少阳三焦经络穴，八脉交会穴通阳维┘泻法……清热解表……外感风热型

厉兑……足阳明胃经井穴┐
鱼际……手太阴肺经荥穴┘泻法……清泄肺胃……肺胃实热型

太溪……足少阴肾经原穴┐
照海……足少阴肾经穴，八脉交会穴通阴跷┘补法……滋补肾气┐
鱼际……手太阴肺经荥穴，泻法……清热利咽┘……肾阴不足型

鼻　　渊

一、概述

鼻渊以鼻流腥臭浊涕、鼻塞、嗅觉丧失等为主症。可见于西医学的急慢性鼻窦炎和副鼻窦炎。

二、病因病机

病因：风寒蕴而化热、风热、湿热。

病机：肺气失宣，浊液壅于鼻窍。

病位：肺经、鼻窍。

病性：以实为主，表现为肺经风热、湿热阻窍（图 4-35）。

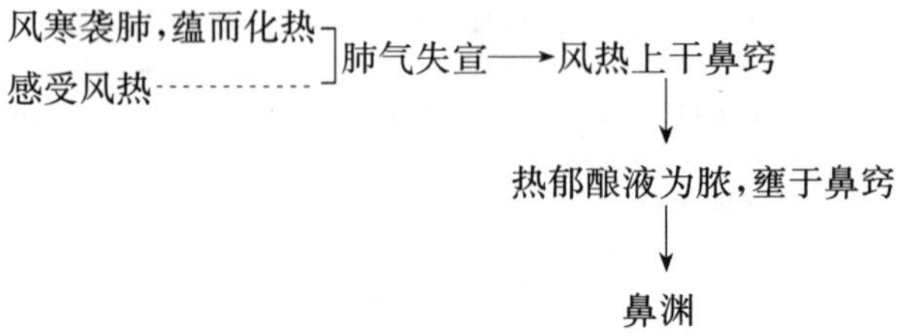

图 4-35　鼻渊病因病机示意图

三、辨证论治

鼻渊的辨证分型、症状、治法、取穴列如简表 4-49。

四、方义

列缺--手太阴肺经络穴┐
合谷--手阳明大肠经原穴┘循经远取、原络配穴┐祛风清热，宣通肺气┐
迎香--手阳明大肠经穴┐
印堂--位于近鼻根部┘近部取穴……散郁通窍┤
风池—足少阳胆经穴与阳维交会穴……疏风利窍┘局远配穴……组成基本方

少商…手太阴肺经井穴，本经取穴，点刺出血…清泄肺热…肺经风热型

曲池—手阳明经合穴
阴陵泉—足太阴经合穴 ］泻法………清热祛湿………湿热阻窍型

表 4-49 鼻渊辨证治疗简表

证型		肺经风热	湿热阻窍
症状	主症	鼻流浊涕，色黄腥秽，鼻塞不闻香臭	
	兼症	见于病变初期，黄涕量多，伴头痛、发热、咳嗽	经久不愈，反复发作，头昏，眉额胀痛，思绪分散，记忆衰退
	舌脉	舌红，苔黄；脉浮数	舌红，苔腻；脉滑数
治法		清热宣肺，通利鼻窍	清热祛湿，通鼻开窍
		手太阴、阳明经为主	
操作		毫针泻法	
取穴	主穴	列缺，合谷，迎香，印堂，风池	
	对证	少商	曲池，阴陵泉